糖　尿　病

李春深　编著

天津出版传媒集团

天津科学技术出版社

图书在版编目（CIP）数据

糖尿病 / 李春深编著 .—天津：天津科学技术出版社，2017.8

ISBN 978 – 7 – 5576 – 2662 – 4

Ⅰ.①糖… Ⅱ.①李… Ⅲ.①糖尿病—防治 Ⅳ.① R587.1

中国版本图书馆 CIP 数据核字（2017）第 093606 号

责任编辑：王朝闻
责任印制：王　莹

天 津 出 版 传 媒 集 团

天津科学技术出版社出版

出版人：蔡　颢
天津市西康路 35 号　邮编 300051
电话：（022）23332390（编辑室）
网址：www.tjkjcbs.com.cn
新华书店经销
三河市天润建兴印务有限公司

开本 640×920　1/16　印张 28　字数 400 000
2017 年 8 月第 1 版第 1 次印刷
定价：32.00 元

前　言

　　糖尿病是一组以高血糖为特征的代谢性疾病。高血糖则是由于胰岛素分泌缺陷或其生物作用受损，或两者兼有引起。糖尿病时长期存在的高血糖，导致各种组织，特别是眼、肾、心脏、血管、神经的慢性损害、功能障碍。

　　中医学对本病的病因病机论述较为详细，认为主要是由于素体阴虚，五脏柔弱，复因饮食不节，过食肥甘，情志失调，劳欲过度，而导致肾阴亏虚，肺胃燥热；病机重点为阴虚燥热，而以阴虚为本，燥热为标；病延日久，阴损及阳，阴阳俱虚；阴虚燥热，耗津灼液使血液粘滞，血行涩滞而成瘀；阴损及阳，阳虚寒凝，亦可导致瘀血内阻。

　　导致素体阴虚的原因有：①先天不足：《灵枢·五变篇》说"五脏皆柔弱者，善病消瘅"，是指在母体胎养不足所致，②后天损耗过度：如毒邪侵害，损耗阴津，③化源不足：如化生阴津的脏腑受损，阴精无从化生，如《外台秘要·消渴门》说："消渴者，原其发动，此则肾虚所致，每发即小便至甜。"④脏腑之间阴阳关系失调，终致阴损过多，阳必偏盛，阳太盛则致"消"，如《医门法律·水肿门》中说："肾司开阖，肾气从阳则开，阳太盛则关门不阖，水直下则为消。"肾阳偏亢，使胃热盛而消谷善饥。

　　情志失调，肝气郁结。由于长期的情志不舒，郁滞生热，化燥伤阴；或因暴怒，导致肝失条达；气机阻滞，也可生热化燥，并可消烁肺胃的阴津，导致肺胃燥热，而发生口渴多饮，消谷善饥，阴虚燥热日久，必然导致气阴两虚，消渴患者始则阴虚燥热，而见多饮、多尿、善饥，时日既久，阴损及阳而出现气虚阳微现象，如全身困倦乏力，食少难化，大便溏薄，口干不欲饮，夜尿多而白天反少，脉细无力，舌质

1

淡，苔薄白或淡黄，这是由于肺、胃、肾三经阴气虚，阳气被遏而出现的阴阳两虚病证。

得了糖尿病，有的人多吃一口都战战兢兢，有的人少吃一口都觉得委屈了自己。到底应该怎样正确对待糖尿病以及怎样来调理我们的生活呢？相信本书会给你一个满意的回答！

目　　录

第一章　糖尿病发病机理与致病因素

第二章　糖尿病临床症状与预防措施

第三章　糖尿病急性并发症与预防

第四章　糖尿病慢性并发症与预防

第五章 糖尿病自然治疗与辅助措施

第六章 糖尿病日常保健与家庭康复

第七章 "早"字当头，糖尿病的防治

第八章 饮食调配，营养全面助健康

第九章 适当运动，长寿有方妙回春

第十章　对症下药,科学治疗有成效

第一章　糖尿病发病机理与致病因素

一、糖尿病的基本知识

糖尿病是世界性疑难疾病，每个人都应该具备居安思危的思想，了解一些有关糖尿病的基本知识。例如，什么是胰岛素？什么是血糖？糖尿病与血脂有什么关系？……

血糖的含义

血糖即指血中葡萄糖的含量，血糖的测定是确诊糖尿病和指导治疗糖尿病的主要依据。通常测定空腹血糖和餐后 2 小时血糖。

空腹血糖一般指过夜空腹 8 小时以上，于早晨 6 至 8 时测定的血糖，正常人空腹血糖为 3．8～6．16 毫摩尔/升。空腹血糖反映了无糖负荷时体内的基础血糖水平，其测定结果可受前一天晚餐进食量及成分、情绪的波动变化、夜间睡眠的好坏等因素影响。

餐后 2 小时血糖指进餐后 2 小时时测得的血糖值，其反映了定量糖负荷后机体的耐受情况。正常人餐后 2 小时血糖应低于 7．0 毫摩尔/升。

检测血糖的时间间隔取决于糖尿病患者所患病的类型、治疗用的药物种类及血糖的控制情况。为了更好地了解血糖情况，通常测 7 次血糖，即在一天早、中、晚三餐前后及睡前各检测一次，如怀疑病情发生了变化需检测凌晨血糖。患者病情稳定，血糖控制良好时，

1

可 1~2 周测一次空腹血糖及餐后 2 小时血糖，以监测治疗。在调整胰岛素剂量、调换胰岛素剂型、改变胰岛素注射时间时；感染处于应激状态时；饮食、睡眠习惯有重大改变时，血糖过高或过低时；糖尿病妊娠或妊娠期糖尿病时；应增加检测血糖的次数，注意随时监测，避免产生危险。

化验血糖的意义

进行糖尿病检查时，抽血化验是必需的一道手续，那么化验血糖的实际意义是什么呢？

血糖反映采血时的血糖水平。血糖在 24 小时内不是固定不变的，它会随人体的不同状态（如睡觉、吃饭、紧张、激动等）而发生变化。一次血糖只能表示采血时的血糖水平，而并不表示全天的血糖。所以，要了解全天的血糖情况，必须在一天的不同时间内多次化验，通过几个点的血糖，推测出全天的血糖水平。

血糖是诊断糖尿病的唯一指标。要想诊断某人是不是糖尿病患者，只能通过化验血糖来确定。血糖还可以直接反映糖尿病的严重程度。血糖越高，病情越重。

监测血糖的另一个重要意义，在于血糖可以反馈糖尿病的治疗效果。有的患者，用上药就以为什么事都没有了。其实，用药后血糖不降到理想范围，根本达不到治疗目的。所以在糖尿病的治疗中，要经常测血糖来评价治疗糖尿病的效果。

血糖化验能直接反映血糖的变化规律，对调整治疗方案起着至关重要的作用。一天中血糖在不停地发生变化。胰岛功能越好，这种变化越小；相反，胰岛功能越差，这种变化越大。糖尿病的治疗不仅要降低空腹血糖，而且要减小血糖的这种波动。由于药物的功效不同，有的药可以降低空腹血糖，有的药则以降低餐后血糖为主。而每个糖尿病患者血糖的变化也是各不相同的，所以对每个糖尿病患者来说，只有了解了自身血糖的变化规律，才会调整好用药。

此外，通过检测血糖可以了解患者的胰岛功能。未接受胰岛素治疗的糖尿病患者，血糖的水平可直接反映胰岛的功能。如果空腹血糖经常大于 13.9 毫摩尔/升，表示患者的胰岛素分泌功能较差。

检测血糖随时都可以进行，因为不论是抽静脉血化验还是采毛细血管血化验的血糖值，都是采血时的血糖的真实水平。但在不同的条件下，测血糖会有不同的意义。

由于血糖不是固定不变的，因此患者某一时间测定的血糖值只代表患者当时的血糖水平。

但是，大多数情况下，测血糖是为了推测全天的血糖水平，而不单单是为了此时此刻的血糖。理论上讲，要想了解全天的血糖水平，每天测血糖的次数越多，越能反映全天血糖的真实情况。但实际上，要求患者一天测太多次的血糖也是不现实的。所以一天只能选几个点进行血糖测定，以几个点的血糖值来推测全天的血糖水平。一般有 8 个比较具有代表性的点。

夜间 3 点是人体 24 小时血糖的最低点。但由于监测的不方便，一般不作为常规检查点。接受胰岛素或磺脲类降糖药治疗的患者，怀疑有夜间低血糖时，要测此点的血糖。

空腹血糖特指空腹 8~12 小时的血糖。所以，一般都是指早晨餐前血糖。如果早餐正常进餐，中午餐前的血糖就不能称为空腹血糖。但空腹血糖也不是要求绝对空腹，空腹时间过长也会影响血糖检测结果。空腹血糖可反映人体胰岛素的基础分泌功能。是用于诊断和治疗监测的最基本点。

早、午、晚三餐后 2 小时血糖及午餐、晚餐、睡前 6 个点的血糖可反应进餐对血糖的影响，是人体血糖的最高点。一般情况下，选早餐后血糖为代表。

尽管一天中血糖不是固定不变的，但一般情况下上述 7 个点——三餐前、三餐后及睡前血糖，特殊情况下再加上凌晨 3 点的血糖，基本上可以反应全天血糖的真实情况。如果血糖变化幅度较大或者是胰岛素治疗的早期，常采用 7 个或 8 个点进行血糖监测。

但实际上，7 个或 8 个点的血糖测试对一般人、特别是上学、上班的人来说也是不现实的，所以，如果患者每天的生活方式（饮食、运动、紧张程度等）、身体状况相对稳定，一般以 4 个点——早晨空腹、三餐后血糖，也可以比较准确地反应全天的血糖水平。

如果身体处于"非常时期"时，如身体患有发烧、创伤、心肌梗塞等其他重大疾病，血糖的变化程度将很大，一天需要多次化验，调整用药，度过危险期。

理论上，每一天都应该测几个点的血糖，才能了解每一天的血糖水平。但事实上这一种做法也是不可取的，先不说从经济对患者造成一定负担，单说对患者肉体也是一种损伤。所以，只有在身体处于"非常时期"，如身体患有其他重大疾病，如发烧、创伤、心肌梗、糖尿病酮症酸中毒等，才要求每天都要监测几个点的血糖，直到度过危险期、血糖稳定。

对于胰岛素治疗的初期，血糖还没有调整到理想水平，一般可每隔 3~5 天测定一次 4~8 个点的血糖；如果血糖趋于稳定，对于Ⅰ型糖尿病患者，最好每周测定一次 4 个点的血糖。可以选择某一天测 4 个点的血糖；也可以一天一天地测，每天测 1 个点，连续测 4天：比如，周一测早晨空腹血糖，周二测早餐后 2 小时血糖，周三测午餐后血糖，周四测晚餐后血糖。接受胰岛素治疗的Ⅱ型糖尿病患者，最好每 2 周测一次 4 个点的血糖。

没有接受胰岛素治疗的Ⅱ型糖尿病患者，若血糖值高但还没有并发其他病时，才可采取口服药治疗。但一周要测定 4 个点的血糖值，以观察病情变化，并指导调整治疗方案。如果病情稳定，血糖值趋于正常，且生活方式（饮食、运动、紧张程度等）也相对稳定的情况下，1个月至少测定1次4个点的血糖。

但血糖的测定并没有不变的模式，一定要根据自己的病情，在医生的指导下，合理监测。做到既能比较真实地反应血糖水平，又不增加经济负担或因血糖监测影响生活质量。

尿糖的含义

尿糖即尿中的葡萄糖。在正常情况下，机体每天只有极少量葡萄糖从尿中排出（小于100毫克/日），一般检查方法不能测出；当每日尿中排糖量大于150毫克时则可测出。检查方法有定性测定法和定量测定法两种。定性测定法能粗略地测定尿糖含量，用－、±、＋、＋＋、＋＋＋、＋＋＋＋表示，检测方便，易被患者接受，在实际应用中最多，其缺点是不能准确地反映高值，它包括以下几种测定形式：

（1）分段尿糖测定，可间接了解机体在三餐进食后及夜间空腹状态下的血糖变化情况，可作为调整患者饮食及药物治疗期间药物用量的观察指标。其方法是将24小时按三餐进食、睡眠分为四段，检测每个阶段尿中排糖情况及尿量。

（2）随机留取尿液测定尿糖，结果反映了测定前末次排尿后至测定时一段时间内所排尿的含糖量。

（3）即刻尿糖测定，此结果反映了测定当时尿中含糖量，常作为了解餐前血糖水平的间接指标。其方法为先将膀胱内原有尿液排尽，然后适量饮水（约饮200毫升），20～30分钟后留尿测定尿糖。

定量测定指单位时间排出尿糖的定量测定，一般以测定24小时量为基准，这项测定数据是对糖尿病病情及治疗效果的重要参考数据之一。

尿糖阴性者不一定没有患上糖尿病，轻型糖尿病患者其血糖超过正常标准，但其空腹血糖浓度未超过肾糖阈（尿中不出现葡萄糖的最高血糖浓度，正常参考值为8～10毫摩尔/升）时，空腹尿糖常为阴性，此外由于试剂、仪器及操作错误，大量饮水而使尿糖稀释，或因服用阿司匹林、维生素C等均可使尿糖成为假阴性。但是尿糖阳性者也不能保准是个糖尿病患者，这是由于有的患者肾功能减退，对糖的吸收功能降低，使肾糖阈降低，可低至7.8毫摩尔/升以下。这样一来，血糖即使正常也仍然有可能出现尿糖，这称为肾性糖尿。另外，正常人在短时间内进食大量甜食，如糖、蜂蜜以后，也可出现暂时性高血糖而致尿糖；正常妇女怀孕的最后2个月及生孩子后的断奶期都可排出乳尿糖。因此，绝不能单独根据尿糖而诊断糖尿病，必须要检查血糖。

酮体的含义

丙酮、β-羟基丁酸、乙酰乙酸都属于酮体，是由脂肪大量分解而产生的。正常人的尿酮体为阴性，在尿检中出现尿酮体阳性者，急危重症的发生率较高，应引起重视。糖尿病患者因体内糖利用障碍，而使脂肪分解加速，酮体生成增多，超过机体利用。血中酮体含量超过正常值，则发生糖尿病酮症。当酮体在体内进一步增多，则发生糖尿病酮症酸中毒，严重的可导致昏迷，诱发心、脑、肾等并发症而致死亡。所以说糖尿病患者如发现尿酮体在40毫克/升以上，请迅速到医院就诊。

在饥饿、妊娠、呕吐、剧烈运动、高脂无糖饮食、消化吸收不良等情况下，健康人也有可能出现饥饿性酮症，也可使尿酮体出现阳性。

什么是胰岛素

胰岛素是一种合成激素，它的主要功效是对三大营养物质（糖、蛋白质、脂肪）起到调节作用。胰岛素能促进人体对葡萄糖的摄取和利用，以释放人体所需能量，同时降低血糖。它对蛋白质的合成和储存有促进作用，从而对机体生长起着推动作用。另外，它还对脂肪的合成和分解有着双向调节的作用。当胰岛素缺乏时，糖分解利用受阻，致使血糖升高，由于脂肪作为能量被大量分解，从而可能会引起酮症和血脂升高。

糖基化血红蛋白的含义

血糖持续一段较高水平时间后，葡萄糖会与体内的蛋白质结合的过程；如与血红蛋白发生糖基化，则形成糖基化血红蛋白。由于糖基化血红蛋白消除比较慢，而且与血糖水平相平行，故它的含量常能反映采血前6～8周的平均血糖水平，也能反映出糖尿病血糖的控制情况，还可以作为糖尿病的诊断依据，其正常范围为3.6～6.8%。

对于病因不明的昏迷患者进行输入葡萄糖抢救时，糖基化血红蛋白有鉴别意义。另有研究显示，测定糖基化血红蛋白值不受糖尿病患者的饮食、运动年龄、体重、病程、治疗方式、血清蛋白含量等因素的制约。但是，由于糖基化血红蛋白比较粗略，所以反映不出血糖的细微变化。

血脂与糖尿病的关系

胆固醇（TC）、甘油三酯（TC）、低密度脂蛋白（LDIL）、高密度脂蛋白（HDIL）皆属于血脂范围内。糖尿病患者由于胰岛素的原因而使机体对糖的利用减少，促使作为另一种能源物质的脂肪就担当起了供应能量的角色。而当脂肪分解供应能量时，又对胆固醇的合成起了促进作用。因此糖尿病患者常伴有胆固醇血症，易伴随发生动脉硬化及心血管系统疾病。所以，对糖尿病患者进行血脂监测可以降低糖尿病并发动脉硬化和冠心病的发生几率。

从以上的论述中，我们可以得出这样一个结论，血脂的高低影响着糖尿病并发症的发生。如患者本身，要尽早采取饮食治疗或降脂药物治疗，使血脂降至正常范围。一般来说，糖尿病患者一般3～6个月应做一次血脂检查。

血压与糖尿病的关系

糖尿病患者患高血压的几率明显高于非糖尿病患者，是非糖尿病患者的4～5倍，而且发病比较早。

高血压病能增加糖尿病患者大血管病变及微血管病变的发生，同时糖尿病、高血压均是造成心脑血管意外的危险因素。另外，糖尿病伴有高血压的患者也比不伴有高血压的患者死亡率高。所以糖尿病患者一定要注意对血压的监测，把血压控制在比较满意的水平。糖尿病患者的最佳血压应控制在130/85毫米汞柱以下。

葡萄糖耐量试验

对于血糖升高，但还没有达到糖尿病诊断标准的患者，往往需要进一步检查，其中最主要的一种检查方法就是做葡萄糖耐量试验。这是一种增加糖负荷后检查血糖以提高糖尿病检出率的方法。

二、糖尿病的发病机理

糖尿病是一种慢性高血糖状态所导致的综合征，是较常见的一种内分泌代谢疾病。换句话说，就是因胰岛素分泌不足而得病，或是其工作不好、代谢功能异常而使人生病。

胰岛素能促进全身各部位组织摄取葡萄糖，并且促进它们对葡萄糖的储存和利用，使葡萄糖被转运到脂肪组织，或者作为细胞的能源，以此来降低血糖。

糖代谢紊乱

当胰岛素分泌不足时，首先是引起糖代谢障碍。因为胰岛素不足时，糖进入细胞减少，糖原合成减少，糖醇解减少，磷酸戊糖通路减弱，三核酸循环减弱，由此而导致肝、肌肉及脂肪等组织对葡萄糖的利用减少。此外，由于胰岛素缺乏，对肝和肌糖原分解抑制减弱，对糖原异生及肝糖生成的抑制过程减弱，以致引起肝糖输出增多———糖原分解增多，糖原异生增强，肝糖生成增多，从而导致高血糖。由于糖氧化发生问题，细胞内能量供应不够，患者便会产生肚饿的感觉，于是便多吃东西，吃得多，血糖浓度就会增高。当血糖增高超过肾保留葡萄糖的界限值时，葡萄糖便会在尿中排出，出现糖尿。因糖大量排出，带走大量水分而引起多尿。因为经常小便，所以体内流失水分便多。假如体内水分失去过多，血液便浓缩，血浆渗透压增高，便会觉口渴而大量饮水。糖氧化功能发生故障，人体内便要动员脂肪、蛋白质分解代谢增强，因而消耗过多，患者便逐渐消瘦，体重减轻，严重的会出现酸中毒、昏迷及脱水症状。

脂肪代谢紊乱

患有糖尿病，肌体不能充分利用葡萄糖，使大量葡萄糖流失，肌体便要动用体内大量脂肪。随着脂肪酸的氧化可产生过多的脂肪代谢产物，带来严重后果，如酸中毒，酸碱平衡紊乱，使血液循环受阻，中枢神经系统中毒，可导致糖尿病患者昏迷。

糖尿病是一组慢性病，从正常血糖到间歇餐后高血糖，以致发展到持续性空腹高血糖，从无糖尿到有糖尿，从无症状到有症状，从无并发症到有并发症，是一个长期的从病理生化和病理生理发展到病理解剖严重损坏阶段的病变过程，反映着胰岛细胞储备功能逐渐降低与胰岛素分泌障碍的演变过程。

　　总之，糖尿病是因为体内胰岛素分泌不足，引起糖代谢紊乱，产生连锁反应，导致脂肪、蛋白质、水和无机盐代谢障碍的疾病。糖尿病患者在糖及脂肪代谢障碍的同时，还可能会出现蛋白质代谢紊乱，使体内蛋白质难于合成，以致蛋白质缺乏、体力下降而易患上各种感染。同时，血中含高浓度的糖分，会促使某些细菌增长，抑制抗菌细胞的吞噬功能。所以罹患糖尿病很容易并发皮肤感染，也会导致泌尿系统感染，如肾炎、膀胱炎和一般上呼吸道感染等。而脂肪代谢障碍，更会并发动脉硬化等血管病变。血管病变可使血流减少，组织缺血、缺氧，抵抗力减弱而发生感染。所以，如果发现自己经常有反复发作的化脓性皮肤感染，便要考虑是否有隐性糖尿病的可能性，应尽快去作检查。

三、糖尿病的致病因素

　　目前，导致糖尿病的因素尚未完全阐明，但传统医学认为与下列因素有关。

遗传因素

　　在糖尿病的致病因素中，遗传因素是可以肯定的，糖尿病患者中有家族史的占20%～30%。据文献报告，无论是胰岛素依赖型糖尿病（I型）还是非胰岛素依赖型糖尿病（II型），均有明显的遗传倾向。其中引起非胰岛素依赖型糖尿病的遗传因素明显高于胰岛素依赖型糖尿病。

　　从双胞胎糖尿病发病史来看，单卵双生糖尿病的发生率要比二卵双生者明显增高，在胰岛素依赖型糖尿病患者中占50%；而在非胰岛素依赖型糖尿病患者中，其两个双生子患有糖尿病的几率高达88%。而且这种遗传因素在外界环境和体内环境的诱发下较易发病。

事实上，并不是糖尿病患者都会把病遗传给下一代，如父母双亲中只有一人患糖尿病，则其子女中糖尿病的发病率会很低，并且往往是隔代遗传。

值得注意的是，近亲结婚者得糖尿病的机会比较多。因为近亲结婚不仅使有糖尿病遗传基因的后代人数增多，而且也使后代更易患此病。一个最有说服力的佐证：西太平洋斐济印度族近亲结婚盛行，此地的糖尿病发生率很高。

肥胖因素

人们饮食过量或营养过度，而体力活动却大量减少，以致饮食产生的热量超过身体的需要，从而引起肥胖（超过标准体重的20%）。随着肥胖程度的增加，糖尿病发生的几率也随之增加，这已成为目前公认的一般规律。据报告，中度肥胖者的糖尿病发生率约比正常人高出 4 倍，极度肥胖者则高出约 30 倍。国内调查发现，超重组的糖尿病发生率是标准体重组的 2.86 倍。尽管至少 50% 的肥胖者在他们的一生中保持正常的葡萄糖耐量，但目前肥胖与超重被公认为是糖尿病的危险因素或重要诱因之一。

在这种情况下，肥胖表现对糖尿病基因起触发因素的作用，就像病毒因素导致胰岛素依赖型糖尿病一样。

因为肥胖者组织细胞的胰岛素受体减少，对胰岛素的敏感性减弱，于是造成了胰岛素的相对不足，因而难以维持正常的糖代谢。同时，肥胖者过量的脂肪都堆积在肝脏等组织器官，致使肝糖原贮存减少，造成血糖浓度升高。脂肪代谢的加强需要消耗更多的胰岛素，而高脂血症状态却对胰岛素产生对抗，这样就大大增加了对胰岛素的需要量。久而久之，胰岛细胞负担加重，从而很容易诱发糖尿病或使糖尿病病情加重。

此外，医学研究证明，身体发胖有碍健康。特别是年龄在

40～45岁的人，体重每增加一磅，死亡率就增加1%，而低于正常体重15%的人，死亡率最低。过度肥胖使心脏负担增加，从而很容易患动脉硬化、高血压、冠心病和糖尿病等。肥胖者的死亡率比体重正常者要高80%。

食物因素

据国内调查结果表明，宁夏回民糖尿病发生率明显高于汉民，高达4.6%。这可能与回民以进食羊肉等含脂肪、蛋白质及热量较多的食物有关。高碳水化合物与糖尿病的发生可能并无明显关系，也没有足够的证据证明高脂肪饮食与发生糖尿病有关。广西南宁蔗糖厂的调查结果表明，进食糖类较多并不是引发糖尿病的重要因素。但也有人认为，长期食用精制面粉、精制蔗糖这类碳水化合物饮食，发生糖尿病的几率将增加。因谷物精制后，蛋白质、微量元素及某些维生素有所丢失。而某些微量元素如锌、镁、铬对胰岛细胞功能、胰岛素生物合成及体内能量代谢均有十分重要的作用。动物实验已证明，缺乏某些微量元素可引起糖尿病。

妊娠因素

妊娠期胰岛素降解作用将加速，并且约有80%正常孕妇对胰岛素的敏感性下降，使其胰岛素产生相对不足。葡萄糖耐量的特点是空腹血糖较非孕期低，服糖后2小时有20%患者血糖不能恢复正常。此外，妊娠期胎盘分泌的人泌乳生长激素、雌激素、孕激素、糖皮质激素对胰岛素有对抗作用，可使血糖升高。

妊娠4个月后，肾糖阈降低，且于孕末期可出现乳糖尿，有20%～30%正常孕妇可出现间歇性糖尿，其中75%糖耐量是正常的，因此，妊娠期糖尿并不能真实反映血糖的高低，此时糖尿病尿糖阳性的诊断意义必须慎重考虑，应当进一步化验血糖或做葡萄糖耐量试验，才能最后确诊。这一点对于妊娠期糖尿病患者来说是极为重要的。但有资料表明，妊娠的次数与糖尿病的发生成正比例关系。

免疫因素

由于病毒感染，特别是柯萨奇病毒感染，使胰岛组织及细胞发生炎症、破坏，引起了自身免疫力下降。这样，在病毒和抗体共同作用下，胰岛 β 细胞进一步大量损坏，使胰岛分泌功能减弱，从而导致糖尿病，特别容易导致青少年糖尿病的发生。估计有 5%~10% 的糖尿病患者因自身免疫力低下而发病。一般正常人不会发生自身免疫性疾病，但糖尿病患者或其家属常同时伴有自身免疫性疾病，如恶性贫血、甲状腺机能亢进症、桥本甲状腺炎、原发性肾上腺皮质机能减退症、重症肌无力等。糖尿病患者中伴有自身免疫性肾上腺炎者约占 14%，比一般人群中的发病率高 6 倍。

环境因素

外界环境的刺激和影响与糖尿病的发生和发展有一定的关系。根据对糖尿病的发生率和死亡率的统计可知，知识分子和干部最高，分别为 11.85% 和 10.4%；农民和牧民最低，分别为 4.2% 与 4.9%。这主要是因为城市居民体力活动少于农村居民，且肥胖及高龄者又较多，加上饮食习惯和外界环境等都是致病因素，所以发病率较高。正是由于体力活动减少以至肥胖，就造成了组织器官中对胰岛素的敏感性下降，外周组织中胰岛素受体的数量减少。

激素因素

在糖尿病的发病机理中，不仅有胰岛素的绝对或相对不足，而且也有胰高血糖素的相对或绝对过多。众所周知，体内能使血糖下降的唯一激素是胰岛素，而由胰岛细胞分泌的胰高血糖素则是对抗胰岛素作用的主要激素。当胰高血糖素浓度增高时，可导致血糖升高。其他使血糖升高的激素有生长激素、促肾上腺皮质激素、肾上腺糖皮质激素、甲状腺激素、泌乳素、性激素等。当然，也有不少人认为在糖尿病发病机理中仍以胰岛素绝对或相对不足为主要因素，而胰高血糖素等可使血糖进一步升高，属于次要因素。

药物因素

在科研实验室里，将四氧嘧啶、链脲佐菌素等化学药物注入动物体内可制成实验性动物模型，说明药物能使胰岛 β 细胞引起超急性糖尿病。已知有些药物如苯妥英钠、噻嗪类、利尿药、胰高血糖素、避孕药以及阿司匹林、消炎痛等止痛退热药，均能影响糖代谢，引起葡萄糖耐量减少或高血糖；敏感者甚至可引起糖尿病。如长期应用超治疗量的糖皮质激素，可引起类固醇性糖尿病。

精神因素

中外学者研究表明，精神因素在糖尿病的发生、发展中起一定作用，精神的紧张，情绪的激动及各种应激状态会引起血糖激素的大量分泌，如生长激素、去甲肾上腺素、胰开糖素及肾上腺皮质激素等。

其他因素

从全国的调查情况来看，无论男女，20 岁以下组糖尿病患病率极低，仅 0.2%～0.4%，30 岁以上至 40 岁以下组 10%～15%；到了 40 岁以上时，随着年龄增长，患病率急剧上升，平均每增长 10 岁，患病率上升 10%，至 60～70 岁达最高峰 35%～40%。可见，糖尿病患者以中老年人为多，此病已成为威胁中老年人健康的重点疾病。

  在西欧和北美，糖尿病女性患者多于男性患者，女与男之比为4∶1。（主要是因为女性体力活动较男性少；女性平均寿命比男性略长，糖尿病发病机会相对增多；女性到了40岁以后比男性容易肥胖。）在我国男女糖尿病患者的患病率基本持平。

第二章　糖尿病临床症状与预防措施

一、I 型糖尿病

I 型糖尿病，以往通常被称为胰岛素依赖型糖尿病，约占糖尿病患者总数的 10%，可发生于任何年龄，但多见于儿童和青少年。

临床症状

I 型糖尿病患者多起病比较急，身体比较消瘦，"三多一少"（多食、多饮、多尿和体重减轻）症状比较明显，容易发生酮症，甚至有些患者首次就诊时就表现为酮症酸中毒。其血糖水平波动较大，空腹血浆胰岛素水平很低。

预防措施

在预防各种病毒感染和过敏现象发生的同时，还应注意锻炼身体，增强自身抗病能力。定期对易感人群进行普查，以促使尽早诊断、尽早治疗。

饮食指南

在进行儿童糖尿病饮食调养时，应注意以下几点：

（1）热量和各种营养素的供给量要随着年龄的增长及时予以调整，目的在于维持患儿的正常生长发育。身高、体重可作为初步评价儿童营养状况的指标。热量供给要充足，供给量可参考中国营养学会推荐的每日膳食中营养素供给量或按简单公式计算。总热量 = 4190 千焦 + 419 ×（年龄 − 1）千焦。例如 5 岁儿童全日热量供给量为 4190 千焦 + 419 ×（5 − 1）千焦 = 4190 千焦 + 1676 千焦 = 5866 千焦。

（2）补充足量的无机盐、微量元素和维生素，必要时补充钙、铁、锌及多种维生素片剂。儿童糖尿病的饮食既要强调定时、定量和订餐，又要注意根据正常活动量的增减灵活调整饮食进量，使饮食量、胰岛素量和活动量三者之间维持平衡。

（3）饮食中脂肪量不宜过高，避免发生心血管并发症，尤其要控制动物脂肪的摄入。

（4）饮食一定要注意定时定量，除三次正餐外，另应加餐 2 ~ 3 次。此种饮食措施可保持血糖稳定并防止低血糖症的发生。一日进餐 5 ~ 6 次，可从正餐中匀出少部分主食作为加餐用，以防止血糖的过度波动。

（5）蛋白质供给充足有利于患儿的生长发育。按每日每千克体重 1.5 ~ 2.0 克供给，年龄越小的儿童蛋白质相对需要量越多。多选用乳、蛋、肉等优质蛋白质。脂肪和碳水化合物供给量要适中。蛋白质、脂肪、碳水化合物占总热量的比值分别为 20%、30% ~ 35% 和 45% ~ 50% 为宜。

推荐食疗方

食疗方一

【原料】

250 克新鲜鲫鱼 1 条，绿茶叶 15 克，植物油、精盐、酒各少许。

【烹调步骤】

（1）把鲫鱼的鳃、内脏去掉，但要保留鱼鳞，然后洗净。

（2）用纱布把绿茶叶包好塞入鱼腹中。

（3）将鱼放入碗内，加入植物油、精盐、酒，上笼蒸熟。

（4）去除茶叶，佐餐食用。

食疗方二

【原料】

1具猪肚，200克泡发的茯苓，200克淮山药，2匙黄酒，半匙精盐。

【烹调步骤】

（1）把茯苓、山药、猪肚清洗干净。

（2）猪肚内装入茯苓、山药、精盐、黄酒，放入锅内加水，炖至肚子酥烂为止。

（3）剖开熟肚，把茯苓、山药倒出冷却。

（4）烘干，研末装瓶。

（5）每次用温开水送服6～10克，每日3次。熟肚切条食用。

食疗方三

【原料】

菠菜250克，植物油25克，味精1克，精盐3克，葱片10克，姜末5克，花椒几粒。

【烹调步骤】

（1）将择洗干净的菠菜用刀切成3厘米长的段。

（2）放入沸水锅内稍烫一下，捞出用冷水过凉。

（3）将炒锅置火上，放入植物油。

（4）油热时，下入花椒炸出香味捞出；再放入葱片、姜末梢炸一下，下入菠菜煸炒几下，加入精盐、味精，炒匀即成。

食疗方四

【原料】

菠菜 150 克，鸡汤 500 克，虾干 10 克，牛奶 50 克，植物油 5 克，精盐 3 克，味精 1 克，葱末 2 克。

【烹调步骤】

（1）用温水浸泡虾干，洗净；把菠菜去根洗净，切成 3 厘米长的段。

（2）把菠菜段放入沸水锅内焯一下捞出。

（3）把汤锅置火上，放入植物油烧热，下入虾干略炒，放葱末，先后加入鸡汤、精盐、味精、菠菜，继续加热。

（4）汤开后，撇去浮沫，撤火，加入牛奶，盛入汤碗内即成。

二、Ⅱ型糖尿病

Ⅱ型糖尿病又称为非胰岛素依赖型糖尿病，或成年发病型糖尿病，约占糖尿病患者总数的90%。多发于 40 岁以上的成年人或老年人，有明显的遗传性。

临床症状

Ⅱ型糖尿病患者多数起病比较缓慢，体型较肥胖，病情较轻，有口干、口渴等症状，也有不少人无症状，较少出现酮症，在临床上"三多一少"症状不明显，往往在体检时或因其他病就诊时被发现。大部分患者在饮食控制及口服降糖药治疗后可稳定控制血糖，早期胰岛素分泌水平可以呈增高延缓或低下的表现。但有一些患者，特别是糖尿病病史超过 20 年的形体消瘦的老年患者会出现胰岛素水平的低下。

预防措施

首先应锻炼身体，避免肥胖，保持正常体重。最后是戒掉不良生活习惯，如嗜烟酒、缺乏运动、暴饮暴食等。

饮食指南

无论是肥胖型，还是消瘦型，Ⅱ型糖尿病都应注意正确的饮食习惯，不仅要通过饮食控制血糖正常与否，还要控制体重的正常标准。

推荐食疗方

食疗方一

【原料】

空心菜 500 克，猪瘦肉 100 克，鸡蛋清 1 个，花椒油 10 克，酱油 15 克，精盐 4 克，味精 2 克，料酒 5 克，水淀粉 25 克，葱、姜丝各 10 克，花生油 300 克（实耗 30 克）。

【烹调步骤】

（1）将择洗干净的空心菜切段，放入沸水锅内焯一下，捞出沥净水分。

（2）将猪瘦肉切丝，放入碗内，加入精盐、料酒、鸡蛋清、水淀粉（15 克）拌匀上浆。

（3）将炒锅置火上，放入花生油烧至五成热，下入肉丝滑散，捞出沥油。

（4）原锅留油 30 克，下葱、姜煸出香味，下入肉丝煸炒，加入酱油、料酒，倒入空心菜翻炒，加入精盐、味精，用水淀粉勾芡，淋入花椒油，装盘即成。

食疗方二

【原料】

豆腐片 200 克，韭菜根 200 克，猪瘦肉 100 克，植物油 50 克，酱油 15 克，花椒油 5 克，精盐 2 克，料酒 2 克，味精 2 克，葱、姜末各少许。

【烹调步骤】

（1）将豆腐片切成火柴棍粗的丝，韭菜根洗净切成 3 厘米长的段，猪瘦肉切丝备用。

（2）将炒锅置火上，放入植物油。

（3）烧热后，下入肉丝煸炒断生，加入葱末、姜末、酱油、精盐、料酒，炒均匀，投入豆腐丝煸炒，然后再下入韭菜根，炒几下，加入花椒油、味精炒匀即成。

食疗方三

【原料】

韭菜 300 克，虾皮 20 克，植物油 50 克，精盐 2 克，味精 2 克。

【烹调步骤】

（1）将韭菜择洗干净，切成 3 厘米长的段，把韭菜茎和叶分别放在两个盘内。

（2）将虾皮用清水洗净，挤干水分。

（3）将炒锅置火上，放入植物油。

（4）烧热，下入虾皮炸一下，随后下入韭菜茎及精盐，用旺火急炒，再下入韭菜叶及味精，迅速煸炒几下，出锅即成。

食疗方四

【原料】

鲜嫩韭菜 250 克，面粉 500 克，植物油、精盐适量，味精少许。

【烹调步骤】

（1）将韭菜洗净，切成小段，加入精盐和味精拌匀。

（2）将面粉中加少许植物油拌匀，然后加入拌好的韭菜段和适量清水，和成面团，并反复糅合，切成大小相同的10块。

（3）将面团逐一擀成圆形薄饼。

（4）锅内加植物油，烧热，逐个将薄饼煎至两面金黄色，出锅装盘，即可食用。

三、妊娠糖尿病

原来无糖尿病的妇女在妊娠期才发现的糖尿病，通常在妊娠期中期或后期（妊娠24～28周），即所谓的妊娠糖尿病。妊娠糖尿病发生率占孕妇总数的1%～3%。发病的主要原因是妊娠中期以后，胎盘分泌多种对抗胰岛素的激素。此外，妊娠期间机体组织对胰岛素的敏感性减低，致使胰岛素显得不足。

多数妊娠糖尿病患者在产后血糖恢复正常，一部分患者糖耐量异常，少数患者可转变为Ⅱ型糖尿病，仅个别患者转变为Ⅰ型糖尿病。

临床症状

妊娠糖尿病多在妊娠中期发生，较少出现"三多一少"的症状，病情严重的程度和死亡率均低于有糖尿病的孕妇。如果妊娠糖尿病患者未经治疗，巨大胎儿及新生儿低血糖发生率较高，且围生期胎儿、婴儿死亡率明显高于正常妊娠者。

预防措施

凡妊娠24～28周的孕妇，应进行口服葡萄糖耐量常规试验，筛查妊娠糖尿病，争取做到早期诊断，早期治疗。

对于妊娠糖尿病患者，应积极控制其血糖，以免高血糖对胎儿造成不良影响。

饮食指南

妊娠糖尿病患者的营养素的供给量在保证满足母体和胎儿生长发育需要的同时，还要维持孕妇体重的合理增长。正常情况下，每月平均增加体重约 1500 克，全妊娠过程增加体重 6000 ～ 10000 克。在妊娠的前 4 个月，营养供给量应与非妊娠糖尿病患者相似，以免体重增长过多。后 5 个月，每日增加热量 838 ～ 1257 千焦；每日增加蛋白质 25 克，全天蛋白质的摄入量不应少于 100 克，其中优质蛋白质应占 1/3 以上。

在妊娠后期，为了使胎儿生长发育正常，碳水化合物每天不应低于 250 克，钙、锌、铁和多种维生素必须供给充足，尽量选用乳、蛋、肉、豆制品和绿叶、黄色蔬菜，必要时补充无机盐和维生素制剂。凡有浮肿或浮肿倾向者需限制钠盐进量，可以用低盐或无盐饮食，少用或不用食盐和酱油。对于肥胖的孕妇，不宜选用低热量饮食降低体重，否则易影响胎儿的发育。

合理安排餐次，既可以预防高血糖，又可以防止低血糖的发生。对妊娠糖尿病患者来说，防止低血糖的最重要的措施就是一日至少保证三餐。即使有妊娠反应也要坚持吃早餐。轻度反应者可选食一些清淡无油的食品代替常规饮食。重度妊娠反应者需在医生指导下予以治疗。特别强调一点，使用胰岛素或口服磺脲类药物者要增加 2 ～ 3 次用餐，尤其是临睡前的加餐必不可少，以防止出现低血糖。加餐时间放在下午 3 ～ 4 时和睡前为宜。加餐食品除馒头、面包、饼干外，还可加鸡蛋、豆浆、豆腐干等蛋白质类食品。

根据孕妇体重和胎儿发育情况，妊娠期饮食分为三个阶段：

（1）妊娠早期3个月（1~3月），孕妇往往有妊娠反应，其饮食基本与孕前相似，但必须遵循糖尿病的饮食原则。

（2）妊娠中期3个月（4~6月），胎儿生长发育较快，故每日热量供应要增加838千焦，即所摄入热量由每日每千克体重104.75千焦增加至125.17千焦。这些热量的最佳分配是，40%为碳水化合物，25%为蛋白质，35%为脂肪。为了使早餐后血糖正常，早餐量要适当减少。少食多餐要比大餐一顿能更好地维持血糖正常。因此热量分配应该是早餐占12%，午餐30%，晚餐30%，剩余的28%分配在下午和睡前的加餐上。碳水化合物进量不能太少，主食一天不低于300克。若注射胰岛素应每日分5~6次进餐。妊娠期肾糖阈值降低，光凭尿糖不能准确反映血糖的水平，应勤查血糖，还要避免酮体产生。

（3）妊娠后期3个月（7~9月），蛋白质每日应较孕前增加25~30克，相当于1份肉蛋类食品。主食每日不得少于300克，分5~6次进食，多选用乳类、海带、瘦肉类、肝及绿叶蔬菜。整个怀孕期间体重增加不应超过10千克。

妊娠期糖尿病患者若治疗得法，待妊娠结束后血糖即可恢复正常；若治疗不得法，如产后肥胖不注意节食减肥，有50%会发展为终生糖尿病。此外，治疗不合理还易出现羊水过多、妊娠中毒、流产、早产以及巨大儿、畸形儿，其发生率均高于非糖尿病孕妇。因此，应加强对妊娠糖尿病患者的管理（包括饮食管理），使之能得到合理治疗。早期治疗是保证母体和胎儿健康不容忽视的问题。

推荐食疗方

食疗方一

【原料】

蒲菜500克，水淀粉10克，鸡汤250克，植物油50克，大海米

10 克，香油 8 克，精盐 2 克，味精 1 克，葱白 5 克，姜片 5 克。

【烹调步骤】

（1）将去皮洗净的蒲菜，切成 9 厘米长的段，放入沸水中烫透。用鸡汤将海米泡透，取出。

（2）将炒锅置火上，放入植物油，下入蒲菜稍炒，加入鸡汤、精盐、味精至软烂。

（3）取一碗放入葱白、姜片、海米，放入蒲菜，倒入汤汁，入笼蒸 5 分钟，蒲菜装盘。

（4）汤汁烧开，用水淀粉勾芡，淋入香油，浇于蒲菜上即成。

食疗方二

【原料】

罐装芦笋 400 克，番茄酱 30 克，熟花生油 25 克，水淀粉 10 克，精盐 4 克，味精 2 克，白糖少许，水 150 克。

【烹调步骤】

（1）将罐装芦笋沥去水分，每条芦笋断成三段，再切斜刀。

（2）将炒锅置火上，放入花生油 20 克，烧至六成热，下入番茄酱煸炒。起色后下入芦笋段，加入 150 克清水、白糖、精盐、味精，烧开后，用水淀粉勾芡，淋入熟油 5 克，盛入盘内即成。

食疗方三

【原料】

鲜芦笋 250 克，鸡脯肉 150 克，鸡汤 750 克，鸡蛋清少许，精盐 5 克，料酒 5 克，味精 3 克，菱粉 3 克。

【烹调步骤】

（1）将鸡脯肉切成片，洗净、沥干水分，放入碗内，加入鸡蛋清、几滴料酒、精盐、味精、菱粉拌匀上味。

（2）把鸡片投入沸水锅内焯一下，捞入汤碗内。

（3）将芦笋切除根部，洗净后，放入沸水锅内略煮一下，取出撕去皮，切成长段。

（4）原锅将清水倒掉，洗净放入鸡汤，投入芦笋，加入精盐、味精、料酒烧开后，盛入鸡片汤碗内即成。

四、特殊类型糖尿病

特殊类型糖尿病又称症状性糖尿病或继发性糖尿病，病因相对清楚，此类型糖尿病包括以下症状者：胰岛 β 细胞功能基因缺陷的青年人；中成年发病型糖尿病，通常在 25 岁以前发病，常为染色体显性遗传，发病后至少在 5 年以上不需要胰岛素治疗；内分泌疾病，如甲状腺功能亢进症、嗜铬细胞瘤肢端肥大症、甲状腺功能减退（低钙血症）等引起的糖尿病；化学制剂或药物所致的糖尿病，如噻嗪类、利尿剂、降压药、苯妥英钠、女性口服避孕药、糖皮质激素、甲状腺激素、抗癌药物等等；某些病毒感染，如先天性风疹病毒、巨细胞病毒腺病毒、腮腺炎病毒感染引发糖尿病；胰岛素作用基因缺陷引起的糖尿病；较少见的免疫介导糖尿病；并发糖尿病的其他遗传综合征；胰腺外分泌疾病，如胰腺炎、血友病、胰腺癌、胰腺切除引起糖尿病。

临床症状

像Ⅱ型糖尿病，无"三多一少"的症状，易发生大血管及微血管病变，较多见末梢神经炎。库欣综合征患者可有典型的"满月"脸，水牛背，且大腿与下腹部可见"紫纹"。

预防措施

糖尿病最好的预防，首先要控制体重，保证在标准体重范围内，至少不要超出标准体重的10%，坚持适当的运动。三餐的营养成分要搭配好，能量出入要平衡。保持良好睡眠，排遣生活中的各种压力，心绪平静、舒畅。对于那些有糖尿病遗传背景的人、肥胖的人、运动不足的人们、经常心事重重的人，更要严格遵守上面提到的条例。

饮食指南

饮食控制是所有糖尿病患者治疗的基石。无论须服用降糖药物或注射胰岛素的患者，都须在规定进食分量的基础上调整药量。有些轻症糖尿病患者，只要进行饮食疗法，无须使用药物便能使血糖控制在满意的水平。饮食治疗对于纠正患者代谢紊乱、消除症状、预防并发症发生以及减少死亡率、延长寿命有非常积极的作用。

目前糖尿病的饮食标准是，在休息或轻度劳动的状态下，每日所需的热量为每千克25～30千卡，假如患者的标准体重是67千克，那么他每日所需热量约2010千卡。这样患者一般不会有饥饿感。在上述热量中，碳水化合物含量应占55%，即1106千卡。每克碳水化合物有41千卡热量，故每日可吃270克。每日蛋白质的摄入量，通常是每千克体重需要1克，故每日食物中应有67克蛋白质，每克蛋白质的热量为41千卡，67克就有275千卡。剩下来的热量应是：2010－（1106＋275）＝629千卡，此热量由脂肪供给，每克脂肪有93千卡，故约为67克脂肪。

不要吃动物脂肪和含高脂肪酸的脂肪，以免加速动脉硬化；尽可能定时定量进食，不可兴致所至，大吃一顿，以致胰腺不堪应付。日常应多食蔬菜、果类、粗粮等粗纤维的食物，因其可以减慢食物的吸收，延缓血糖的升高，同时又能降低胆固醇。食物应清淡，不要吃肥腻或盐腌食品，也应尽量避免吃内脏、腊肠、腊肉、牛肉干之类食物。如果在规定分量进食后，仍感饥饿，可以多吃蔬菜和无油肉汤，不要随意增加食物，除非有低血糖出现。低血糖可发生于用降糖药物的过程中，患者突然觉得头晕、心跳、出冷汗等，此时应马上食一些糖果，故患有低血糖的患者，应随身带些糖果，以防万一。

如果总是吃某种食品而觉得厌烦时，可适当更换：如米 100 克可换成面粉、排粉、挂面、通心粉、即食面 100 克，或咸面包 130 克、苏打饼干 90 克、芋头 270 克、马铃薯 370 克。瘦肉 100 克可换成肉排 140 克、牛肉 140 克、鸡（连骨）160 克、鲩鱼 200 克、大鱼 250 克、鸡蛋 100 克。苹果 100 克可换成鸭梨、杨桃、三华李各 100 克、沙田柚肉 50 克、黄皮 175 克、芒果 200 克、地瓜 250 克。如果患者能掌握这种换算法，那么其食物单再也不会单调。最后奉上关键的一句话：规定分量，定时进食是需要的，但亦不能墨守成规，以致不敢越雷池半步。如果活动量增加（如旅游）或终日卧床时，应适当增加或减少食量。总的来说，以患者无饥饿感，而尿糖检测以阴性为标准。患者应该遵循上述原则，学会自我调节。

推荐食疗方

食疗方一

【原料】

瘦火腿 25 克，苦瓜 250 克，清汤 600 克，精盐 2 克，味精 1 克，胡椒粉 2 克。

【烹调步骤】

（1）将洗净的苦瓜切去两头的尖，一剖两瓣，挖去瓤，改成长段，再顺切成宽片。

（2）火腿切成丝，取 125 克清汤，然后加入少许精盐、味精备用。

（3）把苦瓜放入沸水中余熟，捞在有盐的汤内漂半小时。

（4）烧开余下的汤，加入精盐、味精、胡椒粉。

（4）把漂好的苦瓜捞出，控去汤，放在汤碗内，浇入烧开的清汤即成。

食疗方二

【原料】

粳米 150 克，苦瓜 100 克，黄豆 60 克，植物油 30 克，葱花、蒜粒、精盐适量。

【烹调步骤】

（1）用清水把黄豆浸泡涨。苦瓜洗净，去两头、切小片，放入沸水中焯至七成熟捞出。

（2）炒锅置火上，放入植物油，油热后，下入葱花煸出香味，投入焯好的苦瓜，继续煸炒将熟后，加入精盐、蒜粒煸炒几下，离火备用。

（3）将粳米淘洗干净，与泡好的黄豆一同放入锅内，加入适量清水，置旺火上煮沸后，转用文火继续煮至米开花、豆烂时，拌入苦瓜，搅匀即成。

食疗方三

【原料】

小冬瓜二个约 750 克，冬笋 100 克，香菇 100 克，白果 100 克，山药 100 克，莲子 100 克，植物油、精盐、味精、香菜、黄豆芽汤少许。

【烹调步骤】

（1）将冬瓜洗净，刮去外边的薄皮但不宜刮得太多，以保持绿色；把上端切下的 1/3 部分当做盖，然后挖去籽和瓤，用开水烫煮六成熟，再放凉水里泡透，以保持冬瓜本身的绿色。

（2）将香菇、冬笋、山药洗净，切成丁。白果洗净去皮，莲籽洗净和山药等放一起上笼蒸烂。

（3）将锅放火上，添入黄豆芽汤，再把香菇、冬笋、白果、莲子、山药一起放入汤内，用大火烧开，慢煨一下。

（4）把汤放入挖好的冬瓜盅里，另加入黄豆芽汤、精盐、味精调好口味，盖上盖，上屉蒸 15 分钟后取出放在大碗内，撒上香菜段即可食用。

食疗方四

【原料】

鸡汤 750 克，冬瓜 400 克，水发香菇 100 克，植物油 50 克，葱末 5 克，精盐 4 克，鸡油 2 克，味精 2 克。

【烹调步骤】

（1）将冬瓜去皮、去瓤洗净，切成厚块。香菇用温水泡发好，洗净备用。

（2）将汤锅置火上，放入植物油烧热，下入葱末炸出香味，放入鸡汤、香菇烧开，加入冬瓜块。

（3）待冬瓜熟烂，加入精盐、味精，淋上鸡油，盛入汤碗内即成。

第三章 糖尿病急性并发症与预防

一、糖尿病非酮症高渗综合征

60 岁以上的 II 型糖尿病患者或发病前无任何症状或仅有轻度症状者，多易发糖尿病非酮症高渗综合征。临床上常见严重脱水、高血糖（ > 33. 3 毫摩尔/升）、伴有不同程度神经和精神症状，严重者呈昏迷状态，称为高渗性非酮症糖尿病昏迷（简称高渗性昏迷）。此病的诱发因素多因感染、胃肠道疾病、脑血管意外、严重肾疾患不能代偿排尿或透析失水、酮症酸中毒脱水或补充水分不及时等。其病情危重，并发症多，预后差，死亡率高于糖尿病酮症酸中毒患者。

临床症状

起病时先有多尿、多饮、烦渴，无明显嗜食现象，或食欲反而减退，但因患者不发生严重的酮症及酸中毒，没有胃肠道症状，常被忽视而不能及时就诊，以致大量渗透性利尿导致电解质耗竭和脱水，就诊时已有显著失水，甚至休克，但无酸中毒时大呼吸。失水随病情进展而逐渐加重，可超过体重的 12%，进而出现尿量减少甚至无尿，继而出现一系列精神神经症状———嗜睡、幻觉、定向障碍、偏盲、抽搐或见偏瘫，最终出现昏迷，并可并发严重感染、胃扩张、心肌梗塞、心律紊乱、心力衰竭、肾衰、脑水肿、血栓、弥漫性血管内凝血。

发生高渗性昏迷时，患者的发病一般比酮症酸中毒缓慢，往往表现为症状加重，最初数天或数周症状表现为尿量增多，但饮水并不多，疲乏无力，头晕，食欲不振等。随着病情的加重，可出现患者脱水日趋严重，表现为烦躁、精神恍惚、反应迟钝、表情淡漠乃至昏迷。患者皮肤干燥、缺乏弹性、心跳增快、血压下降、尿量减少，往往被误诊为脑血管病或其他神经系统疾病，化验检查发现血糖极高，多在33.6毫摩尔/升以上，尿糖呈阳性，尿酮体呈阴性或弱阴性，血渗透压升高，超过33毫摩尔/升。

<h2 style="text-align:center">预防措施</h2>

加强对老年糖尿病患者的保健措施，严格控制血糖、尿糖，在早期注意观察有无症状性的糖尿病高渗昏迷迹象，以免误诊、漏诊。防治各种感染、应激等情况，尤其要警惕严重脱水的发生。

如果老年人有了感冒、泌尿系统感染、小的伤口等要及时处理，以避免造成不良的后果。使用利尿药、升压药、糖皮质激素等应得当，以免引起体内高渗状态。注意采用各种脱水疗法时，包括肾脏透析治疗，应随时监测血糖、血渗透压和尿量，避免血压降低而诱发本病。

<h2 style="text-align:center">饮食指南</h2>

在用药物治疗的同时，也要在饮食上控制得法。总热量的计算和食谱的设计应遵循饮食原则，参照糖尿病食谱或遵照营养的科学指导。

推荐食疗方

食疗方一

【原料】

嫩南瓜 500 克，鸡蛋半个，水淀粉 30 克，面粉 20 克，葱花 10 克，姜丝 5 克，花椒 5 粒，植物油 500 克（实耗 75 克）。

【烹调步骤】

（1）将南瓜洗净去瓤，切成较厚一点的骨牌块；鸡蛋打入碗内，加入水淀粉、面粉、酱油少许，清水适量，搅成糊备用。

（2）将炒锅置火上，放入植物油，烧至七成热，把南瓜块挂糊逐块下锅，炸呈红黄色捞出，清去余油。

（3）将锅内留底油 25 克，放火上，先下花椒，炸出香味捞出，再下入葱、姜炸出香味，加入清水两勺，再加入酱油、精盐、味精、料酒，尝好味道，汁沸勾入流水芡，投入炸好的瓜块翻匀，稍加明油，盛入盘内即成。

食疗方二

【原料】

嫩茄子 500 克，水发黄豆 100 克，葱 20 克，香菜 15 克，花生油 15 克，酱油 15 克，花椒 10 粒，味精 2 克，精盐适量。

【烹调步骤】

（1）将嫩茄子洗净，切成块块带皮的滚刀块，然后摊放在纸上，在阳光下晒至七八成干。

（2）将香菜去根洗净，切成小段。葱去根洗净，切成细丝。

（3）挑去杂质的黄豆洗净放入锅内，加一碗水，置炉火上煮 10 分钟，然后把晒干的茄块倒入锅中，加入酱油、精盐，用旺火煮至茄块断生不烂，汤汁将干时，将黄豆与茄块一起盛入盘内，撒上葱丝、香菜段和味精。

（4）将炒锅置火上烧热，放入花生油，待油热后放入花椒，炸成黄黑色，把花椒铲出，趁热浇在茄块上。用碗扣住盘，20分钟后揭去碗，拌匀即可食用。

食疗方三

【原料】

茄子250克，粳米150克，肉末50克，植物油40克，精盐、味精、葱花各少许。

【烹调步骤】

（1）将茄子洗净、切丝，用清水洗净捞出，沥去水。

（2）将炒锅置火上，放入植物油，油热后下入葱花煸出香味，放入肉末煸炒。肉熟时，投入茄丝煸炒。快熟时，加入精盐、味精调味，翻炒几下离火备用。

（3）将粳米淘洗干净，放入锅内加水，置旺火上煮沸后，转用微火继续煮至米开花时，拌入茄子，搅匀即成。

食疗方四

【原料】

扁豆250克，小葱50克，香油10克，酱油5克，精盐3克，味精2克，白胡椒粉2克，鲜姜少许。

【烹调步骤】

（1）将葱、姜洗净，分别切成细丝，放入碗内，撒上白胡椒粉。

（2）将扁豆摘去两头，洗净，放入沸水锅内烫熟（烫时不能加盖，以保持扁豆翠绿色），捞出沥水。晾凉后切成3厘米长的段，放入盘中。

（3）将炒锅置火上烧热，放入香油，待油热后，把油倒在葱丝、姜丝上面，再加入精盐、酱油和味精拌匀，浇在扁豆上，拌匀即可食用。

二、糖尿病酮症酸中毒

糖尿病酮症酸中毒是最常见的糖尿病急性并发症。当某种致病因素诱发体内糖代谢紊乱，脂肪分解加速，酮体生成超过利用，血清酮体超过正常（0.05~0.34毫摩尔/升），称酮血症。其所导致的一系列表现则称为糖尿病酮症。酮症酸中毒的死亡率很高，由于各种诱发因素，临床上一旦出现糖尿病酮血症，症状多比较危急，常见合并心、脑、肾等并发症。当酮体积聚增高（>0.86毫摩尔/升）时，临床则称为糖尿病酮症酸中毒；如病情进一步发展出现昏迷，则称为糖尿病昏迷。探究糖尿病酮症酸中毒的诱因，多为糖尿病患者突然中断胰岛素治疗，或处于一些应急状态时被诱发，如急性全身性的感染（肺炎、急性胰腺炎、急性肾盂肾炎等）、急性心肌梗死、外伤、精神刺激、饮食失调等。此外，处于妊娠期和分娩期的糖尿病患者也易突发此症，应该予以重视。

临床症状

根据其病情的缓急轻重，将其临床表现分为轻、中、重三度：

（1）轻度：患者自觉疲乏易累，四肢软弱无力，食欲不振，尿量增多，饮水增多，皮肤黏膜干燥，实验室检查发现尿糖、血糖、血酮增高，尿酮出现。

（2）中度：最典型的症状是恶心、呕吐，呼吸加深加快，并可闻到烂苹果似的丙酮味；患者四肢厥冷，失水加重，尿量减少甚至无尿，皮肤弹性差，眼球下陷，脉搏细弱而略快。实验或检查可见血压降低，血糖、血酮增高，二氧化碳结合力降低，体温下降。

（3）重度：患者神志淡漠、倦怠嗜睡，甚至出现昏睡状态，肌张力下降，反射迟钝，甚至于消失，终至昏迷。由于体温调节中枢受累，检查见体温升高；血糖、血酮高，二氧化碳结合力更为降低。

当合并心血管并发症时，患者在大量呕吐失水后，丢失大量 k^+，细胞内 k^+ 外移成致低 k^+；后期发生肾衰后血 k^+ 滞留可致高 k^+，可引起心律紊乱，甚至心搏骤停。当合并脑并发症时，导致早期糖利用失常，脑功能受抑制，脑水肿症见头痛，呕吐，甚至喷射性呕吐。脑细胞失水可加重脑功能紊乱，患者呈昏迷状态。当合并肾并发症时，随着糖及酮体排出，发生渗透利尿，故见多尿，由于大量失水，丢失电解质。后期因循环衰竭发生急性肾衰，酸中毒，电解质紊乱加重，而致休克。当合并胃并发症时，患者多出现严重呕吐、中上腹膨胀、低氯性碱中毒，伴手足搐搦症、失水、休克等症群。

预防措施

糖尿病酮症酸中毒后果严重，若及时识别并予以适当处理，亦可转危为安；若延误病情，可危及患者的生命。为此，应从多方面预防该病的发生。

（1）坚持糖尿病教育和监测血糖、尿糖，并进行适量的运动，坚持合理的饮食，特别是在糖尿病患者食欲不振时，更应合理进食、进水。注意定时定量用药及注射胰岛素，勿随时停用，维持血糖在良好的控制范围。

（2）发现有糖尿病酮症酸中毒的诱因要及时处理，把其控制在尽可能轻的程度，以免发生糖尿病酮症酸中毒。

（3）生活要有规律，避免过度紧张、情绪过分激动和心理失衡，保持乐观向上的生活态度。

饮食指南

重症糖尿病患者如果未能很好地控制饮食或饮食失调，或因全身感染、外伤、手术等可诱发酮症酸中毒。酮症酸中毒时，机体需要的热量相对增加，尿糖丢失过多，体内糖原贮备不足，动用了大量脂肪参加代谢以供应和补充热量。由于脂肪分解氧化不全，导致大量酮体产生，当超过肝外组织氧化的限度时，酮体在血液中堆积。由于大量酮体堆积，而酮体又是酸性物质，从而导致酮症酸中毒。严重时，还可引起昏迷，甚至死亡。因此，对于重症糖尿病患者，应坚持使用胰岛素治疗，以加速碳水化合物的代谢，减少体内脂肪的分解，促进肝内糖原的贮备，减少酮体的产生。当发生酮症酸中毒时，除补充一定量的葡萄糖生理盐水以外，还应补充体液和各种无机盐、微量元素以及维生素等，促进酮体的排泄。

在膳食方面，如果患者未出现昏迷，但酮症尚未消失，食欲不佳，应供给患者易于消化的单糖、双糖类食物，如水果汁、加糖果酱、蜂蜜等流质食物。每日所供应的糖类总量应根据其使用胰岛素的数量及患者具体情况而定，一般应少于200克。

患者病情稳定好转后，可以加米粥、面包等含碳水化合物的主食。但要严格限制脂肪和蛋白质的每日摄入量，以防体内产生新的酮体，加重病情。经过药物治疗和饮食的控制，待尿中酮体完全消失后，蛋白质和脂肪的供应量才可以逐步增加。当空腹血糖下降，尿糖减少，酮体转为阴性，酮症酸中毒得到彻底纠正以后，可按重症糖尿病的膳食原则安排患者的膳食。

在酮症酸中毒时，尿酮、血酮增加，尚未出现昏迷时，可在医师的指导下，给患者供应苹果或其他水果餐。因为水果大多为碱性食物，有中和酮酸、减轻酸中毒的作用。一般为每日1500克苹果，分为5~6次进食，每次约300克。进食水果餐时应计算其热量，一般每百克苹果约含碳水化合物 13 克，产生热量约 243 千焦；300 克苹果约提供 754 千焦热量，相当于主食 50 克；1500 克苹果，约提供 3771 千焦热量。

在酮症酸中毒患者出现昏迷时，应给予全流质易消化的鼻饲。刚开始时，用量不宜多，逐渐增加，但要确保患者的营养需要量。

推荐食疗方

食疗方一

【原料】

嫩豆角 250 克，香菇 4 个，麻酱 5 克，香油 5 克，精盐 4 克，味精 1 克。

【烹调步骤】

（1）将香菇用温水发好，洗净后切成细丝，放沸水锅内烫熟捞出，沥水备用。

（2）将摘去蒂和顶尖的豆角洗净，放沸水中烫熟（烫时不加锅盖），捞出，放冷水中漂凉。捞出沥水，斜切成细丝，放入盘内，撒上精盐拌匀。

（3）将麻酱用少许凉开水慢慢调匀，加入味精调匀后倒入豆角盘内。

（4）将香菇丝放入豆角盘内，淋上香油，拌匀即成。

食疗方二

【原料】

鸡肉 150 克，芸豆 20 个，海米 5 克，蛋清 1 个，鸡蛋 2 个，黄瓜 10 克，胡萝卜 10 克，植物油 40 克，香油 5 克，精盐 5 克，味精 2 克，水淀粉 15 克，面粉 15 克，葱、姜末各 5 克。

【烹调步骤】

（1）将芸豆从一边片开，放入沸水锅内焯至八成熟，捞入凉水中。鸡肉剁碎，加入海米末、葱末、姜末、精盐、味精、香油、鸡蛋清，搅匀成馅。黄瓜、胡萝卜切丁。

（2）将芸豆打开，把馅均匀放在里边，然后沾上由面粉、鸡蛋、水淀粉合成的糊，用油煎至两边呈金黄色取出，上笼蒸10分钟。

（3）将锅置火上，放50克水，加入味精、黄瓜、胡萝卜丁、精盐、烧开，用水淀粉勾芡，淋入香油少许，浇在芸豆上即成。

食疗方三

【原料】

粳米饭500克，鲜豌豆200克，鸡脯肉150克，花生油50克，番茄酱10克，精盐8克，紫菜5克，味精2克，料酒3克，葱、姜各适量。

【烹调步骤】

（1）将姜洗净切片，葱洗净切成小段，豌豆去皮洗净；番茄酱放入碗内，加少许水调稀备用。

（2）将洗净的鸡脯肉，放入开水锅内，加入葱段、姜片、料酒煮熟，捞出切成小丁。

（3）将炒锅置火上，放入花生油，烧热后下入豌豆、少许精盐炒熟备用。

（4）将炒锅内放入余下的花生油，烧热后，倒入米饭和鸡丁，加入精盐炒透，再倒入豌豆和番茄汁，炒匀后盛入碗内。

（5）盛一碗煮鸡的热汤，捞净葱、姜，加入紫菜和味精，与炒饭一同食用。

食疗方四

【原料】

净葱头 200 克，牛脊肉 200 克，鸡蛋半个，香油 12 克，酱油 12 克，干淀粉 6 克，水淀粉 7 克，精盐 5 克，味精 1 克，白糖少许，料酒 10 克，苏打 2 克，胡椒粉 0.5 克，花生油 500 克（实耗 80 克）。

【烹调步骤】

（1）将牛肉洗净剔去筋膜，切成 5 厘米长的薄片；葱头切成片。

（2）将牛肉片放入碗内，加入 80 克清水、精盐、苏打、胡椒粉、鸡蛋，搅拌上劲，使牛肉片吸足水分，再放入干淀粉拌匀，最后加入香油拌匀。

（3）将炒锅置火上烧热，放入花生油，烧至五成热，下入牛肉片滑散，捞出沥油。

（4）原锅置火上，加 30 克油，投入葱头煸炒至发黄、出香味，加入酱油、料酒、白糖、味精及适量水烧沸后，用水淀粉勾芡，倒入牛肉片，淋入少量明油，翻炒均匀，盛入盘内即成。

三、糖尿病乳酸性酸中毒

所谓糖尿病乳酸性酸中毒，就是糖酵解的中间产物乳酸不能异生成糖，血中乳酸增加而出现的一系列症状，其特点是发病急、变化快、易昏迷、易休克、死亡率也较高。它与糖尿病非酮症高渗综合征、糖尿病酮症酸中毒均是糖尿病患者最有可能发生的三种急性并发症，且 10% ~ 15% 的糖尿病酮症酸中毒患者和 50% 的糖尿病非酮症高渗综合征患者同时合并有糖尿病乳酸性酸中毒，该病可因缺氧及休克引起，也可因糖尿病酮症酸中毒、肝功能损害、尿毒症等疾病引起，或由苯乙双胍使用不当及遗传性疾病引起。

临床症状

主要表现在神经、呼吸、循环系统的症状上。患者自觉困倦、嗜睡、恶心呕吐、腹痛，皮肤干燥，弹性差，眼睛下陷等症，重者终致昏迷，由于多合并有糖尿病非酮症高渗综合征、糖尿病酮症酸中毒，故可见到相应的症状。

但因诱发因素不同，所以临床症状各不相同。当由于缺氧引起时常伴有紫绀、休克等症状；若因药物引起时，多表现为恶心、呕吐腹泻，下腹疼等；若由某系统疾病引起的，除原发病的表现外，起病急，进展快，几小时内出现无力、呕吐，有酸中毒呼吸但无酮味，可伴有木僵、嗜睡等意识障碍甚至昏迷等，晚期休克加深或有多脏器功能衰竭。

预防措施

积极治疗各种诱发乳酸性酸中毒的疾病。对于糖尿病患者来说，凡糖尿病合并肾病、肝肾功能不全、年龄超过 70 岁以及心肺功能不佳者，避免用双胍类药物，甚至禁用苯乙双胍。合理饮食，戒酒。

如果发生乳酸性酸中毒较轻的患者应迅速饮水，以利于乳酸的排泄，同时服用适量的碳酸氢钠等碱性药物，具体用量需谨遵医嘱。中度和重度患者应及时送到医院诊断、治疗，以免贻误病情。

饮食指南

出现昏迷时，在医护人员的指导下进行鼻饲，给予牛奶、豆浆、蒸蛋羹、米汤、淡藕粉等。病情好转后可食用半流食或普食。

推荐食疗方

食疗方一

【原料】

牛肉 500 克，洋葱 150 克，植物油 100 克，水淀粉 75 克，酱油 25 克，料酒 20 克，香油 5 克，味精 5 克，精盐 3 克，胡椒粉 1 克，葱、姜末各 10 克，鸡汤 250 克。

【烹调步骤】

（1）将洗净的牛肉剁成末，打入 50 克清水，加入葱末、姜末、酱油、料酒、精盐、味精、香油、胡椒粉、50 克水淀粉搅拌成馅。

（2）把洋葱皮去掉，洗净切丝，入锅煸熟。炒锅上火，放入花生油烧热，把牛肉馅挤成丸，摆放锅内按扁，两面煎成黄色铲入盘内。

（3）原锅留油少许，下入葱末、姜末，加入鸡汤、酱油、料酒、精盐、味精，放入肉饼，用微火煨透，捞出放入盘内。原锅下入洋葱丝，开锅后用水淀粉勾芡，淋入香油，浇在肉饼上即成。

食疗方二

【原料】

水发香菇 100 克，水发木耳 100 克，面粉 500 克，青菜 500 克，鲜酵母 1/4 块，油面筋 50 克，香油 75 克，精盐 10 克，味精 2 克。

【烹调步骤】

（1）把青菜去掉老叶，洗净，放入沸水锅内氽熟，捞出用冷水过凉，切成细粒，沥干水分。香菇、木耳、油面筋均切成细粒。

（2）将炒锅置火上，烧热，放入香油 50 克，烧至五六成热，下入香菇、木耳、油面筋、精盐煸炒至熟。起锅时加入青菜粒、味精拌匀，淋上香油即成馅心。

（3）将面粉放入盆内，用50克温水捏散鲜酵母，调成糊状，倒入面粉中，再加入200克温水，拌匀揉透，揉至面团光滑，不粘手、不粘案板，盖上布，静置2个小时，使其发酵。

（4）揭去布，用刀切开，见面团中起均匀小孔、面团胀发膨松时，再搓成条，揪20个面剂。

（5）将面剂用手压扁，成为圆皮子，中间放上馅心，捏拢收口。放入不上火的蒸笼内，静置15分钟左右，再放到旺火上蒸10分钟左右即成。

食疗方三

【原料】

面粉500克，青菜250克，水发粉丝200克，水发香菇100克，油面筋50克，香油75克，鸡蛋2个，精盐10克，酱油10克，味精3克，水淀粉少许，素清汤150克。

【烹调步骤】

（1）将粉丝切成细粒；选嫩的青菜洗净，烫熟，切成菜末儿，挤干水分；香菇去蒂洗净，切成末；油面筋切碎；鸡蛋调匀。

（2）把锅置火上，放少量油，倒入蛋液炒熟、炒碎。将上述原料放入盆内拌和。

（3）将炒锅置火上，放入25克香油，烧至六成热，加入酱油、精盐2克。素清汤烧沸后，用水淀粉勾薄芡，冷却后倒入切好的各种原料，加入精盐、味精、香油50克，拌匀成馅。

（4）将面粉放入盆内，加入冷水250克和成面团，稍醒后搓成长条，揪成约10克的面剂，用手压扁，成直径4.5厘米左右的圆形皮子，中间放入馅心10克，用双手对捏，合拢成木鱼形，即成水饺生坯。

（5）将锅内放入清水，用旺火烧沸，下入水饺，用铁勺轻轻推动，煮至水饺外皮鼓起，浮在水面，再加少许冷水，稍煮片刻，见水饺表面呈透明时盛入碗内。食时可蘸米醋或辣酱油，或加水饺汤进食。

四、糖尿病低血糖症

低血糖症患者的血糖浓度低于正常人，其病因多种多样，发病机制也较复杂，归纳起来有如下几点：糖中间代谢酶的缺陷；糖摄入严重不足；使血糖下降的激素或物质过多；组织消耗能量过多；神经过度兴奋；供葡萄糖异生的食物不足。临床上表现为血糖浓度低于正常范围（2.8毫摩尔/升），以及交感神经受刺激的各种复合表现。

临床症状

临床表现比较复杂，一般可分两种类型。

（1）交感嗜铬系统兴奋症状：患者自觉饥饿难耐，疲乏软弱，心动过速，出汗多，紧张焦虑，此外可见脸色苍白，血压升高，恶心呕吐等。

（2）中枢神经系统症状：大脑皮质受损时主要表现为精神不集中，反应迟钝，定向力和识别力逐渐丧失，头痛头晕，倦怠健忘，视物模糊，可伴有幻觉、躁动不安、疼痛过敏、幼稚动作、肌肉颤动、痉挛及延脑时，患者呈昏迷状态，体温降低，各种反射消失、瞳孔缩小，呼吸减弱，血压下降，肌张力降低。

预防措施

低血糖由多种原因引起，多见于应用降糖药剂量过大，或胰岛素的用量不合理。老年人肝肾功能往往减退，经由肾脏排泄的降糖药物，如降糖灵、优降糖、达美康等，易在体内积蓄，普通的治疗量往往出现超量的降低血糖的反应。如果活动量过大，或在用药后的药效高峰期从事体育活动，或在用药后（尤其是注射胰岛素）未及时进餐，或没有吃主食，或在应用磺脲类降糖药时间时服用脲胺或水杨酸盐类药，增强了降糖药的作用等，均可能出现低血糖。如果能够注意克服上述情况，一般可以避免出现低血糖。轻症低血糖的治疗比较简单，立即服用糖水或含糖的果汁、饮料，均可以迅速消除症状，关键是因地制宜，方便、迅速地补充含糖的饮食。糖尿病患者外出时，随身带有几粒糖块，仅在有低血糖症状时含化，也是一种可取的急救措施。严重的低血糖症患者必须到医院抢救治疗。

饮食指南

保持每日基本稳定的摄食量，随着体力活动的增减而适当调整饮食结构。

推荐食疗方

食疗方一

【原料】

豆腐 400 克，罐头蘑菇 150 克，雪里蕻 5 克，豆瓣酱 10 克，香油 10 克，酱油 5 克，精盐 3 克，味精 2 克，姜末 5 克，水淀粉 15 克，植物油 500 克（实耗 100 克）。

【烹调步骤】

（1）将豆腐切成 1.5 厘米见方的丁，蘑菇切成豌豆粒大小的丁，雪里蕻切成细末。

（2）将炒锅置火上，放入植物油，烧至八成热，下入豆腐，烧至表面金黄色捞出沥油。

（3）将锅内留底油少许，下入雪里蕻煸炒几下盛出。

（4）原锅放油10克，下入豆瓣酱炒出香味，加入姜末、豆腐、蘑菇、酱油、精盐、鲜汤（或水），烧沸后，转用文火煨烧5分钟，用旺火将汤汁收剩约1/3时，加入味精，用水淀粉勾薄芡，撒入雪里蕻，淋入香油，盛入盘内即成。

食疗方二

【原料】

青菜500克，面粉500克，蘑菇150克，水发香菇50克，熟笋25克，烤麸25克，花生油100克，香油15克，精盐10克，味精2.5克，少许白糖。

【烹调步骤】

（1）将青菜择洗干净，放入沸水锅内氽熟，捞出放冷水内冷透，挤干水分，切成细粒。香菇、蘑菇、熟笋、烤麸等均切成米粒状。

（2）将炒锅置火上烧热，放入花生油100克，烧热，下入香菇、笋、蘑菇、烤麸煸炒，加入精盐、白糖，炒熟后倒入盆内，放入青菜、味精、香油拌成馅。

（3）将面粉放入盆内，加入200克温水拌和，搓成条，揪成60个面剂。把面剂擀成圆皮子，包入馅心；对折，边角捏出月牙形。

（4）上笼蒸6～7分钟，揭盖见饺子鼓起，不粘手即熟，出笼即成。

食疗方三

【原料】

鸡肉150克，口蘑50克，豌豆25克，冬笋、菜心各少许，鸡蛋清半个，香油25克，精盐3克，料酒3克，水淀粉40克，花椒12

粒，鸡汤250克，花生油250克（实耗40克）。

【烹调步骤】

（1）鸡肉片成薄片，用鸡蛋清、淀粉拌匀上浆。菜心切成片，用开水烫一下，再用凉水浸凉，捞出沥水。口蘑用少许精盐搓一搓，洗净，切成薄片。

（2）将炒锅置火上，放入花生油，烧至五成热，下入鸡片，用筷子搅开，捞出沥油。

（3）将鸡汤、豌豆、冬笋、菜心、精盐、料酒放入锅内烧开，撇浮沫，勾入稀芡，加入味精，再放入口蘑和鸡片搅匀，倒入汤盘。

（4）将炒锅放入香油，烧热时放入花椒，炸至金黄时捞出，把香油倒入汤盘内即成。

食疗方四

【原料】

鲜草菇500克，面粉500克，白菜250克，虾仁50克，熟花生油50克，香油20克，精盐10克，葱20克，姜5克。

【烹调步骤】

（1）将面粉450克放入盆内，加入250克80℃的热水，和匀揉透，揪成30个面剂。

（2）将面剂逐个压扁，并用擀面杖擀成中间稍厚、边缘较薄的饺子皮。

（3）将草菇择洗干净，放入沸水锅内焯透，捞入冷水中过凉，控去水，切成小丁；白菜也切成小丁；虾仁用少许温水泡发，切碎；姜、葱均切成末。

（4）将草菇丁、虾仁末、白菜丁、葱末、姜末均放入盆内，加入花生油40克、味精、精盐、香油，沿着一个方向搅均匀，即成锅贴饺子馅。

（5）在每个皮上放上馅，将皮四周折拢，用右手的拇指和食指把边缘捏紧，即成为饺子。

（6）将平锅烧热，均匀地抹上一层花生油（约 10 克），把包好的饺子整齐地码放在平锅里，然后把 50 克热水浇在平锅里，迅速盖上锅盖，用文火煨 10 分钟左右，揭开盖，将锅贴装入盘内即成。

第四章 糖尿病慢性并发症与预防

一、糖尿病合并高血压

高血压是糖尿病常见的并发症之一。据统计，国外糖尿病患者中高血压发病率可高达 40% ~ 80%，国内糖尿病合并高血压者为 28.4% ~ 48.1%。有高血压的糖尿病患者并发心血管疾病的比例明显高于无高血压的糖尿病患者，高血压是引起糖尿病合并动脉硬化的危险因素之一。

临床症状

除有糖尿病的各种症状外，可见突发头晕、头痛，面红目赤，心烦，易躁易怒，口渴，多饮，小便多而黄，大便干，血压忽高忽低，尿微量蛋白为阳性，肾小球滤过率偏高。随病情进展，头晕、头痛症状加重，伴腰膝酸软，耳鸣，记忆力减退，失眠，心悸，夜尿多，查血压明显升高，尿蛋白阳性，肾小球滤过率降低。部分患者出现食欲减退，腹部胀满。出现高血压的同时，亦可见植物神经损害的症状，如心率加快，姿位性低血压（卧位高，立位低）。

预防措施

定期测量血压，有助于早期发现、早期治疗高血压，防止并发症的出现。同时，常规控制糖尿病，使血糖在正常或接近于正常范围，以利于体内三大物质代谢。合理安排生活，改掉饮酒、吸烟等不良嗜好。

饮食指南

糖尿病患者的高血压不仅发生率高，而且发生得早，男女均随年龄增长而增高。因此，在糖尿病合并高血压的防治中，合理营养是十分重要的，其效果有时不亚于降压药物。通过控制热能和体重，保证膳食中钙和维生素 C 的含量，限制食盐的摄入量，可以起到调节控制血压的作用。

合理安排饮食结构，饮食宜清淡，限制钠盐和油；控制脂肪摄入量，将食物脂肪的热量比限制在 25% ~ 30%；平时宜选用不饱和脂肪酸含量高、低胆固醇的食物；多进食一些富含维生素 C 的新鲜蔬菜，保证摄入一定量的高钾、低钠及多纤维素的食物；少用甚至禁用酒类及刺激性食物。

推荐食疗方

食疗方一

【原料】

约 500 克鲜鲫鱼 1 条、天麻 25 克，川芎、茯苓各 10 克，葱、姜及调味品适量。

【烹调步骤】

（1）把川芎、茯苓、天麻一同放入米泔水中浸泡 4 ~ 6 小时，弃去茯苓、川芎，捞出天麻，置米饭上蒸透，切片。

（2）将鱼去鳞、腮、内脏、洗净；把天麻片放入鱼腹中。

（3）将鱼盛入盆中，加入姜、葱、清水，蒸 30 分钟。

（4）按常规方法调味做羹汤，浇于鱼上即成。佐餐食用。

食疗方二

【原料】

夏枯草 500 克，连衣花生仁 500 克，五味子 100 克，酸枣仁 50 克。

【烹调步骤】

（1）将夏枯草、五味子、酸枣仁共同放入锅中，水煎 3 次，去渣合汁 3 大碗。

（2）将花生仁和药汁放入锅中加水慢炖，至药汁欲干时离火，冷却后将花生仁晒干或烘干，然后装瓶每日食用。

食疗方三

【原料】

银耳 9 ~ 12 克，黑木耳 9 ~ 12 克。

【烹调步骤】

（1）用温水把黑木耳、银耳浸泡，洗净。

（2）捞出放入碗中，然后加少许冰糖，置锅中蒸。

（3）1 小时后取出，饮汤吃银耳、黑木耳，佐餐食用。

二、糖尿病合并冠心病

糖尿病患者发生冠心病的特点是发病比较早，症状不典型，易发生心肌梗死，发病进展比较快，死亡率比较高。由于病史较长的糖尿病患者常常伴有神经病变，所以在其发生心绞痛或心肌梗死时，常无明显的疼痛，危险性较大。由于其心肌梗死的面积通常较大，易并发严重的心功能不全、休克及严重的心率紊乱。

临床症状

糖尿病合并冠心病的患者临床表现与一般无糖尿病的冠心病患者相似，可出现心绞痛、心肌梗死、心力衰竭和心律失常等。一些患者心肌梗死的部位与冠状动脉狭窄的部位不一致，并容易发生血栓。患者以无痛性心肌梗死多见，约占糖尿病患者的 30%，体检时心电图可有异常心电图形。

患者若并发心肌梗死时，梗死面积一般较大，易发生严重的心功能不全、心源性休克、心脏破裂、猝死和心律失常。

预防措施

糖尿病为多基因遗传疾病，冠心病的发生也和遗传有着密切关系，因此，建立健康的生活习惯是最佳预防措施，注意饮食合理化，避免暴饮暴食，避免情绪过度紧张或激动。

饮食指南

糖尿病患者并发冠心病较早，发展较快，尤以女性为多。糖尿病合并冠心病的发病与饮食营养有直接或间接关系，重视合理的膳食，是防治糖尿病合并冠心病的重要措施之一。通过控制热能，保持理想体重，适当增加膳食纤维摄入，保证必需的无机盐及微量元素供给，提供丰富的维生素，可以达到防治糖尿病合并冠心病的目的。

饮食中的总热量宜低于正常生理需要，以防热量过多而导致肥胖。建议每日热量分配的比例为早餐 30%、午餐 50%、晚餐 20%。宜限制脂肪摄入的质和量。一般认为膳食中的多不饱和脂肪酸、饱和脂肪酸、单不饱和脂肪酸之比以 1：1：1 为宜。患者每日胆固醇摄入量应控制在 300 毫克以下，将有助于降低血清胆固醇的含量。

最好采用含纤维素较多的糖类食物。多吃富含维生素 C、维生素 E 和镁的绿色蔬菜及含糖量低的水果，多吃降血脂、降胆固醇的食物，以改善心肌营养代谢，预防血栓发生。少食多餐，避免暴饮暴食，以防止心肌梗死的发生。食盐的摄入量应限制在每天 2～5 克，以减轻心脏负担。

少用或不用浓茶、咖啡、辣椒、芥末、烟、酒等兴奋神经系统的食物。

推荐食疗方

食疗方一

【原料】

约 500 克黑鱼 1 条，黄芪 20 克，香菇 300 克，葱、姜、盐、料酒、水淀粉、味精各少许。

【烹调步骤】

（1）将黑鱼去鳞、头及内脏等，切成薄片，加盐、姜、葱后用水淀粉上浆备用。

（2）将黄芪水煎取汁 100 毫升。

（3）轻炒香菇片，加黄芪汁，煮开后加入黑鱼片，滴数滴料酒，加入少许葱、姜、盐等，起锅时放入味精即成。

食疗方二

【原料】

猪心 100 克，玉竹 500 克，生姜、葱、花椒、盐、味精、麻油各少许。

【烹调步骤】

（1）把洗净的玉竹切成节，用水稍润，煎熬 2 次，收取药液

53

1000 毫升。

（2）剖开猪心，洗净血水，与药液、生姜、葱、花椒同置锅内，在火上煮到猪心六成熟时，捞出晾凉。

（3）把猪心放在卤汁锅内，用文火煮熟捞起，撇净浮沫。

（4）在卤汁锅内放入盐、味精和麻油，加热成浓汁，将其均匀地涂在猪心里外即成。

食疗方三

【原料】

羊肉 100 克，黑豆 30 克，何首乌 15 克，油、盐各少许。

【烹调步骤】

（1）将羊肉洗净切碎，放入瓦锅内焰汁，用文火炒透，加入何首乌、黑豆，再加 3 碗左右的清水。

（2）先用旺火烧开，后用文火熬汤，最后加盐、油调味即成。最适宜每日 2 次，每次 1 碗。

三、糖尿病合并脑血管病

目前，糖尿病合并心、脑、肾血管病变已成为威胁糖尿病患者生命安全的主要危险因素。糖尿病合并脑血管病的发病率为 16% ~ 18%，但其得病机理还不清楚，目前认为与高胰岛素血症、脂质代谢异常、血小板功能异常、动脉血管内皮损伤、高血糖及多元醇烃代谢障碍有关。其他因素如肥胖、高血压症、吸烟、人种及营养因素也有不可忽视的作用。

临床症状

脑动脉硬化症状：长时间头痛，头晕，记忆力减退等；短暂性脑供血不足发作的前驱症状为：头昏头晕，肢体麻木，疲乏无力，语言不利。起病较缓慢，常在夜间呈低血压状态，血流缓慢时起病，次晨出现偏瘫等症状，此后往往经历一段进行性加重的过程而达到高峰。

一般意识清楚，但脑部梗死范围大，波及脑干网状结构等有关部位或脑水肿严重时，可出现不同的意识障碍。因血管闭塞部位和程度、发生的速度、脑底动脉的解剖结构以及侧支循环建立的状况不同，而有不同的临床表现，但均以局限性神经系统症状为主。

腔隙性脑梗死，因小动脉硬化、闭塞等所致微小的脑组织缺血、坏死和软化。呈急性或亚急性起病，白天、夜晚或晨起时都可发生，7～12小时症状或达高峰。但因梗塞较小或梗死位于静区，临床大约有1/3患者无症状，或仅引起时间较短（多为数日或一、二周）的局部症状，一般无意识障碍、颅内压增高及瞳孔、呼吸、脉搏、血压的严重变化，且后遗症较少。

部分脑出血患者有前驱症状：在发病前数日或数小时出现头昏、头痛、眩晕或肢体麻木无力等。起病急骤，常因过度用力、过度劳累或情绪激动等诱发。起病时有突发的剧烈头痛，有轻重不等的意识障碍。其轻重程度与出血量及出血部位有关，出血量大，病变直接波及第三脑室周围灰质或脑干以及出血早期即破入脑室者，昏迷出现快而深；出血量少病变局限在大脑半球白质或外囊者，意识障碍多较轻。

丘脑下部受损时，多伴消化道出血而呕吐咖啡样物。起病后迅速出现高热，是原发性桥脑出血或脑室出血而致丘脑下部或脑干受损。合并感染时，体温由正常向弛张热转变或呈低热。

初期呼吸深而慢，血压升高，脉搏缓慢呼吸、吸息样、双吸气呼吸等；此时多因呼吸中枢受损害。脉搏快而弱，则因为循环衰竭而血压下降。

早期一侧或双侧瞳孔缩小，随病情进展恶化则瞳孔散大，光反应迟钝或消失。视网膜动脉硬化或视网膜出血多少，而视乳头水肿少见。病情中出现视乳头水肿逐渐加重时，要考虑局限性血肿形成的可能。出血进入蛛网膜下腔时，则出现脑膜刺激征。

脑干受损时，可见去大脑强直；四肢伸肌张力增高而呈伸直状态，伴阵发性强直发作，病情较重。

短暂性脑出血，不过起病急骤，突然发生，症状持续时间短，通常仅几分钟，少数可持续 1 小时以上，最长不超过 24 小时，可自然缓解，无后遗症。反复发作，但病变程度变异大，间歇时间不等；病变预后也具有个体差异，但每次发作均涉及相同的某动脉供应的脑功能区。

预防措施

尽量避免情绪激动、精神紧张、超负荷的体力活动、用力过猛等诱发因素。把糖尿病患者的血糖、血脂、血压控制在最佳水平，可以大大减少合并脑血管病变发生的危险性，平时可适量服用一些降低血黏度的药物如阿司匹林，及扩张脑血管药如尼莫地平，可以降低糖尿病合并脑血管疾病的发生机会。此外，其他一些预防糖尿病合并血管病变的措施对预防合并脑血管病同样有效。

饮食指南

一般情况下，中风患者饮食均为每日三餐。若有的患者牙齿咀嚼功能较差，消化能力低下，最好少食多餐，科学地安排进餐次数，以促进疾病的康复。

饮食提倡"早吃好、中吃饱、晚吃少"的原则，每餐进食宜缓慢，以微饱即可，每日主食量300克；切忌暴饮暴食或偏食。

多吃蔬菜，特别是绿叶蔬菜，有助于增强记忆、振奋精神，补充体内微量元素。少吃动物脂肪，食物制作宜细、烂、软，以不费咀嚼之力。提倡高蛋白饮食，预防因长期低蛋白血症造成的记忆力减退。为避免疾病复发，应注意多吃些降血脂、降血压、降胆固醇的食物。

属于阳虚或寒证的患者，禁用生冷、寒凉食物；属于阴虚或热证的患者，禁用辛辣燥热性质的食物。

推荐食疗方

食疗方一

【原料】

鲜蛋1个，米醋200毫升。

【烹调步骤】

（1）将米醋装入大口瓶中，然后放入鸡蛋，浸泡48小时。

（2）蛋壳被融化只剩一层薄皮包蛋清、蛋黄时，用筷子把它挑破，搅匀即成。

（3）每日清晨空腹服50毫升左右，开水冲服，分5日服用。

食疗方二

【原料】

葛粉250克，淡豆豉100克，荆芥穗50克。

【烹调步骤】

（1）将葛粉研成细粉末，再制成面条。

（2）把荆芥穗和淡豆豉用水煮六七成沸，去渣取汁。

（3）将葛粉面条放入荆芥穗、淡豆豉汁中煮熟即成。午餐食用最宜。

食疗方三

【原料】

当归50克，干地龙30克，红花20克，赤芍20克，川芎10克，桃仁（去皮尖，略炒115克），黄芪100克，小麦面100克，玉米面400克。

【烹调步骤】

（1）把地龙焙干研粉，将黄芪、红花、当归、赤芍、川芎煎取浓汁。

（2）将地龙粉、玉米面、小麦面混匀，并以药汁调和成面团，分制为20个小饼。

（3）将桃仁均匀地布在饼上，入笼中蒸熟（或用烤箱烤熟）。每次食1个，每日2次。

四、糖尿病合并心肌病

糖尿病血糖异常升高，伴有高血脂和高脂蛋白使血浆渗透压及血粘度增大，造成心肌细胞高渗性脱水，导致心肌细胞缺血、缺氧、代谢和营养障碍而发生病变。

临床症状

糖尿病合并心肌病早期常无症状，或呈非特异性植物神经功能紊乱。随着疾病进展，可见头晕乏力、心悸多汗、失眠纳呆，劳累后上述症状加重，并有各种心率、心律失常（心动过速、心动过缓、过早搏动等）。

疾病进行性发展时，表现为呼吸困难，头晕乏力，心绞痛，并出现奔马律心衰及心脏扩大等．一旦有诱因则可发生急性左心衰竭、肺水肿，或突然昏厥，以致猝死。

预防措施

糖尿病患者要注意控制血糖，定期检测，根据每天四段四次尿糖变化，恰当地使用降血糖药。感染要及时控制，特别是其他肺部感染。

及时发现并治疗心血管病变。糖尿病合并冠心病患者出现心绞痛者，发作时应立刻休息，重者可予硝酸甘油0.3~0.6毫克，舌下含服。合并心肌梗塞者，予心电监护及早期溶检治疗，心律失常者，可服抗心律失常药。长生心力衰竭者，可予强心利尿药、扩血管药等相应治疗。适合参加一些体育锻炼保持良好的情绪和精神状态。

饮食指南

在尽可能保持原来的饮食习惯的基础，严格控制脂肪摄入量，足够量的蛋白质、适量的糖，限盐。纠正影响糖代谢的饮食习惯。

推荐食疗方

食疗方一

【原料】

鸡脯肉200克，鲜蘑150克，冬笋25克，鸡蛋清2个，香油15克，酱油10克，精盐4克，味精2克，料酒10克，醋5克，淀粉15克，葱末、姜末各5克，花生油500克（实耗40克）。

【烹调步骤】

（1）将鸡脯肉剔去筋，刻上浅花刀，切成丁，放入碗内，加入鸡蛋清、精盐2克、淀粉5克，拌匀上浆；鲜蘑洗净，去根，切成丁；冬笋切成相应的丁。然后将鲜蘑丁、冬笋丁放入沸水锅内焯一下，捞出沥水。

（2）将炒锅置火上，放入花生油，烧至六成热，下入鸡丁，滑开后捞出。

（3）将原锅置火上，放入香油、葱末、姜末，炼出香味，下入鸡丁、鲜蘑丁、冬笋丁，加入料酒、醋、酱油、精盐翻炒几下，用水淀粉勾芡，盛入盘内即成。

食疗方二

【原料】

柿子椒 100 克，鸡脯肉 50 克，水发粉丝 50 克，香油 5 克，精盐 5 克，料酒 5 克，鲜姜 2 片，味精 1 克。

【烹调步骤】

（1）将炒锅置火上，加适量水烧开，放入鸡脯肉，加入料酒、精盐、姜片煮沸，加盖煮 5 分钟即可，捞出鸡肉，晾凉后切成细丝，放入盘内。

（2）将水发粉丝放入开水锅内煮熟，捞出沥水，晾凉，切成段放入鸡丝盘内。

（3）将柿子椒去蒂和籽，洗净，放入沸水锅内略焯一下，捞出沥水，晾凉，切成细丝，放入鸡丝盘内，加入精盐，拌匀，再加入香油、味精拌匀即成。

食疗方三

【原料】

鸡脯肉 150 克，豌豆粒 100 克，鸡蛋 2 个，香油 5 克，酱油 10 克，精盐 5 克，味精 5 克，醋 5 克，淀粉 5 克，植物油 250 克（实耗 20 克）。

【烹调步骤】

（1）将鸡脯肉去皮、洗净，切成小丁，放入碗内。把鸡蛋两头磕破，使蛋清流入小碗内，加入少许精盐、淀粉调匀，放入鸡丁碗内，使鸡丁上浆。

（2）将炒锅置火上烧热，放入植物油，烧至五成热，下入鸡丁滑散，捞出沥油，放入盘内。

（3）将豌豆洗净；炒锅内油倒出，留少许油在锅内。炒锅置火上，待油热后倒入豌豆粒煸炒，加少许精盐，熟后盛入盘内拌匀。

（4）将酱油、醋、香油、味精等放入小碗内调匀，浇在鸡丁上即成。

食疗方四

【原料】

粳米饭 300 克，鸡蛋 2 个，净鸡肉 50 克，青豌豆 50 克，香菇 30 克，冬笋 50 克，植物油 50 克，酱油 10 克，精盐 5 克，味精 2 克，葱 5 克，水淀粉 10 克。

【烹调步骤】

（1）将香菇洗净后，用热水泡发；葱剥洗干净，切成葱末；冬笋剥去外壳，洗净切成小丁；青豌豆洗净备用。

（2）将鸡肉切成小丁，加入水淀粉、鸡蛋清拌匀上浆。炒锅置火上，放入植物油，烧热后，下入浆好的鸡丁，炒熟盛出。

（3）把葱末放入油锅内，炒出香味后倒入冬笋丁、香菇丁、豌豆和精盐，炒几分钟后倒入大米饭，翻炒几下倒入炒好的鸡丁和酱油炒透，分盛 3 个盘内。

（4）将炒锅内放入适量鸡汤和精盐，烧开后用水淀粉勾芡，加入味精即成卤汁，分别浇在每盘炒饭上即成。

五、糖尿病合并高脂血症

糖尿病合并高脂血症是基于糖、脂肪、蛋白质的代谢紊乱，糖尿病患者血液中甘油三酯、胆固醇、磷脂、酯及非脂化脂肪酸的浓度超出正常范围，最终出现高甘油酸血症，高胆固醇血症，高脂蛋白血症。此外，高脂血症的发生与糖尿病酮症酸中毒、血糖控制不良有关，饮食中过分限制碳水化合物及存在原发性遗传性高脂血症等因素有关。

临床症状

多数患者体型偏胖，自觉倦怠，无力，腹部胀满，大便稀等症状，血脂异常。早期容易发生动脉粥样硬化，且进展较迅速。部分患者即使临床还不足以诊断糖尿病，动脉硬化就已开始形成。易发生冠心病，发病早、发展快、威胁大。85%的糖尿病合并冠心病患者血浆 Apo I／Apo II 比值降低。

预防措施

要特别注意控制脂肪及热能的摄入，同时进行适当的运动，将体重控制在满意的水平。改变不良饮食习惯，提倡低脂、富含高纤维素饮食；戒烟、戒酒。

饮食指南

糖尿病所致的脂肪代谢异常对动脉粥样硬化的发生及发展的影响是十分明显的。糖尿病合并高脂血症的膳食控制及合理调配是最重要的防治措施之一，对于延缓高脂血症发展、减少动脉粥样硬化的形成有积极作用。通过限制膳食胆固醇和动物性脂肪摄入，增加纤维素量，适当食用一些具有降血脂、降胆固醇的食物，可起到辅助治疗作用。

首先是要控制好血糖，血糖控制得好，血脂特别是其中的甘油三酯的水平就会明显下降。另外要注意饮食清淡，应少吃一些含胆固醇比较高的食物，如鸡蛋黄、动物内脏、贝类、黄油、奶酪等，也应尽量少吃油炸食物，多吃含纤维素的膳食，如粗粮、蔬菜等，有利于降血脂和增加饱腹感。还应该注意加强运动保持良好的体形，戒烟。如果经过加强运动，饮食控制，在血糖控制比较满意的情况下，血脂仍高，则应该开始服用降脂药物，常用的降脂药物有乐脂平、利降脂、舒降脂、必降脂、泽之浩等等，应在医生的指导下，正确地选择较合适的降脂药物，坚持服用，并注意定期复查。

推荐食疗方

食疗方一

【原料】

去皮猪肉 750 克，去核山楂 250 克，葱、姜、花椒、酱油、黄酒、植物油各适量。

【烹调步骤】

（1）将山楂放入锅内，加水 2000 毫升，将猪肉煮至 7 成熟捞出待凉，切成长条，浸在用酱油、黄酒、葱、姜、花椒调成的汁中 2 小时，然后沥干。

（2）在炒锅内放适量的植物油，用文火烧热，放肉条炒至肉色微黄时，用漏勺捞出，沥去油。

（3）将煮锅内的山楂放油锅内略翻炒后，放入肉条同炒，用文火收干汤汁，起锅装盘即成。

食疗方二

【原料】

茄子 500 克，豆油 250 毫升，草决明 30 克，麻油、葱、姜、蒜、淀粉各适量。

【烹调步骤】

（1）将草决明捣碎加水适量，煎 30 分钟左右，去药渣后浓缩汁至 2 茶匙待用。

（2）把茄子洗净切成斜片，把 250 毫升豆油放入铁锅烧热，再将茄片放入油锅内炸至两面焦黄，捞出控油。

（3）另将铁锅内余油留下 3 毫升，再放在火上，用蒜片炝锅后把炸好的茄片入锅，即可把葱、姜等作料和用草决明药汁调匀的淀粉倒入锅内翻炒几下，点几滴明油，颠翻几次后即可出锅。佐餐食用，每日 2 次。

食疗方三

【原料】

大藕 4 节，胡萝卜 125 克，绿豆 200 克。

【烹调步骤】

（1）将绿豆洗净，浸泡 30 分钟后滤干。

（2）将胡萝卜洗净，切碎，捣泥。藕洗净后，切开靠近藕节的一端，切下部分留作盖，将混匀的绿豆萝卜泥塞入藕洞内，塞满为止。

（3）将切下部分盖在原处，用竹签插牢，上锅隔水蒸熟即成。

食疗方四

【原料】

豆腐 200 克，黑木耳 25 克，素油 20 克，清汤 200 克，精盐 4

克，湿淀粉 25 克，味精 1 克。

【烹调步骤】

（1）将黑木耳放入汤碗中，用温水浸泡，使之胀发回软，洗净。

（2）锅内放入清水 1000 毫升，上旺火烧沸，将豆腐切丁放入开水锅中，烧沸后捞起，沥尽水分。

（3）倒完锅中水，放入素油烧热后，投入黑木耳，煸炒几下，放入盐及清汤，烧沸后，用湿淀粉勾上稀芡，倒入豆腐，沸后调味即可佐餐食用。

六、糖尿病合并贫血症

糖尿病合并贫血症分四种情况：患糖尿病合并肾病时红细胞生成素合成减少，造成红细胞生成下降，发生肾性贫血；糖尿病患者由于缺乏叶酸和维生素 B_{12}，从而导致巨幼红细胞性贫血；糖尿病合并胃肠功能紊乱引起缺铁性贫血；糖尿病使红细胞破坏增多，造成大量衰亡，引起贫血。

预防措施

合理治疗糖尿病，及时治疗糖尿病并发自主神经障碍引起的胃肠功能紊乱，对于糖尿病妊娠妇女来说，应每日口服叶酸 5 毫克和硫酸亚铁 0. 9 克。

饮食指南

饮食结构合理，注意供给热能，防止控制过度或偏食现象，增加新鲜绿叶蔬菜的摄入量，进食适量的低糖分水果。

推荐食疗方

食疗方一

【原料】

鸡脯肉250克，苦瓜4条，植物油80克，酱油25克，精盐2克，料酒15克，水淀粉少许。

【烹调步骤】

（1）将苦瓜剖开，挖去瓤，切成薄片，用盐浸过后，再在沸水内焯一下，使其苦味减弱。

（2）将鸡脯肉切成薄片，用精盐、料酒、酱油、水淀粉调和搅匀。

（3）将炒锅置火上烧热，放入植物油烧沸，下入苦瓜急炒几下，拨在锅一边，随后下入鸡片急炒一会儿，与苦瓜拌和均匀，盛入盘内即成。

食疗方二

【原料】

优质香菇150克，冬笋60克，冬菜20克，花生油30克，蚝油10克，香油5克，酱油10克，精盐4克，味精2克，料酒5克，水淀粉10克，葱、姜片各10克。

【烹调步骤】

（1）将干香菇放在70℃水中泡2小时，泡软后，去蒂，斜切成薄片；冬笋切薄片。

（2）将炒锅置旺火上，放入花生油烧热，下入葱、姜炒出香味，投入香菇、冬笋快速翻炒，放入料酒、40克水，加入酱油、精盐调味，紧接着加入蚝油与冬菜，煮3~5分钟，加入味精，用水淀粉勾芡，淋入香油，盛入盘内即成。

食疗方三

【原料】

豌豆粒 750 克，肉末 50 克，榨菜 25 克，白芝麻 10 克，鸡蛋 1 个，植物油 100 克，精盐、味精、胡椒粉各少许。

【烹调步骤】

（1）将豌豆粒放入沸水锅内焯一下，随即捞出，在冷水中漂凉，放入网筛内擦成泥（如无网筛也可细剁成泥）。将洗净的榨菜用刀切成粒，和豌豆泥、肉末一起拌匀，加入鸡蛋、精盐、味精拌透上味。

（2）在盆内涂上植物油，用手将豌豆泥挤捏成丸子，并按压成金钱形，在旁边滚上白芝麻备用。

（3）将铁锅上火烧热，放入植物油，下入豌豆饼煎，一面煎好后翻身再煎另一面至结壳，然后倒入漏勺沥油装盘即成。

七、糖尿病合并脂肪肝

糖尿病合并脂肪肝是糖尿病常见并发症之一。据资料显示，4% ~6% 的脂肪肝患者患有糖尿病，而半数的糖尿病患者并发脂肪肝，尤其是糖尿病酮症酸中毒者，51% 患有脂肪肝，60 岁以上的老年糖尿病患者，脂肪肝发生率高达 45%。脂肪肝的产生是由于甘油三酯的合成和分泌二者之间的不平衡所致，最终导致肝脂肪浸润。而糖尿病合并脂肪肝的发病机理还与糖尿病类型有关。Ⅰ型糖尿病患者因胰岛素缺乏出现脂肪分解及血浆脂蛋白清除能力降低，产生了高脂血症和脂肪肝。Ⅱ型糖尿病患者 50% ~80% 是肥胖者，其血浆胰岛素和血浆脂肪酸增高，肝脂肪病变的程度与肥胖的程度成比例。

临床症状

糖尿病合并脂肪肝的临床表现与肝脏脂肪浸润程度成正比：约1/4患者可无任何症状，只是作 B 超检查时，才发现并发脂肪肝。多数患者症状不典型，可表现为食欲减退、恶心、腹胀、乏力，也可表现为口角炎、皮肤角化等维生素缺乏症状。严重者可出现腹水和下肢水肿，低钠血症，低钾血症。

症状典型者多见于长期高脂饮食且糖尿病控制不满意的肥胖患者，有明显的口干、多饮、疲乏无力，常伴有腹胀、便溏、胁肋胀满及肝区疼痛。

儿童糖尿病患者合并脂肪肝时，生长发育受影响。查体可见肝脏肿大，表面光滑，质软，肋缘下或剑突下数厘米可触及，重者肿大至脐。儿童患者的肝大最为明显。

预防措施

适当运动，提高身体素质，保持体重在正常范围。低胆固醇饮食，并定期服用降脂药物。认真治疗糖尿病，使血糖和糖基化血红蛋白控制在正常或接近正常水平。

饮食指南

应控制热能的摄入，尤其是限制脂肪和糖类的食用量。按标准体重计算，每日每千克体重可给脂肪 0.5~0.8 克，糖类 2~4 克。宜进高蛋白饮食，每日每千克体重可给 1.2~1.5 克，优质蛋白质应占适当比例。保证新鲜蔬菜的摄入，以满足机体对维生素的需求，但含糖多的蔬菜及水果不可进食过多。适量饮水，多吃淡菜、菜花等含有甲硫氨基酸丰富的食物，以助肝细胞内脂肪病变的改善。

忌食如酒、胡椒、咖喱等刺激性食物，少用肉汤、鸡汤等含氮浸出物高的食物。

推荐食疗方

食疗方一

【原料】

瘦猪肉100克，鲜菇250克，花生油25克，料酒、盐、葱、姜、胡椒各少许。

【烹调步骤】

（1）把鲜蘑菇洗净，肉切成片备用。

（2）炒锅置火上烧热，放入花生油，待热时炒肉片、鲜菇，再加上述调味品翻炒至熟即成。

食疗方二

【原料】

水发海参300克，党参10克，枸杞子10克，玉兰片50克，酱油20毫升，料酒15毫升，淀粉25克，清汤75毫升，植物油35毫升，葱、椒油少许，味精适量。

【烹调步骤】

（1）党参切片，按水煮提取法，提取党参浓缩汁10毫升。枸杞子洗净，置小碗内上屉蒸熟。

（2）将发好的海参顺直切，切成相似的块。葱切段，玉兰片切薄片，均先用沸水烫一下。

（3）炒勺加油，待热时，加葱炝锅，将烫好的海参放入，加入酱油、料酒翻炒。汤沸时，移至小火煨烤，烤至汤汁适宜时，加入党参浓缩汁及玉兰片。用味精调好口味，再加入蒸熟的枸杞子，清汤用淀粉勾芡，浇上椒油即成。

69

食疗方三

【原料】

猪排骨 300 克，海带 100 克，精盐、料酒、葱段、姜片、麻油各少许。

【烹调步骤】

（1）将海带用温水泡发，洗净后切成菱形。

（2）将猪排骨洗净，顺脊骨切开，斩成段，放沸水锅中焯一会儿捞出，再用温水冲洗干净。

（3）锅中放排骨、清水、生姜、葱、料酒，烧沸后撇去浮沫，用小火炖至肉熟，放入海带、精盐烧至入味，拣出葱、姜即可。

食疗方四

【原料】

鲫鱼 100 克，薏米 15 克，羊肉 50～100 克，酱油少许，黑胡椒粉 2 克。

【烹调步骤】

（1）将鲫鱼去鳞和内脏，洗净，羊肉切片备用。

（2）煮锅上火，将薏米放入，加入清水适量，煮沸后将鲫鱼和羊肉片放入。

（3）最后放入适量的酱油、胡椒粉调味，即可服食。每日或隔日 1 次，连服 3～5 次。

八、糖尿病合并肝炎

糖尿病合并肝炎的原因主要是糖尿病使机体免疫力降低，清除外来病毒的能力大大减退，在遇有乙肝或甲肝病毒感染的情况下，容易使病情恶化而致急性或慢性肝炎。而肝炎患者肝内葡萄糖激酶活性降低，且血中对抗胰岛素的物质（胰高糖素、游离脂肪酸、生长激素等）升高，可使隐性糖尿病转化为显性。

临床症状

在糖尿病的基础上，出现肝区疼痛，可表现为持续性胀痛或阵发性加剧，伴厌油、食欲减退、腹胀、疲乏、下肢酸软，有的出现发热或皮肤、巩膜发黄，少数并发慢性肝炎患者有低热。

查体可见肝脏肿大，质地中等或较充实，伴轻度压痛和叩击痛，少数有脾肿大。

预防措施

首先，注意加强锻炼，养成良好的卫生习惯，集体用餐时注意分餐制，防止甲肝传染，使用血制品时，注意严格检查，减少乙肝和丙肝的传染。最后，避免与肝炎患者接触；患有急性肝炎者应积极治疗，防止转化为慢性肝炎。

饮食指南

饮食控制不宜过分严格，要适当放宽糖尿病患者的饮食控制标准，应保证热能供应和各种营养物质的需要。热能供应以糖类为主，可占总热能的60%左右，重点限制脂肪摄入量，对糖类和蛋白质的摄入量应适当增加，注意少食多餐。

推荐食疗方

食疗方一

【原料】

鸡蛋5个，枸杞子50克，花生米50克，猪瘦肉30克，麦冬10

克，湿淀粉、花生油、盐、味精各适量。

【烹调步骤】

（1）将花生米煎脆；枸杞子洗净，入沸水中略焯一下；麦冬洗净，入沸水中煮熟，切成碎末；猪瘦肉切丁。

（2）鸡蛋打在碗中，加盐少许，打匀；把蛋倒进另一碗中（碗壁涂油），隔水蒸熟，冷却后将蛋切成丁状。

（3）锅置旺火上，放入花生油，将猪肉炒熟，再倒进蛋丁、枸杞子、麦冬碎末，炒匀，放盐少许，用湿淀粉勾芡，最后放味精适量，将脆花生米铺在上面即成。

食疗方三

【原料】

仔兔肉500克，大葱80克，香油10克，辣椒油10克，酱油10克，精盐4克，豆瓣酱20克，味精5克，料酒15克，胡椒粉0.5克，泡辣椒15克，大蒜10克，姜片5克，鸡汤100克，植物油500克（约耗50克）。

【烹调步骤】

（1）将仔兔肉去尽骨头，洗净沥水，剁成方块，加入酱油、精盐、料酒、胡椒粉、姜片拌匀，浸渍入味。

（2）将大葱洗净，切成5厘米长的段；大蒜切片；泡辣椒去籽，切成长段；豆瓣酱剁细。

（3）将炒锅置火上，放入植物油，烧至八成热，下入兔肉炸成金黄色，捞出沥油。

（4）将炒锅置火上，放油30克，下入豆瓣酱炒成红色，加入汤稍熬一下，去净豆瓣渣，倒入兔肉块，加入酱油、精盐、味精、料酒、泡辣椒，用小火烧至兔肉酥软汁浓时，另用一只砂锅，放油10克，烧热，下入葱段、大蒜片稍炒一下，倒入兔肉块，用旺火把汤汁收浓，加入辣椒油、香油，盛入盘内即成。

九、糖尿病合并胃功能紊乱

糖尿病合并胃功能紊乱发病机制目前仍不清，但一般认为与下列因素有关：

（1）胃自主神经病变引起，尤其是病程较长的糖尿病患者，自主神经常受累，以致出现胃动力低下，胃排空延迟。

（2）胃肠激素分泌异常。糖尿病患者多存在胰高糖素分泌异常，而胰高糖素水平过高可抑制胃的收缩。

（3）还有人认为高血糖本身可减少胃收缩，延长胃排空时间。

临床症状

胃动力异常，胃排空延迟，胃蠕动减少或缺乏，亦即胃轻瘫。有的表现为恶心、烧心、上腹不适、腹胀等，症状可能是短期或间断的，患者常合并神经病变，诊断主要依据胃肠 X 线、钡餐检查，吞钡后钡剂在胃内滞留 6 小时以上，胃蠕动减弱或消失，胃扩张及十二指肠球部无张力。目前胃核素扫描、B 超检查等可早期诊断胃轻瘫。

预防措施

糖尿病患者胃功能紊乱，一定要以预防为主。严格控制血糖及其他相关危险因素，使血糖和糖基化血红蛋白控制在接近正常水平，减轻或避免糖尿病合并神经并发症的发生、发展。积极治疗各种胃肠疾病。当已经合并胃肠并发症时，则要及时看医生，进行药物治疗。为了使患者胃的功能更有规律性，应定时排便。

饮食指南

饮食的方法是否科学、合理对糖尿病合并胃功能紊乱的预防很有意义。定时、定量、分餐的饮食方法，可以使胃的蠕动、消化液的分泌长期处于一种规律、适度的状态，对预防胃功能紊乱和各种胃肠疾病都十分重要。每餐中各种食物的合理搭配，也可以预防糖尿病患者的胃肠功能的紊乱。比如，每餐中膳食纤维过少，可以引起大便干燥；膳食纤维过多，则可以引起腹泻。少食刺激性强的食物，减少对胃黏膜的破坏。

推荐食疗方

食疗方一

【原料】

面粉 500 克，牛肉 300 克，白菜叶 150 克，香菜 25 克，香油 40 克，酱油 70 克，精盐 10 克，味精 3 克，葱 50 克，姜 10 克。

【烹调步骤】

（1）将面粉 200 克用开水烫拌，剩余的面粉用凉水和好，再把两块面糅合一起备用。

（2）将牛肉洗净剁碎，白菜洗净剁碎，挤去水分；香菜洗净切末；葱、姜切末备用。

（3）将牛肉放入盆内，加入酱油浸一会儿，用筷子朝一个方向搅动，边搅边加适量水，待搅至浓稠时，加入精盐、味精、葱末、姜末、香菜末、香油搅拌均匀，最后加入白菜末拌匀成馅。

（4）将烫面团搓成条，揪成 40 个面剂，逐个按扁，擀成圆皮，放上馅，包成饺子，摆入屉内，上笼蒸 15 分钟即成。

食疗方二

【原料】

猪肚 500 克，香菜 100 克，葱白丝 25 克，植物油 25 克，香油 5 克，精盐 5 克，味精 1 克，料酒 5 克，胡椒粉 2 克，醋 15 克，蒜片 10 克，食碱 20 克。

【烹调步骤】

（1）将猪肚用刀破开，加入精盐、醋，揉搓后洗净，用冷水泡过之后，放入水锅内，加入食碱煮至用筷子能扎透时捞出，放温水中泡半日。再用冷水洗净，切成细肚丝。香菜择洗干净，切成长段。

（2）将炒锅置火上，放入植物油，烧热，下入 5 克葱丝、姜丝炒出香味，再下入肚丝炒，加入料酒、1 小碗汤及剩余精盐、味精、胡椒粉，待汤尽后，加入葱丝、蒜片、香菜，淋入醋、香油，翻炒均匀即成。

食疗方三

【原料】

熟鳝鱼 500 克，熟火腿 25 克，冬笋 50 克，香菜少许，植物油 60 克，香油 15 克，酱油 15 克，精盐 3 克，味精 3 克，料酒 15 克，胡椒粉 2 克，醋少许，水淀粉 10 克，葱、姜、蒜各 15 克。

【烹调步骤】

（1）将熟鳝鱼切长段，再撕成条；冬笋、火腿切细丝；把酱油、料酒、精盐、味精放入小碗内，加入水淀粉调成芡汁；葱切细丝，姜、蒜切末，香菜洗净切碎备用。

（2）将炒锅置火上，放入底油，烧热，下入葱丝、姜煸出香味，倒入冬笋煸炒，鳝鱼放入漏勺内，下沸水中排一下，沥干水分下锅与冬笋炒匀后，倒入芡汁用旺火迅速翻炒，淋醋少许，盛入盘内。

（3）用手勺在鳝鱼中间拨一个凹形小坑，把火腿丝、蒜末放在坑内，然后把香油烧开，浇在火腿丝和蒜末上，撒上胡椒粉、香菜即成。

十、糖尿病合并肠病

糖尿病合并肠病是糖尿病患者常见并发症之一，主要表现为糖尿病性腹泻，发生率为 10% ~20% 。其发病原因主要是内脏自主神经病变与小肠动力异常引起，与下列因素有关：由于内脏自主神经病变，小肠动力减退，食物通过小肠时间延缓，细菌过度生长，促使胆盐分解而引起腹泻；糖尿病控制不良所致的低钾血症、高钾血症、高血糖及低血糖，都可影响肠运动功能，并通过改变小肠的水和电解质的转运，而诱导腹泻的发生；胃泌素和胰高血糖素的大量分泌，抑制水分转运，影响正常的水吸收，胰泌素必影响肠的水吸收而致腹泻；胰腺外分泌功能不足；脂肪酶分泌减少或消失，导致脂肪的消化吸收障碍，而发生脂肪泻。

临床症状

糖尿病性腹泻多发生在患糖尿病 8 年后，其特征表现是肠功能异常。可有顽固性无痛性腹泻和吸收不良，亦可发生脂肪泻，大便为稀便或水样便。每日 3~5 次，多者达 20~30 次，常在夜间发生；严重者白天也可发生，夜间可出现大便失禁。也有的患者表现为腹泻便秘交替出现，甚至发生顽固性便秘，腹泻间歇期可表现正常的排便活动。腹泻发生与焦虑忧郁及糖尿病控制不满意有关。多数患者有周围神经病变的表现，如腱反射减弱或消失、肌力减弱、感觉麻木异常，亦可见小便失禁、阳痿、出汗异常及体位性低血压等。胃肠 X 线检查显示胃张力低和排空延缓，小肠通过时间可加快或延缓。

预防措施

积极治疗糖尿病，使血糖和糖基化血红蛋白控制良好，但在用药方面，应避免用可加重肠道负担的药物。

饮食指南

对各型糖尿病合并肠病均适用的饮食原则为多饮水，每日清晨空腹时饮1杯白开水或淡盐水。适当增加食盐的摄入量，可促进饮水要求，以达通便的作用。

无力型糖尿病性便秘则选用富含粗纤维和B族维生素的食物，以促进肠蠕动，使粪便易于排出。适当增加脂肪摄入，有润肠通便的作用。多吃洋葱、生萝卜、生黄瓜等产气食物，有通便之效。忌用浓茶，限制强烈刺激性食物摄入。

推荐食疗方

食疗方一

【原料】

补骨脂120克，肉豆蔻60克，大枣50枚，生姜120克，淡盐水适量。

【烹调步骤】

（1）补骨脂、生肉豆蔻研粉。

（2）将姜、枣同煮，枣烂去姜。

（3）以枣肉和入补骨脂、肉豆蔻粉，作如梧桐子大的丸。每次用淡盐水送服50丸，每日早、晚两次服用。

食疗方二

【原料】

鲫鱼1条，橘皮10克，胡椒2克，吴茱萸2克，生姜50克，黄酒50克，盐、葱、味精各少许。

【烹调步骤】

（1）将鲫鱼去鳞及内脏，生姜切片，洗净后留几片放鱼上。

（2）将生姜和橘皮、胡椒、吴茱萸用纱布包扎在一起，并将药包填鱼腹内，加入黄酒、盐、葱和水15毫升，隔水清炖半小时后，取出药包，放入少许味精即成。佐餐食用。

食疗方三

【原料】

猪心一具，玉竹20克，沙参15克，葱25克，盐少许。

【烹调步骤】

（1）猪心洗净，同沙参、玉竹一起放入砂锅内，然后将葱洗净放入，加清水2000毫升。

（2）先用武火烧沸，后改文火炖至猪心熟透即成，食时加盐少许。佐餐食用，每日2次，2~3日食完。

食疗方四

【原料】

发菜3克，牡蛎肉60克，瘦猪肉60克，大米适量。

【烹调步骤】

（1）将发菜、牡蛎肉洗净；瘦猪肉剁烂制成肉丸。

（2）用砂锅加适量的清水煮沸，放进大米、发菜、牡蛎肉，同煲至大米开花为度，再放入肉丸同煮熟。吃肉食粥。

十一、糖尿病合并肾病

糖尿病合并肾病是指糖尿病并发各种不同性质的肾损害的总称。约有40%的糖尿病患者发生糖尿病合并肾病。蛋白尿是糖尿病合并肾病的特征，严重的肾病多并发高血压，而高血压更加速了糖尿病合并肾病的恶化。糖尿病合并视网膜病变并非肾病表现，但却常常与糖尿病合并肾病同时存在。糖尿病合并肾病早期可无症状，很容易被忽视；中期可以在运动后偶尔查出蛋白尿，稍作休息又可以消失；晚期时患者已有明显的全身症状，如水肿、少尿、血压升高等，不少人可伴有不同程度的肾功能减退，如再进一步发展则可出现尿毒症，需要靠长期透析或换肾治疗来维持生命。早期糖尿病合并肾病对症治疗完全可以使病情逆转或不再进展，而晚期由于肾脏损害十分严重，治疗效果普遍较差，而且疾病发展速度明显加快。

临床症状

初期患者可见有胸、背、腰酸痛，疲乏无力，头晕多尿，多汗烦热，失眠，手足心热，大便干。部分患者可见食后腹胀，怕冷，重者面部及下肢浮肿，血压升高。随着病情进展，可见小便混浊，尿少，浮肿明显，甚至不能平躺，伴恶心，心率异常，食欲减退，口唇紫暗，出现高血压、冠心病等并发症。晚期出现肾功能衰竭，酸中毒，贫血，并且易发生呼吸、泌尿、消化等系统的感染，严重者发展为严重的败血症。此外，尿蛋白排泄率增加，中、晚期患者尿蛋白定量高于正常，出现低蛋白血症，高甘油三酯血症。

预防措施

严格控制好血糖、血压、血脂，因为它们是发生糖尿病合并肾病及其他并发症的催化剂。严格地控制高血压是预防或延缓肾功能衰退的一个非常重要的措施，但也应该注意血压过低对肾功能产生的不利影响。

吸烟可以加速血管的硬化，有吸烟习惯的糖尿病患者不仅肾脏损害出现得早，进展速度也特别快。因此，患者应当戒烟。

饮食指南

糖尿病合并肾病是严重的微血管并发症，特别是幼年型，是糖尿病患者的主要死亡原因之一。其临床特征是持续蛋白尿、血浆蛋白下降、血浆胆固醇升高、全身性浮肿、肾小球滤过率下降及血压升高（持续蛋白尿系指患者无泌尿系统感染，无心功能不全及显著高血压和酮症时，尿蛋白 24 小时排出量超过 500 毫克，连续两次以上）。发病后期，尿中蛋白逐渐增多，每日可丢失 3~4 克，甚至更多，引起浮肿，最后可发展为肾功能衰竭、尿毒症。

每日热量供应要满足身体代谢需要，若饮食供给难以满足需要，可输液供给。蛋白质的摄入视病情而定。对肾功能正常、无氮质血症患者，每日每千克体重按 1.2 克或每日 80 克蛋白质供给，以补偿蛋白质的丢失。有氮质血症患者应比非糖尿病者的蛋白质进量略高一些，每日 35~45 克。并在限制范围内适当选用乳、蛋、瘦肉等动物性蛋白质。用动物性蛋白质代替植物性蛋白质可以提高必需氨基酸的摄入量，减少体内蛋白的分解。当晚期患者有尿素氮潴留时，每千克体重蛋白质供给量应为 0.5 克，或全日摄入量 30 克左右。但需强调的是，在这种低蛋白质膳食中必须多用富含必需氨基酸的动物性食品，如蛋、乳、瘦肉等；少用富含非必需氨基酸的植物性食品，如谷类、豆类。可用麦淀粉制成主食代替米、面等食物。如尿蛋白丢失过多，可在原膳食基础上，每天增加鸡蛋 1 个（含蛋白质 7 克）或蛋清 2 个，必要时使用肾必氨基酸予以补充。限制摄食芥末、辣椒等对肾脏细胞有刺激作用的食物。

保证富含维生素 A 和维生素 C 的食物供给，特别是新鲜蔬菜，应尽量多食具有降血压、降血脂的食物，如芹菜、芽菜等。必要时补充药剂，特别是维生素 D 和钙的补充。糖尿病合并肾病患者钙的摄入量每天不应少于 0. 8 ~ 1 克。供给少盐或无盐食品，以免加重水肿。此外，在医生指导下辨证选用药膳。制作时适当限制食盐的用量。用瘦肉、鸡、鱼等制作的菜肴，注意每日蛋白质的摄入不应超过医师规定的限量标准，尤其是出现肾功能衰竭时，应避免过量摄入蛋白质而加重肾脏负担。

推荐食疗方

食疗方一

【原料】

250 克鲤鱼 1 条，黄芪 15 ~ 30 克，赤小豆 30 克，砂仁 8 ~ 10 克，生姜 10 克，葱白 3 段。

【烹调步骤】

（1）将鱼去鳞、内脏洗净。

（2）将黄芪、赤小豆、砂仁合装纱布袋里，与葱、姜、鱼一起入锅，同煎。

（3）不放盐，到沸后须用文火炖 30 ~ 40 分钟。

（4）一般每周 1 ~ 3 次吃鱼喝汤，次数也可有所增加。

食疗方二

【原料】

肉苁蓉 120 克，精羊肉 100 克，大米 25 克，葱、味精、麻油各适量，少许盐。

【烹调步骤】

（1）将煮烂的肉苁蓉放入纱布袋与羊肉大米一起煮。

（2）待煮成粥状以文火炖 30 分钟左右。

（3）拣出药袋放入葱、味精等调料即可。

食疗方三

【原料】

猪肾一对（去膜切细），杜仲 12 克，酱油、绍酒适量，味精、盐、砂糖少许。

【烹调步骤】

（1）将杜仲加少量水熬汁。

（2）去渣后放入绍酒、味精、酱油、少许盐、砂糖。

（3）将备好的猪肝放入烧热的炒锅内用混合油烧至八成熟，放入调料快炒即可食用。

食疗方四

【原料】

杜仲 15 克，枸杞 30 克，猪脊髓 100 克，冰糖少许。

【烹调步骤】

（1）杜仲、枸杞一同放入沙罐，用水煎，去渣取液。

（2）将药液与脊髓一起煮沸。

（3）放入冰糖以文火熬至成羹。

（4）每日空腹食用 1 小碗，连服 10 天。

十二、糖尿病合并肾功能衰竭

糖尿病合并肾功能衰竭十分常见，临床上分为急性肾功能衰竭和慢性肾功能衰竭。急性的发病原因主要是由糖尿病合并高渗昏迷、脱水、休克、肾乳头坏死以及糖尿病合并肾病发生感染或败血症造成，慢性的主要由于糖尿病合并肾病患者发生尿路感染引发的肾小球肾变或肾盂肾炎，长期得不到根治，造成肾实质损害，进而引起肾衰；糖尿病患有尿路系统梗阻引起；糖尿病高血糖产生代谢紊乱导致肾小球硬化症。

临床症状

少尿期，尿量突然减少至每日 400 毫升以下，由于水、钠、代谢产物及毒物潴留，出现高血压及水肿，多因治疗过程补液过多或氮质血症血渗透压增高、烦渴多饮所致。随病情进展水肿加重，出现血压增高及心衰。高血压，心衰，由钠、水潴留及心肌受损所致，可出现急性肺水肿。

电解质及酸碱平衡紊乱，高钾血症由少尿及高分解状态引起，出现烦躁、嗜睡、肌张力低下、心动过缓、房室传导阻滞，甚至室颤、心搏骤停。

酸中毒的症状，如嗜睡、叫之易醒、呼吸深慢，甚至昏迷。

尿毒症厌食、恶心、呕吐、贫血、胸闷、心悸、出血及神经精神症状等。

继发感染症状，患者极易继发感染，且临床表现常不典型，应及时做中段尿及痰培养。

若度过少尿期，尿量逐日增多，超过 1500 毫升/日，即进入多尿期。此期可持续 1～3 周，常有水、电解质代谢紊乱，尤其是低钾血症。

尿量逐渐恢复正常，自觉症状及生化指标均明显好转，不少患者可遗留永久性肾功能损害。

合并慢性肾功能衰竭，临床上的表现为少尿或无尿，每日尿量减少至 500 毫升以下，甚至 100 毫升以下。由于水潴留严重，导致面肿、体重增加。还有血尿，常见有肾血管梗阻的情况。此外，尿毒症综合征，进行性厌食、恶心和呕吐、神经过敏、反射亢进、癫痫和昏迷；淤斑、胃和结肠出血及心包炎等。

预防措施

早期诊断和认真治疗糖尿病，使血糖和糖基化血红蛋白控制在接近正常水平。

坚持正确的饮食治疗，确诊糖尿病后，即应采取措施预防合并肾病发生。

早期发现并认真治疗糖尿病合并肾病，禁止使用对于降低肾血流或直接损害肾功能的药物。

饮食指南

饮食治疗的重点是控制血糖、血脂，谨慎调配蛋白质摄入的量和质，也应控制水和盐的摄入量。依据血液素氧、肌酐、内生肌酐清除率、尿量和尿量蛋白量调整饮食结构。糖尿病合并肾功能衰竭的饮食安排比较困难，既要保证热量，又要限制碳水化合物、脂肪和蛋白质，饮食应做到低蛋白、低盐、低脂、高维生素、多餐次。主食可选大米、米粉、精面粉、粉丝、粉皮、土豆、燕麦、全麦。蔬菜可选绿叶蔬菜和红叶蔬菜，水果选低糖水果。副食应选无糖牛奶、鸡、鱼、虾、瘦肉。

在尿毒症前期，全天蛋白质可供给 40 ~ 60 克。可食用食物量：大米 150 克，淀粉 250 克，瘦肉 75 克，蔬菜 500 克，水果 250 克，牛奶 200 毫升，烹调油 40 克。

在尿毒症早期，全天蛋白质可供给 35 ~ 40 克。此期由于限制了蛋白质的摄入量，患者容易患营养不良。对肾病治疗时，原则上可

补充肾必氨基酸或 α-酮酸进行辅助治疗。可食用食物量可同前期量，或大米 100 克，淀粉 200 克，瘦肉 50 克，蔬菜 500 克，水果 250 克，牛奶 200 毫升，烹调油 40 克。

尿毒症期，全天蛋白质可供给 25~30 克。肾必氨基酸 1 瓶，或 α-酮酸 3~5 片。可食用食物同早期尿毒症食物相同。

在尿毒症晚期，全天食用淀粉 400 克，瘦肉 50 克，蔬菜 500 克，水果 250 克，牛奶 100 毫升，烹调油 40 克。

推荐食疗方

食疗方一

【原料】

鳝鱼肉 250 克，熟火腿 25 克，葱段 10 克，水发香菇 3 朵，葱丝 5 克，姜块 10 克，姜丝 5 克，精盐 3 克，味精 2 克，熟鸡油 10 克，料酒 10 克，胡椒粉 5 克，鸡汤 500 克。

【烹调步骤】

（1）将鳝鱼肉切成细条，放入沸水锅内焯一下。

（2）将熟火腿与香菇切成片。

（3）将鸡汤与葱姜一同入锅，煮沸后放入鳝鱼肉，并且加入料酒，盖上锅盖。

（4）再次烧沸后将葱姜与浮沫去掉，捞出鳝鱼肉放入大汤碗中。

（5）盖上火腿与香菇片，撒上佐料即成。

食疗方二

【原料】

豆腐 250 克，菠菜叶 15 克，水发香菇、净鲜笋各 30 克，花生 84 粒，精盐 3 克，味精 2 克，熟花生油 30 克，水淀粉 10 克，黄豆芽汤 20 克。

【烹调步骤】

(1) 将豆腐洗净加入精盐味精各少许。

(2) 菠菜捣烂取汁,放入豆腐碗内。

(3) 将香菇、冬笋切丁放入锅内,加油、盐、味精少许炒好后作馅。

(4) 将豆腐分别放在多个小容器中,然后放在笼中蒸7分钟左右,取出来。

(5) 将鲜汤、精盐、味精放入锅内,略成粘状即可取出浇在豆腐上即成。

食疗方三

【原料】

豆腐3块,菠菜200克,海米20克,水发香菇15克,植物油20克,香油5克,味精2克,精盐5克,料酒5克,葱花5克,姜末4克。

【烹调步骤】

(1) 将海米泡软洗净,并与料酒、姜末、葱花放入碗内蒸一会儿。

(2) 将菠菜切成段,香菇切成薄片,豆腐切片。

(3) 锅烧热放入少许油,将豆腐煎至淡黄色。

(4) 把豆腐、佐料加清水放入汤锅内,待汤开时放入香油即成。

食疗方四

【原料】

面粉500克,豆腐4块,蒜苗100克,水发虾仁30克,面肥75克,豆油50克,香油15克,花椒面、食碱、精盐、味精、葱末、姜末各适量。

【烹调步骤】

（1）将豆腐煮透去腥味，捞出沥干，抓碎成馅。

（2）将蒜苗洗净切末与佐料一同放入豆腐盆内搅匀。

（3）将面粉和好揉光，揪成面剂，擀成皮，包饺子。

（4）放入沸水的蒸锅内蒸 15 分钟即成。

十三、糖尿病合并泌尿系统感染

合并泌尿系统感染是糖尿病中最常见的并发症。男性糖尿病患者到 50 岁以后，极易患前列腺肥大，增加了泌尿系统感染发生的机会，加之尿的含糖量高，有利于细菌生长繁殖，更易发生泌尿系统感染。而女性尿道口有大肠杆菌存在，性交或导尿也易诱发感染，此外，女性尿道短细菌上行较易。

临床症状

泌尿系统感染包括合并下泌尿道感染、肾盂肾炎。下泌尿道感染包括尿道炎及膀胱炎，后者又可分为急性膀胱炎和复发性膀胱炎。单纯下泌尿道感染无明显的全身症状，常表现为尿频、尿痛、尿急、排尿不畅、夜尿、下腹部不适等膀胱刺激症状。

复发性膀胱炎是女性出现的周期性膀胱炎症状。尿常规检查常有脓尿、血尿，50% ~ 70% 的下泌尿道感染患者可有菌尿。仅有膀胱刺激症状而无脓尿及菌尿者，称为尿道综合征或无菌性膀胱炎。

肾盂肾炎时常合并有下泌尿道感染。分为急性肾盂肾炎、慢性肾盂肾炎和隐匿性肾盂肾炎。

急性肾盂肾炎起病急骤，可发生于各年龄组，但以女性最为多见。其临床表现可分为三方面：

起病急骤，轻症患者全身症状可不明显。重者常有寒战或畏寒、高热（体温可达 39℃ 以上）、全身不适、头痛、乏力、食欲减退，时有恶心、呕吐。如兼有上呼吸道炎症时，则颇似感冒症状。

患者常伴随有尿频、尿急、尿痛、膀胱区压痛等膀胱刺激症。在出现全身症状的同时或稍后，出现腰痛或向阴部下传的腹痛。体格检查有上输尿管点（腹直肌外缘平脐处）或肋腰点（腰大肌外缘与第十二肋骨交叉处）压痛。肾区叩痛呈阳性。

尿变化是肾盂肾炎患者的必有表现。尿的颜色一般无改变，仅部分有脓尿、血尿者，尿色混浊，极少数可有肉眼见血尿。尿残液中白细胞增多，有时可见到白细胞管型。尿细菌培养和菌落计数可呈阳性。

慢性肾盂肾炎与急性肾盂肾炎相似，尤其在急性发作期时，全身症状可与急性一样剧烈。但慢性期的全身表现要轻得多，甚至无全身症状，泌尿系统和尿改变也可不典型。当炎症广泛损害肾实质时，可因肾缺血出现高血压，也可发生轻度水肿，若肾实质被严重破坏，则引起尿毒症。隐匿肾盂肾炎，多发于老年糖尿病患者，尤其是女性，其临床表现呈隐匿状态，或仅有低热、易疲乏等全身症状，而无泌尿系统感染的临床症状，但尿培养却发现无症状性细菌尿，必须及时治疗。

预防措施

严格控制血糖，多饮水，定时排尿，使细菌没有生长机会；注意局部卫生；增强体质，增加抵抗力。一旦感染，要一次彻底根治。

饮食指南

根据尿液酸碱性安排饮食，多吃清热利尿解毒的食物，如红小豆、绿豆、苦瓜、马兰等；可用米醋或饮用矿泉水调整尿液的酸碱度，控制刺激尿道和肾脏实质细胞的食物。此外，应大量饮水，从而冲洗尿路，减少细菌在尿路停留繁殖的机会。

推荐食疗方

食疗方一

【原料】

鲜茅根20克，粳米200克，山药200克，红小豆200克。

【烹调步骤】

（1）将鲜茅根洗净，煎汁去渣。

（2）然后与粳米、山药、红小豆共煮成粥即可（每日可服食3～4次）。

食疗方二

【原料】

泥鳅500克，豆腐250克，盐少许。

【烹调步骤】

（1）将泥鳅放盐洗净，去头及内脏。

（2）加少许盐清炖至五成熟。

（3）加入豆腐块再炖至鱼熟即可。可吃鱼、豆腐，喝汤。

食疗方三

【原料】

生黄芪30克，薏苡仁30克，红小豆15克，粳米30克，鸡内金末9克，金橘饼2枚。

【烹调步骤】

（1）将黄芪洗净放入小锅加水600毫升，煮20分钟，去渣。

（2）再与红小豆、薏苡仁、金橘饼共煮30分钟。

（3）最后放入鸡内金末煮成粥状作早餐食用。

食疗方四

【原料】

竹叶6克，通草6克，冬瓜皮6克，粳米50克。

【烹调步骤】

（1）将竹叶、通草、冬瓜皮洗净入水煎。

（2）去渣取液，放入粳米并煮熟（可作早餐用每日1次）。

十四、糖尿病合并神经原性膀胱

糖尿病合并神经原性膀胱的特点是隐匿起病和无症状性进展。一般多发生在糖尿病病程超过10年的患者。由于膀胱感觉神经病变出现较早，患者早期通常无症状，初始症状常与膀胱感觉损伤有关，可引起排尿习惯的变化，排尿减少，夜尿次数减少，常被误为病情得到控制，严重时患者每天排尿1~2次，清晨尿量增加。随着膀胱功能破坏程度的加深，逼尿肌阻力增加，常需绷紧腹肌以协助排尿，最终可形成尿潴留及溢出性尿失禁。

神经原性膀胱常继发尿路感染，膀胱对刺激的敏感性降低，尿频症状不明显，感染易转为慢性。男性阳痿者常伴有神经原性膀胱。

临床症状

糖尿病合并神经原性膀胱功能障碍发病隐袭，开始的症状可能是排尿次数减少、尿流无力、排尿启动延迟、充溢性尿失禁、膀胱排空不全感等。由于膀胱充盈不能引起排尿感，有的患者只能依据钟表或习惯定时排尿。残余尿量逐渐增加是糖尿病合并神经原性膀胱功能障碍发展至较晚期的一个标志。

预防措施

积极治疗糖尿病，使血糖和糖基化血红蛋白控制在良好范围。治疗急性膀胱炎等须使用抗生素达 2 周以上，停药后应每周复查 1 次，至 6 周时才可认为临床治愈。

加强体育锻炼，提高身体素质，增强抗感染能力。注意个人卫生，注意多饮水。

饮食指南

合理膳食调养，限制食用各种加重病情的食物。

推荐食疗方

食疗方一

【原料】

面粉 500 克，豆腐 4 块，小海米 15 克，鸡蛋清二个，香菜末 10 克，熟鸡丝 50 克，干淀粉 50 克，香油 20 克，酱油、精盐、味精、紫菜、葱末、姜末、花椒面各适量。

【烹调步骤】

（1）将面粉加入精盐、蛋清和水揉成面团。

（2）将面团擀成薄片并分成若干见方的皮。

（3）把豆腐放入沸水锅内煮透，去腥味，待凉后，切成极小的块放入盆内，放佐料和成馅。

（4）包成馄饨，然后放入沸水中煮馄饨至浮起即成。

食疗方二

【原料】

荞面 300 克，羊肉 100 克，鸡蛋 2 个，绿豆芽 300 克，花生油、精盐、醋、水淀粉、苏打、葱花、花椒各适量。

【烹调步骤】

（1）将荞面放入盆内，加入打匀的蛋液、少许苏打及精盐，先揉成硬面团，然后再加水拌和成稠糊状。

（2）将羊肉切成丝，加淀粉及盐少许，然后将洗净的绿豆芽放入炒锅内倒入适量油，待七八成熟时放入肉丝和葱花，淋入少许醋及花椒油炒片刻即可。

（3）将煎锅放火上烧热，涂上油倒入少量面糊提锅旋转煎烤片刻翻个面，几分钟即可出锅。

（4）将炒好的绿豆芽放在煎饼上卷好即可。

食疗方三

【原料】

玉米面 500 克，面肥 100 克，豆面 100 克，菜馅 650 克（萝卜、韭菜、冬瓜、茄子均可），香油 50 克，黄酱 10 克，苏打 5 克，精盐、味精、葱末、姜末各适量。

【烹调步骤】

（1）将菜馅中放入佐料搅拌成馅。

（2）将玉米面、豆面、苏打、面肥和成面团。

（3）蘸油，把面团擀成若干个圆饼，包上等量的馅，放入屉内用沸水蒸 25 分钟即可。

十五、糖尿病合并外阴炎

正常人的阴道中有少量白色念珠菌生长，但无症状。而糖尿病患者由于阴道的糖量增多，pH 值增多，pH 值为 5.5~6.5，在此环境下白色念珠菌迅速繁殖，致使外阴部不断受到刺激而并发为外阴炎，而且女性的外阴部接近阴道、尿道和肛门，容易受经血、血带粪、尿的污染，特别是此处皮肤皱褶多，长期受尿液刺激及常被摩擦。肥胖型糖尿病妇女易并发外阴炎。

临床症状

初起合并外阴炎患者发病外阴瘙痒严重，尤其夜间奇痒难忍，影响睡眠，抓后瘙痒部表皮薄破，继而发生疼痛，伴有灼热感。检查所见，外阴皮肤潮红，阴道充血，其范围可局限于会阴部或扩大至大腿内侧。亦可在阴阜或大阴唇上出现毛囊炎、疖肿或疱疹。

症状反复发作时，可见皮肤轻度增厚，并可伴有多处皲裂。阴道内和阴道口可见典型豆渣样和奶酪样白带。

预防措施

发生症状时，只要及时看医生，选择适当的药物是可以治愈的。但是，如果长期拖延，会给治疗带来许多麻烦。预防的办法是严格控制血糖，注意外阴部卫生；同时要选择全棉内裤，勤换洗。

饮食指南

饮食以清淡为宜，吃如荠菜、丝瓜、苋菜等清热化湿之品；忌食带鱼、虾等有发性的食物，以免生痰化热诱发此病；忌用油腻、酒类、辛辣刺激性的食物，以防伤脾助湿，不利疾病调养。

推荐食疗方

食疗方一

【原料】

萆薢 12 克，粳米 150 克，红小豆 30 克，车前子 10 克。

【烹调步骤】

（1）将萆薢、车前子、红小豆一同放入砂锅内，然后加适量水。

（2）用旺火将其烧沸后，改用文火煎 30 分钟，去渣取液。

（3）最后再与粳米放砂锅内同煮加少许水煮成粥状即可。

食疗方二

【原料】

新鲜土茯苓片 500 克，猪骨 500 克，马蹄（草莽）200 克，调味品适量。

【烹调步骤】

（1）将猪骨与切片的土茯苓同煮，沸后去骨取汁。

（2）加入去皮的马蹄，用文火慢炖 30 分钟后加调味品即成。

食疗方三

【原料】

车前子 20 克或鲜车前草 50 克，猪膀胱 1 具，调味品适量。

【烹调步骤】

（1）将车前子（鲜车前草）用纱布包好，放入洗净的猪膀胱内。

（2）用线扎口，放到砂锅内加少量水煎 1 小时。

（3）取出药包，加入佐料即成。

食疗方四

【原料】

雄乌骨鸡 1 只，莲肉 15 克，白果 15 克，粳米 15 克，胡椒 30 克。

【烹调步骤】

（1）将鸡洗净，把莲肉、白果、粳米和胡椒用纱布包上放入鸡腹内。

（2）把鸡放入砂锅内，然后加适量水煮熟即成（最宜空腹食用）。

食疗方五

【原料】

枸杞子 20 克，猪肝 125 克，调味品适量。

【烹调步骤】

（1）将猪肝洗净切成片，盛入碗内。

（2）枸杞子洗净并加水煮沸。

（3）将沸汤浇到盛猪肝片的碗内，至七八分熟时加调味品并放至锅内一同煮熟（空腹食用或佐餐均可）。

食疗方六

【原料】

猪肝 100 克，猪肾 1 个，大米 150 克，调味品适量。

【烹调步骤】

（1）将猪肾切块，猪肝切片，去除异味；盛入碗内。

（2）用米煮粥，粥煮好后，用粥内沸水浇在装肝、肾的碗内。至八成熟后，将猪肝、肾倒入锅内一同煮沸即成。

十六、糖尿病合并前列腺炎

前列腺炎是糖尿病患者易被忽视的常见并发症之一，糖尿病合并前列腺炎临床上并不少见，特别是 50 岁以上的糖尿病患者，因为其极易引起前列腺肥大，增加发生炎症的机会。临床上，有些患者血糖居高不下，其感染病灶就是前列腺。

临床症状

糖尿病合并急性前列腺炎在临床上以老年糖尿病患者为主，可引起肾功能衰竭、酮症酸中毒等并发症。发病突然，见腰骶部及会阴疼痛，大便时加重；尿频、尿急、尿痛、排尿困难；偶有急性尿潴留；伴有寒战、发热、乏力、肌肉关节疼痛等全身症状。指肛检查可触及前列腺肿大，触痛明显，整个或部分前列腺发硬或有结节。

糖尿病合并慢性前列腺炎多有以下几个方面的表现：尿频、尿急、尿痛、排尿困难、夜尿等排尿异常现象，部分患者于大小便前后经尿道口滴出稀薄、清亮或乳白色的液体。腰骶部和会阴酸胀痛或耻骨上区不适。早泄、遗精、性欲减退或阳痿，部分患者有射精痛、血精以及失眠、多梦、头昏、自信心减弱等神经衰弱。炎症播散至其他组织器官引起感染，也可出现关节炎、神经炎、虹膜炎等过敏反应。但临床部分患者可无症状，仅有菌尿，需仔细询问。

预防措施

乐观地对待病情，放下思想包袱，保持良好的情绪，积极配合治疗，控制糖尿病，防止感染的发生与加重。合并前列腺炎的患者应根据自身的病情，采取相应的措施。禁忌性生活，避免性刺激和性兴奋。局部热敷，多饮水多排尿。

饮食指南

平时应多饮水，可促进排尿，有助于冲洗尿道，清除前列腺分泌液，减少尿道刺激症状。多吃营养丰富的食物，禁止饮酒，避免食用辛辣、温性、热性和油腻食物。

推荐食疗方

食疗方一

【原料】

猪膀胱2只，薏苡仁100克，葱、姜、食用油各适量。

【烹调步骤】

（1）将猪膀胱用温水洗净，切成条状。

（2）放入锅内加油微炒，然后放入薏苡仁及葱姜适量。

（3）最后加水用文火煮成粥即成。

食疗方二

【原料】

猪肾1对，黑豆500克。

【烹调步骤】

（1）把猪肾洗净去异味，和黑豆加水同煮（水适量）。

（2）待黑豆熟而不烂时，将其取出晒干，再用旺火微炒即可（食猪肾，嚼食黑豆）。

食疗方三

【原料】

大米30克，海参15克。

【烹调步骤】

(1) 将海参去肠杂洗净，然后切成小块。

(2) 将海参块与米一起下锅煮粥，粥熟即成。

食疗方四

【原料】

羊腰子 1 对或猪腰子 1 对，杜仲 15 克，盐、葱各适量。

【烹调步骤】

(1) 将羊（猪）腰子洗净，去皮膜。

(2) 然后与杜仲同炖并放入葱、盐调味。

(3) 炖熟即可，取腰花供佐餐食用。

十七、糖尿病合并性功能障碍

性功能障碍可与糖尿病症状同时或前后出现，在糖尿病症状之后占大多数。40 岁以下男性糖尿病患者有 25%～30% 患阳痿、早泄、射精迟缓、逆行射精等症；在 40 岁以下女性糖尿病患者中有 38% 的出现月经紊乱、性欲低下。目前，导致此病的主要因素可能与血管病变和自主神经病变有关。

临床症状

男性糖尿病患者出现性功能障碍，大多呈渐进性，早期不易被察觉，大多数于糖尿病发病数年后才有较为明显的症状。早期性功能障碍表现有接受刺激至勃起所需时间延长，勃起坚挺程度有轻度或中度的降低，勃起时间缩短，但性欲、性交、射精及性欲高潮往往不受影响，因此常常不为患者注意。随着病情的发展，阴茎勃起的坚挺程度逐渐下降，勃起时间进一步缩短，严重的甚至不能性交。

女性糖尿病患者合并性功能障碍，主要的表现是阴道丧失润滑性，严重影响女性患者对性生活的满意度。如果患者血糖控制较差，引起糖尿病合并血管病变以及神经病变，血管病变可以减少阴道润滑液的产生，而神经病变可以使女性患者对性刺激反应减弱，进一步加重阴道分泌物的缺乏。

预防措施

认真治疗糖尿病，使血糖和糖基化血红蛋白控制在接近正常水平，有利于预防糖尿病患者性功能低下的出现。适当地加强体育运动，增强体质，促进性功能的恢复。消除不正常的心理障碍，保持健康的心理状态，维护和睦的家庭生活。

饮食指南

不可大量食用温燥助阳之品，以防耗气伤津，加重糖尿病病情。辨证用膳，如患者属于肾阳虚，宜选用温肾助阳之品（如羊肉、虾等），忌阴寒之物；肾阴虚者宜食滋阴清热除烦之品（如白菜、绿豆等），忌食燥热之物；中气不足者可食补气之品（如山药、大枣等），忌食破气消极的药膳（如青陈皮等）。

推荐食疗方

食疗方一

【原料】

虾仁30克，韭菜150克，鸡蛋1个，淀粉、菜油、盐、酱油各适量。

【烹调步骤】

（1）将虾仁洗净泡开，把韭菜切成小段。

（2）将鸡蛋与淀粉混合调成糊状，然后拌入虾仁。

（3）最后用菜油将蛋糊虾仁及韭菜炒熟，放盐或酱油即可佐餐食用。

食疗方二

【原料】

泥鳅 200 克，虾 50 克，调味品适量。

【烹调步骤】

（1）去除泥鳅肠内杂物，简易做法：将泥鳅放入清水中滴几滴植物油，每日换清水即可。

（2）把处理后的泥鳅与虾一起煮汤，加入调味品即可食用。

食疗方三

【原料】

牛肾 1 个，阳起石 30 克，粳米 50 克，食用油、盐、葱各适量。

【烹调步骤】

（1）将牛肾洗净切成小块。

（2）用纱布、阳起石包好，加适量水煮 1 小时左右。

（3）取澄清煎液放入牛肾与粳米一起煮粥。粥熟即可食用。

食疗方四

【原料】

雄鸡肝 4 具，鲤鱼胆 4 个，菟丝子粉 25 克，麻雀蛋 1 枚。

【烹调步骤】

（1）将鸡肝与鲤鱼肝风干，然后研成粉末。

（2）加入菟丝子粉及麻雀蛋（去黄留白）拌匀。

（3）最后制成黄豆大小的药丸，烘干晒干即可用温水送服。

食疗方五

【原料】

韭菜子 30 克，粳米 75 克。

【烹调步骤】

（1）把韭菜子洗净晒干，微炒，研成粉。

（2）把粳米洗净加水煮粥，煮至半熟时加入韭菜子粉搅匀煮熟即可。

十八、糖尿病合并上呼吸道感染

糖尿病患者体内代谢紊乱，血糖高，细菌在高浓度的葡萄糖组织中极易生长，降低了预防感染的能力；此外血管病变所致的物体分布减少，导致糖尿病患者发生感染。糖尿病患者易于感染，而感染又可加重糖尿病病情，二者互为因果，从而恶性循环，恶化加速，病情很难控制，如不采取有效措施，很可能会危及患者生命。

临床症状

出现咽部干痒或灼热感，喷嚏、耳塞、流涕，有的出现咳嗽、咳痰、头痛、咽痛等，患者一般不感觉发热，少数可有低热。检查可见鼻黏膜充血、水肿，较多分泌物，咽部亦可有红肿。流感患者全身症状较重，出现高热、全身酸痛等，而鼻咽部症状较轻微。

预防措施

加强体育锻炼，提高自身素质，增强机体抵抗力。此外，减少与流感患者的接触，并接种流感疫苗。

饮食指南

饮食宜清淡，进易消化而又富于营养的流质或半流质饮食。忌用辛辣等刺激性食物。先用淡盐水漱口，然后进食。

推荐食疗方

食疗方一

【原料】

小米面500克，大芸豆125克，面肥150克。

【烹调步骤】

（1）将大芸豆洗净煮熟，将小米面加面肥用温水和成发酵面团，待发酵后放少量碱搅匀。

（2）将锅内水烧开，铺上屉布，铺上一层小米撒一些芸豆，一层层拍平。

（3）最后盖一层小米面，用刀分成若干个四方块，用旺火蒸25分钟即成。

食疗方二

【原料】

面粉50克，鸡蛋1个，菠菜25克，水发木耳5克，鲜虾仁15克，味精4克，花生油100克（实耗10克），酱油6克，精盐1克，香油、姜汁、水淀粉各少许，高汤500克。

【烹调步骤】

（1）将干面粉用凉水和匀，擀成薄片，将菠菜切段备用。

（2）把鲜虾仁用少量盐及水淀粉拌匀。

（3）最后把汤锅放置火上，放入木耳、虾仁及擀好的面片，然后加入调料，待汤开后撇去浮沫淋入鸡蛋和香油即可食用。

食疗方三

【原料】

糯米 500 克，五花肉 150 克，酱油 40 克，精盐、味精、料酒各少许，粽叶、马莲草适量。

【烹调步骤】

（1）将糯米洗净，浸泡 3 小时左右，沥干放入盆内，然后放入少许酱油、精盐入味。

（2）把猪肉切成细块用酱油、味精、白糖、料酒调味。

（3）取粽叶 2 片折成三角形将糯米与肉包裹其中，并用马莲草扎紧。

（4）最后将粽子放入锅内，加入的水必须淹没粽子，并使其不浮起，旺火煮 2 小时左右，再添水以文火煮 1 小时左右即成。

十九、糖尿病合并气管炎

糖尿病患者的机体防御功能减弱，以致病原菌入侵引起上呼吸道炎症，继而引起支气管炎，此种情况可能是由肺炎球菌、链球菌、葡萄球菌直接感染造成，也可能是由流感病毒、腺病毒、呼吸道病毒感染引起的继发病毒感染。此外，各种物理，化学因素的刺激也会造成呼吸道抵抗力下降而致病。

临床症状

糖尿病合并气管炎可分为急性气管炎和慢性气管炎。急性气管炎多表现为起病较急，出现咳嗽、咳痰等，常为刺激性干咳，可有少量黏液，伴胸骨后不适或钝痛，部分患者可出现发热，体温在

38℃左右。在体征方面，可有两肺呼吸音增粗，散在干、湿性啰音，部位不固定。慢性气管炎多表现为起病缓慢，出现咳嗽、咳痰和（或）喘息等，病程较长，症状开始较轻微，随着各种有害刺激的作用而反复发作，进行性加重。早期可无异常体征，也可有两肺呼吸音增粗，急性发作期常有散在干、湿性啰音，多位于背部及肺底部。咳嗽后减少或消失，啰音的多少和部位不固定。喘息型患者可听到哮鸣音及呼气延长。

预防措施

加强体育锻炼，增强机体抗病能力；做好个人护理工作，减少有害机体对支气管的刺激；预防感冒或流感的发生。

饮食指南

饮食宜清淡，多吃能清肺化痰的新鲜蔬菜，如小白菜、菠菜、胡萝卜等；为了避免刺激呼吸道而使病情加重，应忌吃辣椒、大葱、烟、酒等刺激之物；忌食海腥油腻之物，以免助湿生痰；宜多吃富含优质蛋白质的食物，因为既可补充消耗掉的营养，又无增痰上炎的弊病。

推荐食疗方

食疗方一

【原料】

白萝卜100克，茶叶5克，盐少许。

【烹调步骤】

（1）将茶叶用沸水浸泡5分钟去渣取液。

（2）把白萝卜洗净切成薄片。把白萝卜片放至锅内加水煮烂加盐调味。

（3）最后倒入茶液即可。

食疗方二

【原料】

柚子1个，雄鸡1只。

【烹调步骤】

（1）将鸡去内脏洗净，把柚子去皮留肉。

（2）把柚子切块放入鸡腹，隔水炖熟，即可喝汤吃肉。

食疗方三

【原料】

猪肺500克，大米100克，薏苡仁50克，料酒、葱、盐、姜、味精各适量。

【烹调步骤】

（1）将猪肺洗净，加少量水及料酒，煮成七成熟即捞出，切成肺丁。

（2）与淘净的大米、薏苡仁一起放入锅内，并放入葱、姜、盐、味精、料酒。

（3）放在旺火上烧沸，然后文火煨炖至米熟烂即可。

食疗方四

【原料】

黑芝麻25克，核桃仁25克，白酒500毫升。

【烹调步骤】

（1）挑选好的黑芝麻、核桃仁放入酒坛中，放入适量的酒。

（2）将酒坛封严，每隔 2 日搅动一次，浸泡 15 日即成。

食疗方五

【原料】

桑白皮 200 克，米酒 1000 毫升。

【烹调步骤】

（1）把桑白皮切碎。然后，浸入米酒中封严，放置阴凉处。

（2）每日摇动 1~2 次，7 日后开封即成。

食疗方六

【原料】

肥大葱白 5 段，糯米 60 克，生姜 5 片，米醋 5 毫升。

【烹调步骤】

（1）将葱白、糯米、生姜一同入锅煮成粥。

（2）粥成后加米醋 5 毫升。即可食用。

食疗方七

【原料】

玉竹、沙参各 30~50 克，老鸭半只至 1 只，调味品适量。

【烹调步骤】

（1）将鸭去毛及内脏洗净，加玉竹、沙参放入瓦罐内。

（2）用文火煮 1 小时以上。

（3）调味后饮汤吃鸭肉。佐餐适量食之。

二十、糖尿病合并肺炎

肺炎是糖尿病最常见的并发症之一，常见的致病菌为肺炎链球菌、葡萄球菌、克雷白菌族以及革兰阴性菌。从病变部位看，青年多见大叶肺炎，老年人、儿童及体弱者多见间质性肺炎和支气管肺炎。

临床症状

发病急骤，有寒战、高热，体温迅速上升至39℃～40℃，呈稽留热。伴头痛、全身肌肉疼痛，时有胸部刺痛，随呼吸和咳嗽加剧。咳痰开始为黏液性，以后呈脓性或铁锈色痰。部分患者可有消化道症状，如恶心、呕吐、腹胀腹泻。重者出现呼吸困难伴紫绀，及烦躁不安、神志模糊及昏迷等神经系统症状。初起体征多不明显。

预防措施

严格监测血糖和糖基化血红蛋白，控制其在正常的水平；若有上呼吸道感染，及时医治。

饮食指南

饮食配制要合理，多吃瘦肉、猪肺等清热润肺之品；多供给富含铁、铜、钙的食物及清热化痰之品；不宜进食坚硬及含粗纤维高的刺激性食物；忌食生葱、洋葱、大蒜及过酸过甜之品；每天少量多餐，多食易消化的流质或半流质食物。

推荐食疗方

食疗方一

【原料】

茯苓粉30克，粳米30克，去核大枣7枚。

【烹调步骤】

（1）把米洗净放入锅中煮沸。

（2）放入红枣。待粥熟时，放入茯苓粉搅和均匀，即可食用。

食疗方二

【原料】

莴笋 500 克，鲜鱼腥草 100 克，盐 2 克，生姜 6 克，葱白 10 克，醋 10 毫升，酱油 10 毫升。

【烹调步骤】

（1）将莴笋摘叶去皮，冲洗干净，切成粗丝放入少许盐。

（2）将鱼腥草洗净用沸水略煮后捞出，也放入少许盐。

（3）把莴笋、鱼腥草放入盘内，加入姜、葱、酱油、醋拌匀即成。

食疗方三

【原料】

大雪梨 1 个，黑豆 50 克。

【烹调步骤】

（1）将梨去皮，用小勺挖去梨核。

（2）把黑豆洗净，装入梨孔内。

（3）把梨放入瓷盆中，再将瓷盆放在加水的锅内，文火慢蒸。

（4）水沸后将梨取出，装入盘内即成。

食疗方四

【原料】

竹笋 30 克，荸荠 40 克，海蜇 50 克，调味品适量。

【烹调步骤】

（1）将竹笋洗净切片，用沸水煮后沥干。

（2）把荸荠洗净切片。

（3）把泡好的海蜇洗净切丝，用热水焯一下即可。

（4）把竹笋片、荸荠片、海蜇丝加调味品凉拌，即可食用。

食疗方五

【原料】

鸡蛋1个，活蛤蟆1只。

【烹调步骤】

（1）把鸡蛋从活蛤蟆口中塞入其腹内。

（2）用黄泥将蟆包裹起来在火中煨熟。

（3）去蛤蟆、蛋壳及杂物食蛋。

二十一、糖尿病合并肺结核

糖尿病合并肺结核者占 5% ~ 10%，肺结核者合并糖尿病约为 3%，主要是由于糖代谢紊乱、脂代谢紊乱、维生素 A 缺乏，使机体抗感染能力、抗结核能力减退从而致病。

临床症状

轻症时无任何明显症状，只有通过胸透才能发现。重症时，多出现咳嗽、胸痛、盗汗、食欲不振、发热等症状，最常见的多为咯血。

预防措施

最关键的预防措施是控制糖尿病，因为糖尿病患者的糖代谢紊乱，维生素 A 缺乏，血糖浓度高易导致结核杆菌感染。对结核菌试验为阴性的糖尿病患者，进行卡介苗接种。避免与肺结核患者密切接触，特别是显形性肺结核。糖尿病患者每年至少进行一次胸透，特别是在血糖控制不住，病情出现波动或呼吸道出现症状时，更应重点检查，如 X 光胸透、化验血沉。

饮食指南

为了补充机体由于蛋白质大量分解所造成的损耗，应给予生理价值高的优质蛋白质食物，其中动物蛋白质应占 50% 以上。忌用烟酒及辛辣刺激性食物，如胡椒、韭菜等，少食或不食肥厚大热燥痰的食物，如猪肉、羊肉、公鸡等。

摄入适量的糖，一般每日摄入 200～300 克糖类为宜，以保证糖原的合成。给予丰富的维生素，如维生素 A、B 族与 C 等都要充分供给。多吃些含钙、铁丰富的食物，以促进病灶钙化及改善因咯血引起的贫血。多吃些对结核杆菌有抑制作用，并能缓解和消除症状的食物，如甲鱼等。此外，还宜多吃白木耳、百合等有清肺补肺作用的食物。

推荐食疗方

食疗方一

【原料】

南杏仁 15 克，桑白皮 15 克，猪肺一具。

【烹调步骤】

（1）将猪肺切片，洗净气管中泡沫。

（2）把肺片与南杏仁、桑白皮一同放入瓦煲内，加水煲煮 1～2 小时。

（3）去药渣。服汤食猪肺。

食疗方二

【原料】

猪肺 250 克，白及 30 克，酒、盐各适量。

【烹调步骤】

（1）挑去猪肺上的血筋活膜，清洗干净。

（2）把白及与猪肺同放瓦罐内，加酒少许煮熟，稍加盐调味，食汤。

食疗方三

【原料】

瘦猪肉150克，燕窝4个，川贝母10克，盐、味精各适量。

【烹调步骤】

（1）瘦猪肉剁细；川贝打碎另包；选择4个色白而略呈透明的燕窝，水发胀大。

（2）把川贝、瘦猪肉、燕窝共置容器中，加入3碗清水，旺火烧开，再用文火熬炖半小时。

（3）食用前放盐及味精。

食疗方四

【原料】

子鸡（未生蛋的母鸡）250克，粳米200克，盐、味精适量。

【烹调步骤】

（1）宰杀子鸡，去毛洗清内脏，切成鸡块。

（2）煎浓鸡汁，将鸡捞出。

（3）将原汁鸡汤同粳米煮粥，先用旺火，后改用文火，粥稠即成。食用时加入盐及味精。

食疗方五

【原料】

白果仁50克，海参20克，老母鸡肉200克，生姜、葱、盐、味精各少许。

【烹调步骤】

（1）水发海参、白果仁洗净后备用。

（2）将老母鸡肉用刀背拍松切块，然后将鸡块、姜、葱下锅，旺火先炖，至六成熟，加入海参、白果仁，文火再炖半小时。

（3）加少许盐、味精即成。

二十二、糖尿病合并口腔疾病

糖尿病与口腔疾病关系密切，口腔疾病是糖尿病的重要并发症之一，特别是牙周疾病。口腔病变可以作为发现糖尿病的线索，而且在一定程度上与糖尿病相互影响。它主要是由于高血糖及高血糖所致的微血管病变引起的。口腔黏膜病的症状包括嘴干、口唇黏膜灼痛、淤血、水肿或痛性干裂、舌面干燥、舌肿大、舌炎等，另外由于患者的口腔黏膜抵抗力下降，细菌和真菌生长，严重者可引起霉菌感染性口炎，就是俗称的鹅口疮。大多数人认为血糖控制不佳者，龋齿发生的机会增多，牙齿破坏严重。另外，糖尿病患者患牙周病的机会也增多了，患者常有牙龈充血、肿胀，牙龈增生，牙石沉积，导致牙槽骨破坏，牙齿松动，牙齿脱落。

临床症状

糖尿病口腔病的临床症状可以出现于糖尿病症状出现之前，也可在糖尿病的进展过程中发生。主要表现为：口后及口腔黏膜干燥，口腔烧灼感，黏膜充血水肿，舌体肥厚，舌缘有齿痕，典型者舌上可有糖尿病黄斑瘤，多与皮肤上的黄斑瘤样结节相同。牙龈红肿，自发性出血常伴有牙龈炎。牙齿叩痛，牙齿松动，牙齿脱落。

预防措施

有效控制糖尿病，维持良好的口腔卫生条件，注意口腔保健。按时刷牙是防止口腔病的关键。一旦发生口腔疾病，就要到医院就诊，在医生的指导下及时正确地处理好各种口腔疾病。保持口腔卫生，坚持每日饭后刷牙，采用正确的刷牙方法，早期处理牙结石及小的龋齿等。注意饮食卫生，避免食物对牙周的刺激，多吃富含维生素及脂肪含量低的食物。应戒烟忌酒。常用淡盐水漱口。

积极治疗糖尿病，严格控制血糖。

饮食指南

口腔疾病禁食生冷、煎炸、辛辣的食物。

牙周病发病时，少食生硬、粗糙食物；忌食过酸、过甜、过寒、过热的食物，以防加重牙齿疼痛。

有龋齿时，食用糖类食物后应及时漱口，以缩短食物在口腔内的停留时间。多食用纤维性食物，可增强牙齿的自洁作用。口腔溃疡期间，多饮开水；以进软食、半流质食为宜；多食清淡新鲜蔬菜，少食肥甘厚味和刺激性强的食物。

推荐食疗方

食疗方一

【原料】

川椒 5 克，挂面 500 克，植物油、酱油各适量。

【烹调步骤】

（1）将川椒用文火焙干研成细末。

（2）将油烧热加入川椒末和酱油，即可作为佐料食用。

（3）煮挂面。

食疗方二

【原料】

蒲公英 30 克（或鲜品 60 克），粳米 100 克，调味品适量。

【烹调步骤】

（1）蒲公英洗净用水煎，去渣取汁。

（2）将蒲公英汁加入粳米中熬煮成粥，放入调味品即可食用。

食疗方三

【原料】

生绿豆 50 克，黄菊花 15 克。

【烹调步骤】

（1）将绿豆洗净，然后加水煮沸 10 分钟。

（2）绿豆汤可用来泡菊花茶，待茶凉后，漱口或饮用皆可。

食疗方四

【原料】

益智仁 20 克，山药 30 克，粳米 50 克。

【烹调步骤】

（1）将益智仁洗净加水煎 20 分钟，去渣取汁。

（2）然后放入山药、粳米共煮成粥即可食用。

食疗方五

【原料】

乌梅肉 50 克，生甘草 50 克，沙参 50 克，麦冬 50 克，玄参 50 克，桔梗 5 克。

【烹调步骤】

（1）将生甘草、沙参、乌梅肉、麦冬、玄参、桔梗分别研制成末，混匀。

（2）每次取少许用沸水浸泡 1 小时，可代茶饮用。

二十三、糖尿病合并视网膜病变

糖尿病合并视网膜病变是最常见的并发症，对视力造成严重损害，是致盲的主要原因之一。其发生主要取决于患病时间的长短，患糖尿病的时间越长，则视网膜病变的发病率就越高。此外，因眼底血管是全身唯一可直接观察到的小血管，故糖尿病合并视网膜病变的早期发现，可以协助诊断周身症状不明显的糖尿病患者。

临床症状

视网膜病变可分为单纯性和增殖性两种病变。

单纯性病变后限于视网膜内，表现为视网膜微血管瘤：微血管瘤是糖尿病患者最早出现的体征之一。用检眼镜检查可见，微血管瘤为红色或暗红色的圆形或椭圆形斑点，小的如针尖，大的直径不到视网膜主干静脉的 1/2，中央可见反光点。多分布于后极部，特别是黄斑区及其周围，早期沿动脉分布，后期渐渐增多，动静脉旁均有。可持续数年不变，消失后可出现白圈，最后成一个孤立的白色小点。

视网膜静脉发生改变。早期仅见视网膜静脉扩张充盈，颜色常为暗红色，呈均一性改变，病情进一步发展，则在静脉行径的中间段（不靠近视乳头）出现局限性的扩张与狭窄，血栓呈串珠样、梭形、球形或扭曲成拌状或环状，且静脉旁出现白鞘，局部血管变细，它的纤曲扩张处往往出现新生毛细血管，可形成网、鸡爪等形状的血管丛（血糖控制良好时，可消退）。病情进一步发展，则可引起玻璃体出血，甚至于发生失明。血管荧光造影可见损害严重的静脉壁

115

有荧光着色及渗漏。

视网膜动脉改变。部分患者可见动脉小分支呈白线状，有的大动脉处也可成白线，新生毛细血管伸向其中。此外，眼底动脉可呈轻度或中度的动脉硬化。

视网膜出血斑位于视网膜血管下，分布在后极部，主要在黄斑区和额上下支血管附近。起始为圆形和不规则性小出血点，病变严重时有线条状或火焰状出血斑。因其常此起彼落，故眼底像在较长时间不易改变。

软性渗出斑。多分布在动脉的分叉处，其旁常见微血管瘤和出血斑。絮状白斑呈灰白状或乳脂色，大小约为 1/4 ~ 2/3 乳头直径，形状不规则，边界模糊。一般眼底可同时见到新旧不等的棉絮状斑，消失后可变淡灰色，但边缘较清楚。血管荧光造影表现为局限的毛细血管无灌注区。组织病理学检查显示神经节细胞坏死。

硬性渗出斑是糖尿病合并视网膜病变具有特征性的改变之一。分布于眼底后极部或额下主枝血管所包括的区域，位于视网膜血管下。它是蛋白脂肪和玻璃样物的沉着物，成群出现，大小不等，排列成全或不全的环形、全或不全的星芒状，亦可融合成较大的蜡样斑块。可持续数月或数年，呈进行性，随病情加重不断出现。

增殖性视网膜病变有部分向内延伸超过内界膜，可由两种原因导致：视网膜前出血或玻璃体出血未能全被吸收而机化，形成大小不等的致密的白色或灰色结缔组织索条或膜片，这类病变可发生在眼底的任何部位。典型的糖尿病合并增殖性视网膜病变，其发生是因为进行性糖尿病合并血管病变所引起的慢性缺氧所致，早期组织学上可见结缔组织和新生血管伴行，后期，眼底镜下也可见至半透明的结缔组织膜。好发后极部，多发生在视乳头上及上下血管弓。

其最终的表现均为新生血管纤维性增殖和牵引性视网膜脱离。此外，还有黄斑病变———特殊类型的糖尿病合并视网膜病变。

预防措施

积极治疗糖尿病，严格控制血糖、血压等指标在正常水平；定期到医院进行眼底检查，如有症状，及时诊疗，养成良好的生活习惯，戒烟，少饮酒。

饮食指南

多食富含维生素 C 的新鲜蔬菜及动物肝脏；忌饮浓茶和咖啡；忌辛辣肥腻之物。

推荐食疗方

食疗方一

【原料】

玄参 15 克，猪肝 500 克，菜油、葱、姜、酱油、料酒、水淀粉各适量。

【烹调步骤】

（1）将猪肝洗净，然后与玄参一起放入铝锅煮沸 1 小时，捞出切成小块。

（2）然后将锅内倒入菜油，葱姜稍炒，再放入猪肝片，加少许酱油、料酒入味。

（3）最后勾入水淀料使汤汁透明，即可食用。

食疗方二

【原料】

300 克以上的鳖鱼 1 只，枸杞子 30 克，熟地黄 15 克。

【烹调步骤】

（1）将鳖鱼放入沸水中烫死，剁去头爪，揭开鳖甲将之洗干净。

（2）将其切成小块放入锅内，再放入枸杞子、熟地黄，加水用旺火浇开；再用文火熬至熟透为止。

食疗方三

【原料】

生芝麻 30 克，鲜羊肝 250 克，鸡蛋 1 个，面粉 10 克，绍酒 5 克，精盐 3 克，味精 3 克，植物油 750 克，白胡椒粉少许。

【烹调步骤】

（1）将芝麻、羊肝洗净，鸡蛋搅匀。

（2）把羊肝切片，并加酒、盐、胡椒、味精调味放于盘中。

（3）把羊肝裹上蛋液放在撒有面粉的新盘内，再放少许芝麻。

（4）炒锅放 500 克左右油烧至 5 成热时，把芝麻肝片放入油锅中炸，略炸后再裹蛋液、芝麻。

（5）最后重入锅炸，熟即可食用。

食疗方四

【原料】

决明子 10 克，鲜鸡肝 150 克，黄瓜 10 克，胡萝卜 10 克，精盐少许，绍酒 5 克，香油 3 克，植物油 500 克，淀粉 5 克，味精 3 克，鲜汤 20 毫升。

【烹调步骤】

（1）将决明子洗净焙干，研成细末；把鸡肝洗净切片，并放上少许精盐、绍酒入味。

（2）将黄瓜、胡萝卜洗净切片。

（3）炒锅内倒油 500 克烧至 6 成热时，把肝片油炸片刻即捞出。

（4）此时炒锅内放少许油并放入佐料，用鲜汤、淀粉调入锅内。

（5）最后把鸡肝片也倒入锅内翻炒均匀，加蒜末、香油即可出锅食用。

二十四、糖尿病合并皮肤病

皮肤病变大多不是糖尿病患者所特有的，但此病的发病率发生在糖尿病患者身上比非糖尿病者大得多，我们应警惕糖尿病患者皮肤感染的发生，以做到早期妥善处理，以控制病变的发生、发展。

临床症状

皮肤是代谢功能最活跃的器官，参与糖的储存、分解及排泄。当糖尿病的代谢紊乱时，可引起皮肤病变，尤其是感染性皮肤病。最常见的是细菌感染和真菌感染。细菌感染以金黄色葡萄球菌多见，表现为毛囊炎、疖、痈、丹毒等；真菌感染者常发生手足癣、甲癣、股癣及皮肤黏膜念珠菌病。

毛囊炎初发为米粒大小鲜红色毛囊丘疹，周围红晕，迅速变为脓疱，脓疱破后，排出脓液。病损不断发生，可缠绵数周、数月或更长时间。其发病是由于葡萄球菌侵入毛囊，引起毛囊及毛囊周围炎。

疖初起见粟粒大小的红丘疹，渐渐互相融合扩大，形成红色肿块，数日后中部形成脓栓，症见附近淋巴结肿大，约一到二周后溃破出脓，而渐渐消退。发病过程中病变局部伴灼热疼痛，重者可出现全身症状：头痛、倦怠、发热、纳差、苔黄、脉数。病变为葡萄球菌侵入毛囊及皮脂腺所引起的头面部、臂、腋下、会阴部、大腿等处多见。但发生在面部、口唇、鼻部可能引起海绵窦血栓静脉炎、脑脓肿、败血症等重症，而出现畏寒、发热、头疼、厌食等症状。

痈是由多个毛囊和皮腺、汗腺感染金黄色葡萄球菌所致的急性化脓性炎症。以成人多见，好发于皮肤较厚的颈项、背部、上臂、腹部。初起红肿明显，质坚硬，与正常皮肤界限不清，病变范围比疖大。中央有多个脓栓，数个脓头穿破，中央呈"火山口"状，内有坏死组织及脓液，疼痛剧烈，全身中毒症状明显：高热、头痛、倦怠、食欲不振，附近淋巴结可肿大。

丹毒主要由溶血性链球菌、葡萄球菌及厌氧菌感染引起的皮下、筋膜下、肌间隙或深部疏松结缔组织的一种弥漫性化脓性炎症。发病急骤，常先出现寒战、高烧、头痛、倦怠等全身症状，随之病变部位出现鲜红浮肿斑片，边界清楚，表面紧张，灼热疼痛明显，迅速扩大，表面出现水疱，易反复发作。本病可发生于任何部分，但以颜面、小腿等处更易发生。发于小腿时可致象皮肿，发于颜面时形成慢性淋巴水肿，严重患者在急性期可并发败血症、脑膜炎、心肌炎等。

以上几种化脓性感染性皮肤病，实验室查白细胞计数增高，嗜中性粒细胞增多。

手、足癣基本上是由真菌引起，多为红色毛癣菌、石膏样毛癣菌、絮状表皮癣菌等。而甲癣是由手、足癣感染而来，股癣由足癣传染而来。

手癣多发于手指侧面、屈侧及掌心。初起为针头大小水疱，水疱干涸后，疱顶表面脱落，皮肤干燥、粗糙角化、皲裂、奇痒难忍。

足癣多发于足趾间、足侧、足底。早期见米粒大小的小疱，干燥后形成针头大小的环状鳞屑，日久不愈，趾缝或足跟皮肤角化过度，冬季干燥时发生皲裂，有不同程度的痒感。如足汗多或受湿，趾间潮湿变白，加之不断摩擦，使表皮磨损，出现红色基底、溢液及糜烂，而引起疼痛，此时易被细菌侵入引起蜂窝组织炎或坏疽。

甲癣初起指、趾甲变形、变色，失去光泽，逐渐增厚变脆，表面变高低不平，呈畸形状态。

股癣多发于腹股沟、阴囊、会阴、肛门周围等处。病变处可见点状或片状红斑，逐渐扩大呈环状或盘状，边缘隆起，其上有小丘疹及丘疱疹，边界清楚，有色素沉着脱屑，有瘙痒感。发于阴囊部则称阴囊癣。

皮肤黏膜念珠病虽也由白色念珠菌感染引起，但由于感染部位不同，其临床症状也不同。

多发生于颈前、指间、乳房下、腹股沟、肛周等皱褶处，局部皮肤潮红，有针头大小的血疹、丘疱疹及水泡或有渗液，糜烂浸渍而发白，或有脱屑。甲床炎和甲沟炎多见于手指甲。甲床炎表现为指甲变厚、变混浊、变色，表面有横脊或沟纹。甲沟炎表现为甲壁红肿紧张，边界清楚，压痛，可有浆液渗出。口角炎多表现口角发红，有裂隙、糜烂及针头大小的血疱疹。女性阴部红肿，有粟粒大小的红色血疹，阴道黏膜糜烂或有浅表溃疡，常有乳白色凝胶样分泌物或有脱落的伪膜，自觉瘙痒。龟头的冠状沟处有淡红色糜烂或脓液。

预防措施

糖尿病合并皮肤病的处理都应在严格控制糖尿病的基础上进行，因此必须严格控制血糖、监测血糖和尿糖；平时要注意清洁卫生，如出现感染，可在医生指导下选择有效的抗感染药物对症治疗。如瘙痒的患者可选用皮炎平、复方康纳乐用等药物对症治疗。尤其要注意糖尿病患者发现自己皮肤异常，不要惊慌，也不要认为皮肤病是小事，随便抹点药或自己挑一挑处理就可以，应及时到专科就诊，以免延误诊治。

糖尿病合并神经病变可以降低糖尿病患者对疼痛的感觉。当糖尿病患者受伤时，如割伤、烫伤或者擦伤，他们有时根本没有感觉到，只有当皮肤的这些损伤继发感染后，糖尿病患者才意识到。要注意经常检查皮肤，当皮肤损伤时，及时给予处理，轻微损伤，可在清洗伤口后，涂上一些消炎药膏，这样可以降低发生皮肤感染的危险。但是当皮肤创伤出现肿胀、发热、触痛或者有渗出时，应当立即去医院就诊。

饮食指南

提倡清淡饮食，忌食辣椒、大蒜、芥末、胡椒等刺激食物，宜多吃新鲜蔬菜及高纤维食物，通过增加排便次数，改善肠道功能而消除便秘，瘙痒亦随之而除。同时，也应少食胶制品、巧克力等食品。忌酒。

推荐食疗方

食疗方一

【原料】

猪大肠 50 克，绿豆 30 克，苦菜干（即败酱草干）20 克，盐适量。

【烹调步骤】

（1）将绿豆洗净煮 20 分钟。

（2）把绿豆装入洗净的猪大肠内，两端用线扎牢。

（3）再与苦菜干一起煮熟，加盐调味即可佐餐食用。

食疗方二

【原料】

生石膏 15 克，生地 9 克，防风 9 克，山楂 9 克，黑豆 60 克。

【烹调步骤】

（1）将生石膏、生地、防风、山楂用纱布包好。

（2）然后与黑豆一同煎煮，豆熟后，去除药渣，即可吃豆、喝汤。

食疗方三

【原料】

鸽子1只，发菜10克，红枣5枚，盐适量。

【烹调步骤】

（1）将鸽子去毛、内脏，洗净。

（2）将鸽子与红枣、发菜一起炖熟，并加盐调味，佐餐食用。

食疗方四

【原料】

绿豆20克，鲜藕300克，鲜薄荷叶3片，调味品适量。

【烹调步骤】

（1）把鲜藕去皮洗净，泡好绿豆。

（2）把绿豆装入藕孔内，蒸熟切片。

（3）撒鲜薄荷于其上，加调味品凉拌即可食用。

二十五、糖尿病合并骨质疏松症

糖尿病合并骨质疏松症属继发性骨质疏松症，主要是由于糖尿病引起无机盐、骨代谢紊乱所致。

临床症状

从骨态学角度看，骨皮质变薄，骨质松，小梁变细而疏，数目减少，且呈棚状垂直排列，骨密度减低，骨量减少，透亮区加大，严重时骨皮质呈细线条状，骨质吸收呈毛玻璃状，出现负钙平衡。

在临床上多出现经常性腰、背、宽骨部疼痛，或出现持续性肌肉钝痛。日常活动不慎易发生骨折，除脊柱外，前臂远侧端、肱骨近侧端及股骨颈均是易发生骨折之处。骨折后长期卧床可产生其他并发症，与正常人相较，手术治疗的伤口愈合及骨折后愈合均缓慢。

实验室检查时，糖尿病患者经常可有高尿钙、高尿磷、高尿镁，而血镁及血磷减少，血钙水平则往往正常。

预防措施

积极控制糖尿病的发生、发展。如血糖控制满意，尿钙排出就会恢复至正常水平。此外，应及时补充钙剂及适量维生素 D。活性维生素 D 对治疗的效果非常好。

饮食指南

在治疗糖尿病的同时，应大力提倡从饮食中补充钙及适量维生素 D，特别是含钙量高的奶制品。为了促进骨代谢趋向正常，应常食用富含多种维生素的蔬菜。

由于肾小球滤过率增加，对钙、磷的重吸收减少，从而引起糖尿病尿钙丢失。肾脏丢失钙、磷的同时，镁也同时丢失，呈低镁状态。因此，应多吃含钙、磷、镁等无机盐丰富的食品。

推荐食疗方

食疗方一

【原料】

黑豆 500 克，山芋肉、获菩、当归、桑植、熟地、补骨脂、菟丝子、旱莲草、五味子、枸杞子、地骨皮、黑芝麻各 10 克，盐适量。

【烹调步骤】

（1）把黑豆用水浸泡大约半小时，同时把各味药装入纱布袋，并将袋口扎紧。

（2）将纱布袋放入锅内加水煎煮 30 分钟，取出药液，如此四次，将药液放到一起。

（3）将药液、黑豆、盐同放锅内，用文火煮至药液全部渗入豆内，将豆取出晒干即可服用。

食疗方二

【原料】

羊脊骨（连尾）1 具，茯苓 20 克，补骨脂粉 12 克，粳米 60 克，葱、生姜、盐各适量。

【烹调步骤】

（1）把羊脊骨洗净捣碎，取其碎块与粳米一起放入锅中加水煮至粥。

（2）待到五成熟时将茯苓、补骨脂粉加入搅匀继续煮。

（3）待到将要熟时把葱、姜、盐加入搅匀即成。

食疗方三

【原料】

熟牛胸脯肉 100 克，枸杞子 10 克，鸡蛋 1 个，水淀粉 20 克，面粉少许，葱、姜丝、蒜片各 10 克，植物油 200 毫升（实耗油 20 毫升）。

【烹调步骤】

（1）将枸杞子蒸熟。

（2）把牛肉切成方块，将鸡蛋液搅至碗内加淀粉、面粉、水少许搅成糊，将肉放入浆匀。

（3）将肉下油锅内炸至金黄色时捞出，撒上葱、姜、蒜、花椒。

（4）熬清汤浇在肉上即成。佐餐食用。

食疗方四

【原料】

熟牛尾 300 克，马铃薯 100 克，水发冬菇 50 克，西红柿 70 克，火腿 20 克，鸡蛋 1 个，精盐、味精、胡椒粉、葱白、黄油、麻油、高汤各适量。

【烹调步骤】

（1）把牛尾、冬菇及火腿切丁；再把鸡蛋、马铃薯煮熟后切丁。

（2）把西红柿放在沸水中烫一下，去皮切丁。

（3）将油烧热放入备好的原料炒几下加高汤烧沸，撇去浮沫，用味精、胡椒粉调味，放入西红柿淋上麻油即成。

食疗方五

【原料】

猪排骨 250 克，细盐、葱各 5 克，生姜 2.5 克，味精、料酒少许，猪油 10 克。

【烹调步骤】

（1）将排骨洗净，用刀剁成小块。

（2）把排骨放入烧红的猪油中炸 10 分钟左右。

（3）当炸成灰白色时，放盐、生姜煨一下。

（4）放足清水，用旺火烧沸。2 小时后加入味精、料酒、葱白。

（5）改为温火煮半小时即可食肉喝汤。

二十六、糖尿病足

糖尿病患者因缺血、神经病变、感染三个因素协同作用，常常引起严重的损伤、溃疡、坏疽，最后给患者造成的严重危害———截肢。实际上类似糖尿病足的病理改变也可以发生在上肢、面部、身体的其他部位，但糖尿病足的发生率明显高于其他的部位。大血管病变在糖尿病上的发展中起决定因素，但皮肤坏死的最终原因却是微循环功能障碍。

临床症状

自主神经病变可使患者下肢及足部皮肤干燥、无汗，变脆、皲裂；常有裂隙；感觉神经病变可引起手足麻木、刺痛、烧灼痛，严重者甚至感觉丧失；运动神经病变可致足部肌肉萎缩，屈伸肌张力失衡，使足骨头下陷而造成趾间关节弯曲，形成弓形足、槌状趾、鸡爪趾等足畸形。当患者的骨关节及周围软组织发生劳损时，患者继续行走，可使关节及韧带损伤，引起多发性骨折及韧带断裂，形成畸形的骨科关节线。通过 X 线检查发现骨质破坏或小骨碎片脱离骨膜，形成死骨。

常见皮肤营养不良，无光泽，皮肤干燥无汗而弹性差。毛发脱落，皮温下降，皮色变暗。最典型的症状是间歇性跛行、休息痛及夜间痛。部分病人出现自发性皮肤水泡，并逐渐扩大或合并感染与形成局部坏疽。此外，动脉搏动减弱甚至消失。

糖尿病肢端坏疽与非糖尿病坏疽无明显区别。临床表现有湿性坏疽、干性坏疽和混合性坏疽三型。

湿性常见局部皮肤充血、肿胀、疼痛，严重时伴有体温升高、恶心、腹胀、心悸、尿少等全身症状，病变多发生在足底、足脊或足跟处。

干性常见局部皮肤苍白、发凉；足趾部位有大小不等和形状不一的黑色区，足趾疼痛；有时整个足趾和足变黑、变干、变小；多发生趾末端。

混合性常见干、湿性坏疽的表现同时存在。动脉搏动减弱或消失。

预防措施

糖尿病患者由于足部皮肤擦伤、分裂、脚气等引发感染，造成足或下肢坏疽甚而截肢致残，给患者带来心理上的创伤。为防患于未然，一定要做好足部护理。

每日用温水浸泡脚 10～20 分钟，用中性皂或清洁剂清洗。洗毕用松软、干净的毛巾按摩擦干。为了防止干裂，涂一些如甘油洗剂或硼酸软膏等。要穿柔软、吸汗、干净的棉织袜。鞋千万要宽松舒适，不宜穿高跟鞋或破皮鞋，不要受到挤压，造成血液循环受阻。

修剪趾甲不宜用剪刀或指甲刀，最好用小板挫修平，免受剪伤。趾甲切忌留得太短，以防嵌甲发生，造成感染。避免足部损伤，防止冻伤和挤伤。走路时脚和腿感到疲劳时，要坐下来休息一会儿，同时将脚抬高几分钟，使足部血液循环有所改善后再走。体育锻炼一定要选择适合于自己的项目，把受损的危险减到最小。

坚持每日检查足部变化，包括足底、趾、趾甲及趾尖。寻找有无擦伤、割伤、破裂、淤血、鸡眼、内生甲、嵌甲、红肿等迹象，如发现红肿、疼痛时，应尽早去医院就诊检查，莫要因小失大，延误治疗时期。

作好卫生宣传教育工作，使患者注意保护肢体。严格控制糖尿病，积极预防血管和神经病变的发生。严禁吸烟，以免促使小血管痉挛加重病情。

饮食指南

合理饮食，多吃富含锌的新鲜蔬菜，因为锌既可提高机体的免疫能力，又可增加组织的修复能力；忌食油腻大发之物。

推荐食疗方

食疗方一

【原料】

活泥鳅 500 克, 粳米 150 克, 香菜 3 克, 葱 5 克, 熟油、酱油各少许, 精盐、胡椒粉各适量。

【烹调步骤】

(1) 将粳米洗净, 锅内水烧沸后下米煮粥。剪去泥鳅的刺及鳍, 去掉内脏, 洗净, 沥干水, 放在油锅内煎香, 随即加入一大汤碗清水, 把泥鳅炖熟。

(2) 取出泥鳅扒下肉, 鱼骨放回锅内熬汤, 熬成的鱼汤倒入粥锅内同煮。

(3) 将泥鳅肉用少许熟油、酱油拌匀, 粥快煮好时加盐、胡椒粉调味, 放入泥鳅肉再烧滚即成。食用时撒香菜末和葱花。

食疗方二

【原料】

熟白牛肚 250 克, 鸡蛋半个, 木耳 10 克, 笋片 25 克, 虾子少许, 花椒油 40 克, 香油 10 克, 酱油 20 克, 精盐 2 克, 味精 2 克, 料酒 5 克, 水淀粉 25 克。

【烹调步骤】

(1) 将熟牛肚用刀片成片, 放入沸水锅中焯一下, 然后捞出用布擦干水分。鸡蛋、水淀粉、酱油放入碗内搅成糊, 再把肚片放入拌匀。

(2) 将挂好糊的肚片下入七成热的油内, 炸至呈金黄色时捞出。

(3) 将炒锅置火上, 放入花椒油、笋片、木耳、虾子、酱油、料酒、精盐、味精，汤沸，用水淀粉勾芡，淋入香油，汁收浓，盛入盘内即成。

二十七、糖尿病合并周围神经病变

糖尿病患者病情未能得到控制，机体长期处于高血糖状态，此种情况不但对神经细胞起了直接的破坏作用，而且也损伤了神经细胞的供血血管。糖尿病合并周围神经病变患病率高达 70% ~ 90%，特别是中年以上糖尿病控制不满意或病程较长的患者。

临床症状

糖尿病合并周围神经病变主要包括脑神经病变、单发或多发神经炎、自主神经病变三种。

（1）脑神经病变以糖尿病并发眼肌麻痹最为多见，还包括外展、面、三叉神经麻痹以及听力障碍，通常起病较急。

（2）单发或多发神经炎可表现为感觉障碍，单发可呈片状感觉障碍，多发可呈手套样、袜套样感觉障碍，还可出现自发性疼痛及感觉异常，如麻木、蚁走感、烧灼感等。运动障碍，常有腱反射减弱、消失，以跟腱反射消失多见，少数可有肌萎缩。

（3）自主神经病变是糖尿病最常见的慢性并发症之一，主要临床表现有胃肠道功能紊乱，表现为食欲减退、胃部不适、恶心呕吐、腹泻与便秘交替出现等等。心血管自主神经症状可见体位性低血压，即患者体位改变时血压突然下降，严重者出现头晕、昏厥；还可出现安静时心跳加快，严重者可出现心搏骤停或猝死。泌尿生殖系统出现排尿不尽、尿失禁等；也可表现为男性性功能障碍、阳痿，女性月经紊乱。体温调节失调，可表现为上半身汗出过多，下半身少汗或无汗，下肢及足部过冷。

预防措施

积极治疗糖尿病，将血糖严格控制在正常水平之内。戒烟是防治糖尿病周围神经病变的重要措施。

饮食指南

饮食治疗的关键是减少胆固醇和饱和脂肪酸的摄入，以低糖低脂肪、清淡饮食为佳，多食富含维生素、微量元素及纤维素的食物，饮食习惯良好，避免暴饮暴食。

推荐食疗方

食疗方一

【原料】

牛肉400克，面粉500克，韭菜200克，豆油40克，香油15克，酱油40克，精盐8克，味精3克，花椒水40克，葱、姜末各15克。

【烹调步骤】

（1）将牛肉剔去板筋和筋膜，用刀剁碎，放入盆内，加入花椒水、60克清水、葱末、姜末、精盐、味精、酱油，朝一个方向搅拌。把面粉放入另一盆内，加水225克和成面团，揉匀，醒10～15分钟。

（2）将韭菜择洗干净，切碎，放入牛肉馅内，加入豆油、香油拌匀成馅。

（3）将面团放案板上搓成条，揪70个面剂，擀成圆皮，放入馅心，包成饺子。待水锅烧沸，把饺子下入锅内，用旺火煮熟即成。

食疗方二

【原料】

鸡脯肉50克，肥膘肉25克，鲜豌豆75克，火腿25克，净冬笋25克，水发冬菇3朵，高汤750克，鸡蛋清1个，酱油10克，精盐1克，味精2克，水淀粉10克，姜汁2克。

【烹调步骤】

（1）将鸡脯肉去筋洗净；肥膘肉洗净，并与鸡脯内混合用刀背砸成泥，再用刀刃剁成蓉。冬笋切长片。火腿切成长片。冬菇一切两瓣。

（2）将豌豆放入沸水锅内烫一下，去皮洗净。笋片、冬菇也分别用开水焯一下。

（3）将鸡蓉放入碗内，加入少许精盐、清水搅上劲，加入淀粉、蛋清再搅上劲，把豌豆放入鸡蓉内搅拌均匀。

（4）将汤锅放入开水，把鸡蓉豌豆挤成丸子下锅，汤开后用文火煮熟，捞入大汤碗内。

（5）汤锅再置火上，放入高汤，下入火腿片、冬菇、冬笋片，加入精盐、味精、姜汁、酱油，汤开后撇去浮沫即成。

食疗方三

【原料】

鸡脯肉300克，鲜草菇400克，鸡蛋清2个，精盐4克，味精2克，料酒10克，水淀粉30克，鸡汤60克，葱末、姜末各少许，花生油500克（实耗60克）。

【烹调步骤】

（1）将草菇洗净，切成片，放入沸水锅内焯透，捞出后用冷水过凉，沥去水。鸡脯肉剔去筋皮，切成长薄片，放入碗内，加入料酒、精盐、味精、鸡蛋清及水淀粉20克拌匀上浆。

（2）将炒锅置火上，放入花生油，烧至四成热，投入浆好的鸡片，拨散滑至七成熟，捞出沥油。

（3）将葱末、姜末放入碗内，加入料酒、精盐、味精、鸡汤、水淀粉调匀兑成汁。

（4）将炒锅置火上，放油少许，投入草菇煸炒几下，倒入鸡片，倒入兑好的芡汁，翻炒均匀，盛入盘内即成。

食疗方四

【原料】

鸡汤750克，水发口蘑150克，鸡蛋3个，豌豆苗10克，鸡油3克，精盐3克，味精2克，胡椒粉1克。

【烹调步骤】

（1）将鸡蛋磕破，把蛋清放入碗内（蛋黄另作他用），倒入凉水150克，用筷子搅匀，再加入少许精盐、味精、胡椒粉搅匀，上笼蒸熟取出，即成芙蓉。

（2）将口蘑洗净，片成薄片，用开水余一下捞出。

（3）将汤锅置旺火上，放入鸡汤、口蘑，加入精盐、味精、胡椒粉。待汤烧开，放入豆苗、鸡油，盛入汤碗内，然后将芙蓉用勺舀入汤碗内即成。

第五章　糖尿病自然治疗与辅助措施

一、饮食疗法

　　饮食疗法是各型糖尿病的基础治疗，不论病情轻重，也不论是否应用药物治疗，均应长期坚持和严格执行，糖尿病饮食疗法的目的在于摄入仅够维持机体正常需要的糖类，减轻胰岛 β 细胞的负担，促进空腹血糖、餐后 2 小时血糖降至接近正常的水平，使尿糖消失，从而有效地纠正糖代谢紊乱。可以这样说，科学合理的饮食调养，不但能控制糖尿病的病情发展，也可以防止各种并发症的发生。

饮食疗法的原则

　　目前，中外医学专家均认为，糖尿病患者的饮食应为高糖类、低脂肪的饮食。此外，中医要求糖尿病患者的饮食要全面、多样化、富有营养。因此，用饮食疗法治疗必须遵循以下原则：

　　（1）饮食营养应全面，不可偏食。除了机体所需的热能外，还要考虑劳动和活动所需的热能。因此，必须进食足够的热量和必要的营养素。除了糖、脂肪、蛋白质三大主要营养素之外，饮食中还要补充维生素、矿物质（电解质）和微量元素。

　　（2）因类型、因人而异。不同患者采取不同的方法和要求。对Ⅱ型糖尿病患者，首先的任务是减肥，降低饮食中热能的摄入量。坚持严格的饮食控制，给予低热量饮食，使体重降低，达到标准体重。对Ⅰ型糖尿病患者，尤其是消瘦患者，饮食限制可适当放宽，其碳水化合物不可过低，以保证正常生长发育，达到理想体重。同时，还要掌握好饮食与胰岛素及活动量三者的关系。根据活动量的增减，灵活调整胰岛素的用量、饮食和餐次。

（3）严格计算糖尿病患者每日所需要的总热量，没有必要限制糖类。按总热量定时定量分配饮食，不可任意增加饮食。同时还要注意少食多餐，分次进食。特别是Ⅰ型糖尿病用胰岛素治疗者，在总热量不变的前提下，应定时加餐，可分为4~5次进餐。

（4）糖尿病患者应少吃或不吃水果。因水果中含有较多的碳水化合物，并且主要是葡萄糖、蔗糖、淀粉。食后吸收速度快，可导致血糖升高，但水果中含有较多果胶，有延缓葡萄糖吸收的作用，病情稳定时可以少吃一些。吃水果时，要以含糖量低为原则，同时还要根据其含糖量计算其热能，然后换算成主食，减少或扣除主食的量，以保持总热量不变。不宜每餐都吃水果，一般认为在两餐之间（血糖下降时）少量食用较为合适。

（5）增加食物纤维，延缓葡萄糖的吸收。食物中要适当地增加纤维的含量，应尽量用一些吸收慢的食物为主，以延缓葡萄糖的吸收，有利于糖尿病的恢复。除非病情需要或发生低血糖，一般不用迅速吸收的糖类食物，以防血糖迅速升高。

（6）合理调整三大营养素的比例，以符合病情的需要。饮食中糖、脂肪、蛋白质三大营养素的比例要合理安排和调整，一般以蛋白质15%，脂肪20%~25%、糖类60%~70%为标准。严格控制动物脂肪，以免动脉粥样硬化等血管并发症发生。蛋白质要足够，碳水化合物的摄入要适当放宽。一般主张提高糖类、降低脂肪、足量蛋白质、富含纤维的饮食结构。

各类营养素对糖尿病的影响

1. 糖类对糖尿病的影响

糖类也称碳水化合物，是由碳、氢、氧三种元素组成的。根据结构的不同可分为单糖类（葡萄糖、核糖及细胞内脱氧核糖）、双糖类（蔗糖、麦芽糖、乳糖）、多糖类（淀粉类、纤维素糊精、果胶）三种，主要来自植物性食物。多糖类的食物一部分在胰岛素的作用下转化成热能供人体各组织器官需要；另一部分合成糖原储存到肝脏和肌肉。

糖类是人类从膳食中取得热能的最经济和最主要的来源，糖类供应充足，可节约蛋白质的使用，并防止机体过度地动用脂肪。同时，糖类还是构成神经和细胞的主要成分，也是人体主要器官不可缺少的营养物质，它在体内以葡萄糖及糖原形式存在。

在机体需要能量和组织供氧充足时，人体摄入或自身合成的葡萄糖才能被氧化分解，最终代谢产物是二氧化碳和水。二氧化碳从肺呼出，水从肾脏排出。正常人饭后血糖升高有一个幅度，饭后 1 小时最高不超过 9 毫摩尔/升，饭后 2 小时血糖恢复正常。之所以会如此，这是因为胰岛素的分泌随血糖的变化增减。

由于糖尿病患者体内的胰岛功能衰老或耗竭，致使胰岛素的分泌相对不足或绝对不足，从而不能有效地调节体内的血糖水平，出现了糖代谢紊乱，形成了高血糖，使从肾脏排出的糖增多，出现糖尿。因此，糖尿病患者应通过糖类摄入量控制血糖和尿糖。但原则上食谱的制订应根据患者的具体情况，适当限制糖类的摄入量，但不能过低。一般认为，糖尿病患者饮食中糖类含量应达到 50% ~ 60%。

葡萄糖是人体内能量的主要来源，若葡萄糖来源缺乏，机体首先必然动员脂肪代谢供给热能，容易发生酮症酸中毒；其次，在饥饿状态下，糖原分解及糖的异生作用增加，以不断补充血液中葡萄糖的不足来维持体内血糖的日常所需，则容易出现反应性高血糖；第三，致使降糖药物不能合理应用，引起低血糖反应；第四，由于热量不足，患者消瘦，抗病能力下降，容易感染；最后，脂肪异生，易致高脂血症等各种并发症，给治疗带来困难。

在合理控制热能的基础上，适当提高糖类摄入量，对提高胰岛素的敏感性和改善葡萄糖耐量均有一定的作用。但必须在保持总热能不变的基础上增加食物中糖类的含量。对于单纯饮食治疗的患者，初起每天糖类物约 200 克/日，待病情稳定之后，可增加到每天 300 克/日。对于空腹血糖正常而餐后两小时高血糖者，可适当提高糖类量，对于空腹血糖高于 10 毫摩尔/升者，不宜采用高精尖饮食。对于重型糖尿病患者，其糖类的含量也不应少于 130 克/日，但糖尿病患者饮食中的糖类具体掌握到什么程度才有利于治疗，应结合病情的发展而定。

2. 蛋白质对糖尿病的影响

蛋白质是一种含氮的高分子化合物，基本组成单位是氨基酸。参加蛋白质合成的氨基酸总共有二十多种，其中 8 种必需氨基酸（赖氢酸、色氨酸、苯丙氢酸、亮氨酸、异亮氨酸、苏氨酸、蛋氨酸和缬氨酸）人体不能自身合成，必须由食物供给。蛋白质是人体的生命基础，不仅是体内各组织的重要成分，并担负组织的修复和再生，还通过糖异生转化为糖提供热能，蛋白质提供的热能约占总热能的 12% ～ 20%。此外，还是调节生理机能、增强抵抗力的重要物质。蛋白质经常处于自我更新之中。人体没有储存蛋白质的特殊场所，肌肉便成为蛋白质的临时调节仓库。含蛋白质较多的食物被人体消化吸收后，以氨基酸的形式参与蛋白质的合成，以补偿生理性消耗。正常情况下，每人每日每千克体重蛋白质的需要量为 0.8～1.2 克，患糖尿病时，蛋白质代谢紊乱（合成受阻，分解加强，糖异生）导致高血糖症，患者体内蛋白质消耗增多，形体日益消瘦。如果摄入的蛋白质不足以弥补消耗，收支不平衡，入不敷出，就会出现负氮平衡。长期如此，青少年糖尿病患者则生长发育不良；成人患者则消瘦、贫血和衰弱，抗病能力下降，极易并发各种感染性疾病。可见蛋白质对糖尿病的影响是很大的。请注意一点，蛋白质的需要量与其质的关系是很密切的。

糖尿病患者的饮食中应补充含优质蛋白质丰富的食物，一般蛋白质的需要量与正常人相当或稍高。一般糖尿病患者每日每千克体重应摄入蛋白质1克，病情控制不好或消瘦者，特别是胰岛素治疗者，可增至1.2~1.5克。孕妇、乳母、儿童更应增加蛋白质的供给。

患者合并肾病但肾功能尚未衰竭时，每日蛋白质的摄入量应为80~100克，而且最好是食用动物蛋白；当肾功能不全或尿素氮很高时，应根据尿素调整蛋白质的摄入；当伴有素质血症时，要根据尿素氮的检查结果估计蛋白质的饮食含量。对有并发症的患者，饮食中应适当提高蛋白质的含量。为了提高蛋白质的实用价值，在日常膳食中，宜荤素混食、粮菜混食、粗细混食，多种食物互相搭配，充分利用蛋白质的互补作用。食物中蛋白质所含氨基酸的种类和数量愈接近人体需要，蛋白质的生理价值就越高。

3 脂肪对糖尿病的影响

脂肪是人体结构的重要部分，在体内不仅起到保护和固定内脏器官的作用，还是人体内最丰富的热能来源。脂肪主要是由硬脂酸、软脂酸和甘油组成。

脂肪约占人体体重的10~20%，脂肪的生理功能主要贮存和提供热能，食用脂肪是最浓缩的能源，每1克脂肪氧化后可提供37.7千焦热能，比糖类和蛋白质高出1倍多；而且，脂肪是人体重要的能源贮备库，供给必需脂肪酸，调节人体代谢；构成细胞的基本物质，维持生命活动；阻止体温的散失，起御寒、维持人体体温的作用。脂肪能改善食物的色、香、味，促进食欲，同时，富含脂肪的食物在胃中停滞时间较长，给人以饱满感。

食物中的脂肪与胆固醇的升降关系密切。目前认为，植物油、鱼油和各种禽类的脂肪等含不饱和脂肪酸较多的食物，具有降低胆固醇的作用；而猪油、牛油、羊油、奶油、可可油等含饱和脂肪酸较多的食物，具有增高胆固醇的作用。

糖尿病患者体内的脂肪合成减少，分解加速，脂质代谢紊乱，从而引起血脂增高，严重者甚至导致大血管和小血管动脉硬化。当脂肪摄入的种类与数量不当时，可使高脂血症、脂肪肝、高血压等并发症加速出现。因此，为了预防和治疗糖尿病及其并发症，必须很好地掌握脂肪的摄入量。在正常情况下，每日的脂肪摄入量应占总热能的 20~35%。糖尿病患者不宜采用高脂肪饮食（100 克/日），特别是肥胖型糖尿病患者，每日摄入脂肪量不宜超过 40 克。在选择脂肪的种类方面，应以不饱和脂肪酸为宜，因为这类脂肪酸具有降低血脂、预防动脉粥样硬化的作用；饱和脂肪酸的摄入量约占脂肪摄入总量的 1/3。由于胆固醇是促使动脉粥样硬化的因素之一，所以应尽量少吃动物内脏、蛋黄、鱼子、肉类等含胆固醇较多的食物。必需脂肪酸必须从食物中摄取，它具有促使胆固醇转变和排泄的功能，能够降低血中胆固醇的浓度。

4. 维生素对糖尿病的影响

维生素是维持生命的特殊营养素，是人体必需的有机化合物。维生素是一些酶和辅酶的重要组成部分，并参与一些激素的合成，促进人体的物质代谢和能量转变，维持人体的生长发育和调节各系统的生理功能，进而维持生命。多数维生素不能在体内合成，主要从食物中摄取，仅有少数 B 族维生素可由肠道细菌丛合成。维生素分两类，即脂溶性维生素和水溶性维生素。

高血糖不仅使各种组织细胞处于损耗和分解为主的状态，又使肾呈高渗利尿，导致纤维素和其他营养素从尿中排出增多，机体的新陈代谢和各种生理功能受到严重影响，从而加重糖尿病的病情及并发症。因此，要特别注意维生素的摄入量，保持相对均衡。

维生素存在于各种粮食、蔬菜、水果中，但由于糖尿病患者需限制主食和水果的摄入量，通常造成维生素的供应不足，成为诱发糖尿病并发症的主要原因之一。

5. 食物纤维对糖尿病的影响

食物纤维是不产热的多糖，从代谢观点来看，它们分为水溶性和非水溶性两类。非水溶性食物纤维对治疗糖尿病合并便秘，预防肠癌很有作用。水溶性纤维对餐后血糖和血清胆固醇浓度有明显的作用，并可提高胰岛素的敏感性，改善胰岛素的抵抗状态。

目前研究表明，食物纤维可使血糖浓度明显降低，使胰岛素的敏感性明显增加，因此，食用高可溶食物纤维是合理的，但最好是来自天然食品的。

6. 微量元素对糖尿病的影响

人体内必需的微量元素在调控代谢、维持正常生理功能方面起着十分重要的作用。人体如果缺少微量元素，就会影响健康，以致引起各种疾病。糖尿病患者体内不但糖、蛋白质、脂肪代谢紊乱，同时也导致微量元素代谢出现障碍。因此，糖尿病患者饮食也要补充适当微量元素。临床发现，与糖尿病关系最密切的微量元素有铬、钙、磷、钾、镁、锌。

（1）铬元素对糖尿病的影响：铬是人体不可缺少的一种微量元素。根据糖尿病患者的营养状况，增加体内铬的来源，对改进葡萄糖耐受性和提高胰岛素敏感性尤为重要。铬的功能主要是改善糖尿病患者和糖耐量异常者的葡萄糖耐量，降低血糖、血脂，增强胰岛的敏感性，同时参与脂代谢，对提高血中高密脂蛋白、降低血胆固醇的作用也不容忽视。此外，铬对蛋白质的代谢也有一定影响。

（2）钙元素对糖尿病的影响：钙是人体不可缺少的一种常量元

素。钙在体内能调节心脏和神经系统活动，使肌肉维持一定的紧张度，维持脑组织的正常功能。此外，它也是血液凝固的必需物质。糖尿病与无机盐、代谢紊乱的关系非常复杂。在糖尿病患者的饮食中，应按照每人每日 0.6~0.8 克的摄入量补充钙。补钙有助于改善糖尿病患者的骨质疏松症，降低患者动脉粥样硬化发展速度，以及纠正细胞内缺钙和对抗糖尿病合并肾病的发展，应予以足够的重视。

（3）磷元素对糖尿病的影响：磷是人体不可缺少的常量元素。成人体内含磷量，相当于人体重量的 1%。它是细胞、体液，特别是脑组织的重要成分，也是构成骨骼、牙齿的主要材料。磷维持体内酸碱平衡，参与体内物质代谢。在糖尿病酮症酸中毒和非酮症高渗综合征时，由于尿中丢磷和磷转移到细胞内，从而导致血清磷降低，并且随着胰岛素的应用，磷含量不断降低。补磷可使血清磷水平恢复正常。

（4）钾元素对糖尿病的影响：钾主要分布在细胞内，贮藏在肌肉和红细胞中。正常情况下，成人体内含钾约为 140 克。钾对维持人体内液渗透压和酸碱平衡起着重要的作用，能调节和维持心脏节律，加强肌肉的兴奋，并参与蛋白质、糖类和热能代谢。并发酮症酸中毒的糖尿病患者，已从尿液中丢失钾，又因呕吐、摄入减少而不能补充足够的钾，但所测血钾常在正常范围。这是因为细胞内钾转移到细胞外所致。随着碱性药物和胰岛素的应用，钾将很快由细胞外转移到细胞内而使血钾进一步降低，因此，患者血钾开始偏低或正常时应立即补钾。由于糖尿病酮症酸中毒对血钾的影响是显著的，为避免补充碱剂和胰岛素而导致的血钾下降，患者应酌情补钾。

（5）镁元素对糖尿病的影响：镁主要以磷酸盐和碳酸盐的形式参与骨骼和牙齿组成，其余分布在软组织和细胞间质内，是细胞内液的主要成分之一，能激活体内多种酶，维持核酸结构的稳定性，还可调节神经系统和肌肉的活动。研究发现，人体如缺乏镁元素，可产生胰岛素抵抗、糖类耐受性减低、动脉粥样硬化加速、血脂异常、高血压及糖尿病患者妊娠期间的不良后果。

镁还是机体内多种酶的组成部分，对机体的正常代谢及细胞电子传递起着重要作用。在糖的代谢中，镁可促进糖通过细胞膜，促进糖的氧化磷酸化和糖酵解；同时镁作为辅酶可加强细胞膜上糖的运转，使细胞对糖加以利用。镁参与调节热能代谢和多种酶反应。机体缺镁和低镁血症将对许多代谢过程产生不利影响。镁缺乏可导致胰岛素敏感降低，增加饮食中镁的摄入对预防 II 型糖尿病有重要作用，同样对糖尿病合并高血压和动脉粥样硬化等慢性并发症也起着重要作用。因此，镁缺乏将导致胰岛 β 细胞对糖的敏感性降低，会造成胰岛素的合成分泌不足而出现糖代谢紊乱。

（6）锌元素对糖尿病的影响：锌是人体不可缺少的一种微量元素。成人体内含锌量约为 1.5 克，分布于人体的所有器官和血液中，主要分布在骨骼、皮肤及眼球中。它是体内物质代谢中很多酶的组成部分和活化剂，参与核酸和蛋白质的合成，与糖、维生素 A 的代谢以及胰腺、性腺、脑下垂体、消化系统和皮肤的正常功能有密切关系。

锌与糖代谢的关系十分密切。锌直接参与胰岛素的合成、贮存和释放，促进胰岛素元转变为胰岛素，提高胰岛素与其受体的结合，并延长胰岛素的作用。锌缺乏可引起胰岛素颗粒减少，分泌障碍，增加组织对胰岛素作用的抵抗和糖耐量减低。此外，尿锌流失同平均血清葡萄糖浓度相关；缺锌可能导致 II 型糖尿病患者的胰岛素敏感性降低。

有益于糖尿病人的食膳

糖尿病是一种终身疾病，对糖尿病常用饮食治疗、体育疗法和药物治疗的综合治疗方法。其中饮食治疗是最基本的治疗方法，如果控制得好，可以正常地生活。下面就介绍几种有益于糖尿病人的食膳，仅供选择。

菊芋

俗名洋芋、洋生姜，为菊科向日葵属的多年生菜蔬。因这种菜食有健脾益胃、利水去温、清热解毒的作用，故对某些脾胃虚弱而浮肿、尿少、食纳欠佳的糖尿病病人有一定治疗效果。此类病人，特别是中年人，可常用菊芋块根（即洋姜）25 克（鲜品 50～100 克），水煎后连渣服用，既可当药用，又可做菜吃，有助糖尿病的减轻或抑制其发展。

甘薯

又名番薯。有红皮、白皮两种。红皮甘薯多肉黄味甜，白皮的味道稍淡。因甘薯有健脾胃、补虚损、益气力的药效，其苗叶更具解毒、消疮肿的作用，故治糖尿病时，可取鲜甘薯叶 100 克、鲜冬瓜适量，水煎服。或用甘薯干藤 50 克、干冬瓜皮 20 克，水煎服。较久食用，可具上效。

淮山药

又名山药，有野生和家种之分，药效多以山地野生者为佳。山药益人，补而不腻，香而不燥，为食补之佳品。因山药块根多含氨基酸、胆碱、黏液汁、淀粉等，是中医常用的健脾药，具有滋养强壮、助消化、敛虚汗及治消渴、夜尿多及尿频等作用。如患糖尿病而表现为口渴、尿多、经常有饥饿感的病人，可用山药 30 克、黄连 10 克，水煎服。或取淮山药、天花粉各等量，每日 50 克，水煎，分 2～3 次服用。

糯稻

又名糯米、江米，能"暖脾胃、缀小便、收自汗"，故对脾胃虚寒而多尿的糖尿病病人是一种较好的食疗品。对心烦、口渴、尿多的糖尿病病人，可用糯米爆成"米花"和桑根白皮各50克，水煎煮，一日分2次服；对夜尿次数特多的病人，可取纯糯米糍粑1个（约手掌大），烤软熟透，用温开水送下。行或坐片刻，觉胸腹有虚空感时即可入睡。

豌豆

豌豆富含蛋白质、钙、磷、脂肪、灰分和糖类。"煮食，和中生津、止渴、下气、通乳消胀"。故患有形体瘦弱、口渴、易饥的糖尿病病人，特别是中年患者，可用青豌豆煮熟淡食；或用嫩豌豆苗捣烂取计，每次约半小杯，每日饮服2次，以效为度。

冬瓜

冬瓜子含腺嘌呤、蛋白质、烟酸、葫芦巴碱、脂肪及维生素B_1、B_2等。瓜皮能利尿，瓜子可治痈疡。对多食、多渴、多饮、少尿而消瘦的糖尿病病人，可用冬瓜皮、麦冬各50~100克，水煎服，每日分2~3次饮用。

南瓜

因南瓜能补脾利水，故对糖尿病病人之久病气虚、脾胃虚弱、气短倦怠、食少腹胀、水肿尿少者多有效。南瓜子含尿酶、蛋白质、维生素B、维生素C及脂肪等；瓜肉含葫芦巴碱、腺嘌呤、精氨酸、胡萝卜素、南瓜氨基酸、天门冬素等，故除能供给营养外，还具有消炎、止痛、驱虫、治喘的功效。对四肢浮肿或上述征候的糖尿病病人，可用南瓜子50克炒熟，水煎服。或作配伍药用亦可。

西瓜

为葫芦科植物。瓜瓤、瓜汁、瓜子、瓜皮、瓜霜均可供药用，瓜肉供食用。本品"消烦、止渴、解暑热、宜中下气、利小水"。西瓜多含氨基酸、苹果酸、胡萝卜素、蔗糖酶、果糖及维生素B、维生素C等。故对心烦、口渴、尿液混浊、燥热少尿的糖尿病病人，可用西瓜皮、冬瓜皮各25克（干品）、天花粉20克，水煎服。但素体虚寒患者不宜使用。

鲇鱼

因其含较多的蛋白质、脂肪、钙、磷、铁及糖类，且具有补益脾胃、滋阴利尿、消水肿的作用，故对糖尿病病人之久病体虚、气血不足、虚弱倦怠者有补益之效。对多食、多饮、多渴、多尿的糖尿病人，也可少量配入黄连，研成细末，拌和鲇鱼肉做成丸子，每丸如梧桐子大小，晒干，每次服 7 丸，每日 3 次，并以乌梅 15～25克，煎汤送服。

田螺

《本草拾遗》中载田螺"煮食之，利大小便、去脏中结热、脚气冲上、小腹硬结、小便赤涩、脚手浮肿"。且田螺含有较多蛋白质、维生素 A、维生素 B、维生素 C、维生素 D 等。故对某些消渴多饮、日夜不止、小便黄短的糖尿病人，可用田螺数百只，养清水漂去泥，再换置另一清水中浸一夜，取其水煮沸，每日饮此温开水，或煮螺肉至熟进服汤汁及螺肉食养。

服用上述食疗方宜酌情酌量，病情轻者可获显著疗效。对较重的糖尿病还须结合其他医药治疗。

糖尿病患者食谱的制订法

1. 食谱制订法之一——精算法

碳水化合物、蛋白质和脂肪三大营养素，并不是以独立的食品形式存在的，而是共同存在于各类食物中。每种食物都有其侧重供应。而同一种食物中又有多种营养素。所以，要通过合理的食物搭配来保证各种营养素的平衡。

碳水化合物的选择。例如 100 克大米含 77.2 克碳水化合物，说明大米中是以碳水化合物为主要营养素。但大米中还含有蛋白质7.4 克，脂肪 0.8 克，膳食纤维 0.7 克。既然已知 100 克大米含

77. 2克碳水化合物，那么每日需要268克碳水化合物的患者该吃的主食大米的量为350克。各种粮食的营养素成分相差不多。因此，粮食品种可以互换着食用，粗细粮搭配。每日除主食所含的碳水化合物外，其他食物中如薯类、水果、蔬菜中所含碳水化合物的量，也要计算在全天应进的碳水化合物的总量中。

蛋白质的来源主要是牛奶、瘦肉和蛋白质类、豆腐等，其次是粮食与薯类。患者每日所需蛋白质的总量，扣除谷类、薯类的蛋白质量，就是要从副食的肉、蛋、奶中所应摄取的蛋白质的量。一般来讲，每天250克或500克牛奶，1个鸡蛋是固定要吃的蛋白质的量，其余要求的蛋白质，要由瘦肉来补充。每天所需瘦肉算法：

瘦肉应该提供的蛋白质的量＝每日所需蛋白质总量－500克或250克牛奶中的蛋白质量－1个鸡蛋的蛋白质量－粮食与豆类食物中蛋白质量；再用所得的蛋白质的量除以20%（以每100克生肉实含蛋白质20克来计算），这样计算出的瘦肉重量为生肉的重量。

脂肪的食物来源，一个是牛奶、禽蛋、瘦肉中的丰富脂肪，另一个是动物脂肪和各种植物油。计算方法如前：每日脂肪的需要总量－牛奶、禽和瘦肉中所含脂肪量＝再需补充的动、植物油量。按我国现在的生活水平和饮食习惯，饭菜中的油脂多高于所需量。所以糖尿病患者饮食一定以清淡为主，少吃肥肉。每月每人的植物油用量应限制在400～600克左右。

2. 食谱制订法之二——自身对照法

此食谱制订以现阶段的饮食情况为基础，对照合理的糖尿病饮食标准，然后进行调整。首先介绍一下合理饮食的标准，包括两项内容：

（1）三大营养素的总量是否合理。这可以根据体重很容易得到判断。如果体重过重，说明现阶段饮食中摄入的三大营养的总量超过了人体的需要量；如果体重正常，说明摄入的总量正好是人体需要的摄入量，如果体重过轻，要参照血糖，如果血糖控制良好，说明摄入的总量过少，如果消瘦，而血糖水平较高，体重过轻的原因可能是胰岛素严重缺乏引起，也可能是进餐过少，或二者兼有，可请医生帮助分析。

（2）三大营养素的比例是否合理。合理的食物搭配标准：每100 克谷类食物要匹配 100 克的牛奶，50 克的瘦肉。每天再外加 1 个鸡蛋。每月植物油 500~750 克。比如，每天吃 200 克的粮食，可以匹配 200 克的牛奶，100 克的瘦肉和 50 克的鸡蛋。

如果选择植物类蛋白质，则以下列比例替换瘦肉。但不能全部由豆制品或黄豆替代瘦肉。

每 50 克瘦肉可以替换 250 克豆腐；或 100 克豆腐干；或 50 克大豆（即黄豆）。

如果不吃鸡蛋，可以由瘦肉替代：50 克鸡蛋可以替换为 25 克瘦肉，但尽可能不要以瘦肉替代鸡蛋，因为各类食品有各自的营养价值，一种食品不可能完全取代另一种食品的全部营养价值。

如果摄入的肉类以牛、羊、鸡、鱼肉为主，每月吃植物油可达750 克。如果以瘦猪肉为主，或选择黄豆及豆制品，每月植物油不可超 500 克。

进行饮食调整的步骤：

第一步，首先确定自己的体重类型：正常、超重、肥胖、过轻还是消瘦。

第二步，判断现阶段饮食结构中三大营养素的比例是否合理。哪些食物所占比例过高，哪些食物所占比例过低。

第三步，调整食谱。如果现在体重是超重或肥胖，说明现阶段饮食中三大营养素的总量超过了身体的需要，需要在现在的基础上减量。减碳水化合物、蛋白质还是减脂肪，要根据三者的匹配情况。如果根据以上标准，实际摄入的食物中三大营养比例不合理，就要将所占比例较高的种类减量，直到合适的量。

第一次调整后，按照新的食谱进餐一个月，再测体重。如果体重减少1千克，说明比较合理，继续以此食谱安排饮食，直到体重恢复正常；如果体重减少超过1千克，说明有些矫枉过正，三大营养摄入又少了，要按以上比例提高一些。如果现在的体重属正常体重，则说明三大营养的总量是合适的，再按照三大营养的匹配标准进行调整。

如果现在的体重过轻，则要参考血糖水平。如果血糖水平控制良好，说明现阶段的饮食总量过少，需要增加饮食量。那么增加碳水化合物、蛋白质、脂肪，还是三者都增加，要根据三大营养的匹配。如果实际摄入的食物中，三大营养匹配不合理，就要增加比例过低的种类，比如，谷类食物所占比例较低，就增加其比例，直到合理。如果匹配合理，就要三者按比例都增加一些。

消瘦而血糖水平较高、体重过轻的原因可能是胰岛素严重缺乏引起，也可能是进餐过少，或二者兼有，可请医生帮助分析。

3. 食谱制订法之三——食物种类的交换法

营养学家将食物分为六大类：谷类、瘦肉类、豆乳类、蔬菜类、油脂类、水果类，分别规定出每一类食物的"等值交换单位"所含的热量及营养素。

（1）谷类食品：每一等值交换单位含有热量90千卡，其中，碳水化合物19克，蛋白质2克，脂肪0.5克。

（2）蔬菜类食品：每一等值交换单位提供80千卡的热量，其中，含碳水化合物15克，蛋白质5克。

（3）水果类食品：每一等值交换单位提供90千卡的热量，其中，含碳水化合物21克，蛋白质1克。

（4）瘦肉类食品：每一等值交换单位提供80千卡的热量，其中，蛋白质9克，脂肪5克。

（5）豆制品及乳类食品：每一等值交换单位提供热量82千卡，其中，合碳水化合物6克，蛋白质4克，脂肪5克。

（6）油脂类食品：每一等值交换单位提供80千卡的热量，其中，含脂肪9克。

同时，营养学家又测定出同一类食物中的不同品种的食物，提供一个"等值交换单位"所规定的热量及营养素的需要量。比如谷类的一个"等值交换单位"含有热量90千卡、碳水化合物19克、蛋白质2克、脂肪0.5克，谷类食物有多种多样，有大米、面粉、土豆等，那么多少大米或面粉或土豆才可以提供一个"等值交换单位"所含有热量及营养素呢？谷类等值交换表列出了不同食物的一个"等值交换单位"的量。从谷类等值交换表中可得知，相当于这样一个等值交换单位的大米或面粉是25克，土豆是125克。换言之，25克大米或面粉，125克土豆都是谷类一个"等值交换单位"，它们的营养素的含量和热量都是相同的，所以可以相互交换。以此类推出各种瘦肉类食物的每一等值交换单位的重量，如瘦肉类等值交换表，从表中可以查出，瘦猪肉25克含蛋白质9克，脂肪5克，产生热量80千卡，而肉类食品中鱼75克才与瘦猪肉所含热量和营养素相同。这就是"等值交换单位"。这两种食物可交换食用。有了等值交换表，糖尿病的食品才能做到多样化，什么都可以食用，只是在量上找平衡。瘦肉类中吃了75克的鱼肉就等于吃了25克的瘦猪肉。

谷类等值交换表列出了不同食物的一个等值"交换单位"的重量，不同类的蔬菜一个"等值交换单位"的重量，不同水果的每一等值交换单位的重量，瘦肉表列出了各种瘦肉类食物的每一等值交换单位的重量，豆类、乳类表列出了各类豆制品、乳类食品每一等值交换单位的重量，油脂类表列出了各类油脂类食品的每一等值交换单位的重量。

营养学家们还对不同热量的食物分配做出了科学的规定，供糖尿病患者使用。饮食交换表列出的就是所需不同热量的患者，所需各类食物的交换单位。下列6表的使用方法：第一步先计算每日需要的总热量，按前面介绍的方法；第二步，根据饮食交换表确定各类食物的交换单位；第三步，根据各自需要选择各类食物的量。

举例说明：如果一位糖尿病患者，每天所需的总热量为1800千卡，查交换表第5行可知每天需要21个交换单位。有谷类12个单位，瘦肉类4个单位，豆乳类2个单位，蔬菜类5个单位，油脂类2个单位。

4. 食谱制订法之四——粗略估算法

体重正常、无任何并发症从事重体力劳动者，每日主食可适量放宽到300克以上。儿童、孕妇、哺乳期妇女和营养不良者，主食250～300克，肉蛋类可增加至200～300克，烹调油40克，保证每日鸡蛋一个，牛奶250毫升或更多些。肥胖伴有轻度并发症者，每日主食限定在200～250克以内，蔬菜400～500克，肉蛋150克，烹调油30克。

另一种简单法：只要计算出每日需要的热卡数，就有三套供选择的食谱。

（1）适合每日需要1500～1600千卡热量者食谱

全日烹调用油量限定15克，食盐6克。

早餐（三套任选）：

牛奶250克，花卷25克，豆腐拌菠菜（菠菜50克，豆腐丝25克），煮鸡蛋1个50克。

牛奶250克，发糕25克，拌芹菜100克，煮鸡蛋四个（鸡蛋50克）。

豆浆（鲜豆浆250克），馒头（面粉25克），咸鸭蛋（鸭蛋50

克，有咸味即可，不可太咸）。

午餐（三套任选）：

米饭 100 克，肉片炒西葫芦（精瘦肉 50 克，西葫芦 100 克），素炒油菜香菇（油菜 150 克，香菇 15 克），虾皮紫菜汤（虾皮 5 克、紫菜 2 克）。

米饭 100 克，红烧鸡块（鸡肉 100 克），素炒小白菜（200 克），菠菜汤（菠菜 50 克，紫菜 2 克）。

发面饼（面粉 100 克），氽丸子（菠菜 150 克、精瘦肉 100 克、菠菜 150 克），拌豆芽（绿豆芽 100 克），西红柿鸡蛋汤（西红柿 50 克、鸡蛋 50 克）。

晚餐（也有三套任选）：

馒头（标准粉 75 克），肉末雪里蕻豆腐（瘦猪肉 25 克，雪里蕻 50 克，豆腐 100 克），素炒冬瓜（冬瓜 150 克）。

米饭（大米 75 克），肉炒青笋丝（瘦猪肉 50 克），拌黄瓜豆腐丝（黄瓜 100 克，豆腐丝 50 克）。

米饭（大米 75 克），肉炒芹菜（瘦猪肉 50 克，芹菜 150 克），拌海带丝 100 克，丝瓜汤（丝瓜 75 克，紫菜 2 克）。

午餐与晚餐间可以加餐水果，种类有橙子、西瓜、草莓、苹果、梨，重 100 克，任选一种。但血糖控制不好的患者暂时不要吃水果，可用西红柿、黄瓜替代。

（2）适合每日需要 1700～1800 千卡热量者

食谱全日烹调用油量为 25 克，食盐 6 克。

早餐（三套任选）：

豆浆 250 克，花卷（面粉 50 克），杏仁豆腐（杏仁 5 克，豆腐 50 克）。

牛奶 250 克，咸面包（面粉 50 克），拌黄瓜 50 克。

牛奶 250 克，馒头（面粉 50 克），拌黄瓜 50 克，煮鸡蛋（鸡蛋

50 克）。

午餐：

米饭（大米 100 克），炒肉丝海带（瘦猪肉 50 克、湿海带 100 克），素炒圆白菜（圆白菜 100 克），丝瓜鸡蛋汤（丝瓜 50 克，鸡蛋 50 克）。

葱花饼（面粉 100 克），炒肉片柿椒（瘦猪肉 50 克，柿椒 50 克），凉拌心里美萝卜丝（心里美萝卜 100 克），黄瓜虾皮紫菜汤（黄瓜 50 克，虾皮 5 克，紫菜 2 克）。

米饭（大米 100 克），排骨海带（排骨 100 克，湿海带 100 克），素炒小白菜（小白菜 200 克）。

晚餐：

馒头（面粉 100 克），氽丸子（瘦猪肉 100 克，红萝卜 150 克），蒜茸拌豌豆（豌豆 150 克）。

米饭 100 克，氽丸子冬瓜（瘦猪肉 100 克，冬瓜 150 克），拌豆腐（豆腐 100 克）。

发面饼（标准粉 100 克），炒三丝（瘦猪肉 50 克，青笋 75 克，青椒 75 克），素炒绿豆芽（绿豆芽 100 克），榨菜汤（榨菜 15 克）。加餐内容同前。

（3）适合每日需要 1900～2000 千卡热量者

食谱全天烹调用油量 30 克，盐 6 克。

早餐（三套任选）：

牛奶 250 克，咸面包（面粉 50 克），拌豆腐丝（50 克），煮鸡蛋（鸡蛋 50 克）。

牛奶 250 克，发糕（标准粉 50 克），泡黄瓜条（黄瓜 75 克），煮鸡蛋（鸡蛋 50 克）。

牛奶 250 克，馒头（标准粉 50 克），拌芹菜豆腐丝（芹菜 100 克，豆腐丝 25 克），煮鸡蛋（鸡蛋 50 克）。

午餐：

大米小米饭（大米 75 克，小米 50 克），红烧鲤鱼（鲤鱼 100 克），素炒圆白菜（圆白菜 150 克），鸡蛋菠菜汤（鸡蛋 25 克，菠菜 100 克）。

绿豆大米饭（大米 100 克，绿豆 25 克），红烧鸡块（家养鸡 100 克），素炒油菜（油菜 150 克），海米冬瓜汤（冬瓜 100 克，海米 5 克）。

大米饭（大米 125 克），清炖牛肉白萝卜（牛肉 100 克，白萝卜 150 克），素炒油菜心（油菜心 200 克）。

晚餐：

椒盐小蒸饼（标准 125 克），水煮肉丸子冬瓜（瘦猪肉 50 克，冬瓜 150 克），炒柿子椒豆腐干（柿子椒 100 克，豆腐干 50 克）。

葱花卷（标准粉 125 克），砂锅（瘦猪肉 50 克，北豆腐 50 克，白菜 150 克），素炒小油菜（油菜 100 克）。

烙葱花饼（标准粉 125 克），肉丝炒豆腐（瘦猪肉 50 克，豆腐 100 克），拌圆白菜（圆白菜 100 克），紫菜蛋花汤（紫菜 2 克，鸡蛋 25 克）。

糖尿病推荐食谱

凤爪豆腐

【材料】

嫩豆腐 5 块（约重 750 克），鸡爪 1000 克，海米 150 克，姜、盐、葱、料酒、胡椒面各适量，花椒、食油、玉米粉各少许，鸡汤 1000 克。

【操作】

（1）鸡爪子放入锅中，加花椒、盐、葱、姜、料酒和水，煮 40

分钟，捞出去皮，去骨，放入凉水中洗一下。

（2）将豆腐切成骨牌大小，放入小锅中用水煮10分钟，捞出入凉水盆中凉透。

（3）炒锅烧热，加少许油，加入洗净的鸡爪、海米煸炒，再加入料酒和鸡汤，用小火炖煮30分钟，再倒入豆腐块；加盐，用玉米粉勾芡，撒胡椒面即成。

【功效】

黄豆含人体必需的多种氨基酸、大豆黄酮甙、胆碱、胡萝卜素、维生素 B_1、维生素 B_2、蛋白质、脂肪、尼克酸、叶酸、泛酸、粗纤维、铁、磷、钙等成分，也含糖，但不多。

海米因含有丰富的蛋白质、铁、钙、磷、碘、脂肪和多种维生素，有营养强壮等功效。

鸡肉含有丰富的脂肪、蛋白质、维生素 B_1、维生素 B_2、维生素 E、尼克酸、铁、钙、磷、钠、钾等。

此菜肉烂豆腐软、海米鲜香软烂可口，不仅营养丰富，而且有生津润燥，益气和中，清热解毒的功效。对治疗高血压、糖尿病、四肢无力、手足麻木、腰膝酸软有一定功效。特别是此菜含维生素、氨基酸、矿物质多，含糖类、脂肪较少，对糖尿病患者比较有益。

素焖扁豆

【材料】

扁豆500克，精盐、甜面酱、蒜片、姜末、花生油各适量。

【操作】

（1）将扁豆撕下老筋，洗净切成段。

（2）将炒锅上火烧热，放入花生油，油热后放入扁豆段略炒，立即加入水与面酱、盐炒匀，用文火焖烧至软，加入蒜片、姜末，改用旺火炒入味即可出锅。

【功效】

此菜扁豆软烂，鲜咸适口。

扁豆含血球凝集素 A、血球凝集素 B、蛋白质、磷脂、蔗糖、粗纤维、各种维生素、钙、磷、锌、铁等，营养较丰富，味甘，性平，有健脾化湿、清肝明目、利尿消肿等功效。近代研究发现，扁豆还能降低人体血糖和胆固醇，对高胆固醇、高血压、高血脂、糖尿病患者也是良好的保健食品。

芦笋豆腐干

【材料】

芦笋 150 克，干口蘑 20 克，豆腐干 40 克，精盐 3 克，鸡汤 1000 克。

【操作】

(1) 将芦笋、豆腐干、口蘑分别切成 3 厘米左右长的丝。

(2) 将芦笋放入热水中余一下，去除异味；豆腐干上屉蒸软，沥去水分；口蘑洗净，用温水泡发。

(3) 锅上火，倒入鸡汤，烧沸，放入盐调味。保持沸水，如果鸡汤原有咸味就要少加盐或不加盐。此菜吃时还可加胡椒粉、味精，以便提味。

(4) 将芦笋丝、口蘑丝和豆腐干丝分三段相向辐射式摆在扣碗中，然后将锅内沸汤注入，加盖用旺火蒸约 20 分钟即成。

【功效】

菜嫩汤鲜，色泽鲜艳，清淡可口，鲜香甘爽。

芦笋含冬酰胺酶、甘露聚糖、芦丁、叶酸、核酸、胆碱、胡萝卜素、蛋白质、维生素 C、钙、铁等成分。此菜对肝炎、肝硬化、心脏病、高血压、糖尿病、结石病均有辅助治疗作用。

素烧鸡腿蘑

【材料】

鲜鸡腿蘑菇 500 克，精盐 3 克，湿淀粉 10 克，素油 30 克，味精 2 克，葱花 15 克。

【操作】

(1) 将鸡腿蘑菇去根，去杂，洗净，切成厚片。

(2) 锅内放油烧热，放入葱花煸香后，鸡腿蘑菇煸炒，加入精盐烧至入味，用湿淀粉勾芡，点入味精出锅装盘即成。

【功效】

鸡腿蘑菇营养比较丰富，含有碳水化合物、蛋白质、钙、磷、铁、尼克酸、维生素 B_1 和 16 种氨基酸。含磷高是鸡腿蘑菇的一大特点。鸡腿蘑菇性味平、甘，有清神、益胃、治痔功能，有增强人体免疫力的作用。

此菜软烂适口，光滑清淡，可吃蘑喝汤，对糖尿病有辅助治疗的作用。

蘑菇炒刀豆

【材料】

罐头蘑菇 150 克，鲜刀豆荚 150 克，胡萝卜 80 克，味精 3 克，川辣椒 10 克，精盐 4 克，香油 8 克，姜片 6 克，花生油 20 克。

【操作】

(1) 蘑菇从罐头瓶中捞出，控干；鲜豆荚撕去筋脉；胡萝卜去根、顶，剥去红皮，切片。

(2) 将川椒放入铁锅内，用小火烧至酥脆，倒在案板上碾碎成川椒末。川椒入锅焙制时，稍有酥脆即可，不可用大火焙制，以免焦煳，失去原味。

（3）炒锅放旺火上，倒入花生油烧热，投入姜片煸出香味，倒入蘑菇、胡萝卜片，调入精盐，加水，烧5分钟，再放入刀豆荚烧3分钟，调入味精、香油，颠翻均匀，出锅装盘，撒上川椒粉即成。

【功效】

川椒性辛味甘，具有促进消化、健胃止痛功效。

蘑菇性平味甘，能化痰理气、补气益胃，具有明显降血糖作用，有助糖尿病病人康复。

刀豆含有血球凝集素、尿素酶、刀豆氨酸等多种生物活性成分，有抗肿瘤作用。

此菜脆嫩适口，鲜香微辣，很适合糖尿病患者食用。

海带蚕豆烧冬瓜

【材料】

冬瓜500克，海带丝100克，蚕豆100克，猪肉200克，胡椒面、葱段、姜片、料酒各适量。

【操作】

（1）锅中，放入水，上火烧开，将猪肉整块下入，烫一下，捞出，换水烧热后，再下猪肉煮40分钟，同时加入姜片、葱段和料酒，肉熟后，捞出，切成片。

（2）锅内加少许水，将猪肉投入，上火，再加入发好的海带丝、蚕豆，煮10分钟，加入胡椒面、冬瓜片，再煮5分钟即成。此菜以煮为主，如果将肉片入锅时，也可加少量花生油炒一下，再下水、海带、蚕豆煮烧。

【功效】

海带性味寒、咸，有祛脂降压、清热利水的功效。

蚕豆是营养极为丰富的优质蔬菜，有很高的蛋白质、胡萝卜素、维生素、糖、钙、锌、铁，其性平，味甘，有利尿消肿、健脾祛湿、凉血止血等功效。

冬瓜除含有一般营养外，还属于低钠、不含脂肪的保健佳品，有利于促进新陈代谢和减肥，有泻脾火、清心火、消肿止渴等功效。

此菜中，冬瓜、海带鲜嫩可口，有肉不腻，可利尿消肿，清胃降火，清热解毒，消炎去热，对动脉硬化症、高血压、冠心病、水肿和糖尿病均有一定治疗作用。肥胖人常吃此菜可达到去除过剩脂肪、减肥收腹之目的。

山药兔肉

【材料】

兔肉250克，山药40克，姜15克，葱15克，白糖2克，料酒15克，精盐2克，味精1克，鸡蛋100克，酱油10克，湿淀粉100克，食油600克（约耗35克）。

【操作】

（1）兔肉洗净去筋膜，切成约2厘米见方的块，放入大碗内，加料酒、酱油、精盐、白糖、姜、葱、味精搅拌均匀，腌20分钟。

（2）将山药洗好，必去皮（山药皮有毒），切成片，烘干，研成细末；葱切长段；生姜洗净切片。

（3）鸡蛋打破，去蛋黄留蛋清，加入山药粉和湿淀粉搅拌均匀，调成蛋清糊，倒入兔肉内搅拌均匀，使糊均匀地粘附在兔肉上。

（4）锅置火上，放入油，待油烧至八成热时，逐块放入兔肉，略炸一下捞出，待全部炸完后，同时倒入油锅内，再复炸一下，当炸至金黄色时，捞出装盘即成。

【功效】

山药软糯，兔肉细嫩，调料齐全，此菜味道鲜，咸、甜均有，食之可口开胃，山药含有淀粉、糖蛋白、氨基酸、胆碱、淀粉酶、尿囊素等，对糖尿病有一定治疗作用，常吃山药可稳定血糖，而且疗效可靠。

兔肉含游离氨基酸、卵磷脂、蛋白质、钙、铁、磷、钾、钠、维生素 B_1、维生素 B_2，其脂肪含量很低，蛋白质含量高，常食有利减肥。有糖尿病、高血压、冠心病、肥胖症者，食之有益。

霸王戏珠

【材料】

活鳖 1 只（重约 750 克），鸽蛋 10 个，黄芪 20 克，熟地 20 克，枸杞 20 克，食盐、姜、葱，料酒、香油各适量，鸡汤 500 克。

【操作】

（1）将各味中药洗净，铺于汤盆底，注入鸡汤浸泡。

（2）鸽蛋带壳煮约 2 分钟后剥去壳亦放入汤盆内。

（3）将鳖宰杀、放净血，用沸水烫一下，搓去鳖皮黏膜。沿鳖背甲将鳖一分为二，鳖头、鳖背甲保持原状，鳖腹切成 3 厘米的肉块。然后取盐、酒与鳖一起抓匀，腌渍 15 分钟。

（4）将鳖肉及头、背甲下无油之锅，用小火干炒至血水出尽。锅刷净置中火上，放香油及姜末、葱熬出香味后下鳖肉及盐、酒，煸炒入味后盛入装药、蛋、汤的盆内，加盖上旺火沸水蒸约 45 分钟出笼。

（5）捞出鸽蛋、鳖肉及枸杞，拣去黄芪、熟地及葱、姜末，撇净浮油，使汤澄清。另取一长汤碗，先铺上枸杞，再将鳖肉、鳖头、鳖甲及鳖脚按鳖原形摆好，再注入已澄清的鳖汤，然后将鸽蛋整齐摆在鳖首两侧即可上席。

【功效】

此菜是低脂醇、高蛋白的佳肴，具有滋阴潜阳、清热解毒、补气益血、强肾养肝等各种功能，是糖尿病、高血压及无亏阴虚阳亢患者秋冬的食疗珍品。

此菜肉嫩汤鲜，色泽造型皆美。

辣椒炒鳝鱼丝

【材料】

鳝鱼丝 250 克，鲜辣椒 250 克，精盐、葱花、料酒、酱油。花生油各适量。

【操作】

(1) 将鲜辣椒去蒂，去籽心，洗净切丝。

(2) 炒锅放花生油烧热，加葱花煸香，然后加入鳝鱼丝煸炒，再加入酱油、料酒、精盐继续煸炒，待鳝鱼丝入味后，加入辣椒丝再煸炒一段时间，即可出锅食用。

辣椒在下锅前可以用开水焯一下，但不可过炒，否则无脆嫩感。

【功效】

辣椒含辣椒素、丰富的维生素 C，能增强心肌收缩力，促进血液循环，润肤抗衰老，扩张血管，同时含脂肪极少。

鳝鱼肉含丰富的蛋白质和维生素 B_1、维生素 B_2 等成分。鳝鱼还含有鳝鱼素，可降低人体血糖和调解血糖，对糖尿病有较好的治疗作用。

因此，糖尿病患者宜多吃这道菜。鳝鱼鲜香，熟烂，辣椒脆嫩，味道别致。

冬瓜鲤鱼汤

【材料】

冬瓜 1000 克，鲤鱼 1 条（约重 150 克），料酒、葱段、姜片、精盐、白糖、胡椒粉、花生油各适量。

【操作】

(1) 将鲤鱼去鳞，去鳃，去内脏，洗净，控去水分。

（2）将冬瓜去皮，剖开去瓤，洗净，切成片。

（3）锅上火，加入花生油，油烧热后，下入鲤鱼煎成金黄色，立即在锅中加入适量清水，再加入冬瓜片、白糖、料酒、精盐、葱段、姜片，煮至鱼熟瓜烂，但不可太烂，要保持原片状，烧鱼时不要搅拌，以保持鱼的整形。

（4）拣去葱、姜，加入胡椒粉调味，烧一会儿即成。

【功效】

此菜鱼和冬瓜营养丰富，且有减肥作用。冬瓜性味甘、淡、凉，具有化痰利尿、清热解渴的作用。又据《本草再新》记载，冬瓜"清心火，泻脾火，利湿去风，消肿止渴，解暑化热"。《神农本草经》记载，冬瓜"味甘、微寒，主治小腹水肿，利小便，止渴"。冬瓜含钠低，这种低钠的蔬菜对需要低钠盐食物的浮肿病、肾脏病、高血压患者大有益处，有消肿、利尿、利降压的功效，冬瓜不含脂肪，热能少，有利于肥胖人减肥，糖尿病病人食之有益。

鲤鱼肉含蛋白质、脂肪、维生素 B_1、维生素 B_2、钙、磷、铁、尼克酸等，在其所含的 10 种氨基酸中以谷氨酸、组氨酸、甘氨酸为最丰富。鲤鱼肉味甘，性平，有利健脾和胃，消水肿。

以上二物组合，味微甜，鱼香瓜鲜。此菜是糖尿病、水肿、浮肿病、肝硬化腹水等症的理想辅助治疗菜肴。

马蹄蕹菜汤

【材料】

鲜蕹菜（空心菜）250 克，味精 2 克，葱末 10 克，荸荠 250 克，精盐 3 克，猪油 15 克，肉汤适量。

【操作】

（1）荸荠去皮，洗净，大个切成两半；将蕹菜去把，去老叶，洗净，切成 4 厘米长的段。

（2）锅烧热，加入猪油，下葱末煸香，放入蕹菜段、味精、盐煸炒一会，注入肉汤，放进荸荠同煮至熟即成。

【功效】

蕹菜是南方的"奇菜"，营养成分全面，价值高，含有蛋白质、脂肪、粗纤维、碳水化合物以及钙、磷、铁和多种维生素。空心菜同番茄比较，蛋白质含量为番茄的2.6倍，粗纤维为番茄的2.5倍，钙为12.5倍，胡萝卜素为6.11倍，无机盐为4.5倍，维生素 B_1 为2倍，维生素 B_2 为8倍，维生素C为2－3倍，所以说是营养很丰富的蔬菜。祖国医学认为，蕹菜粗纤维多，淀粉不多，且有大量维生素和胰岛素成分，对糖尿病患者有一定治疗作用。蕹菜性味甘寒，能凉血利尿，清热解毒。

荸荠又名马蹄，含有蛋白质、脂肪、粗纤维、碳水化合物、钙、磷、铁、尼克酸等成分，可对人体补充丰富营养。蕹性寒味甘，有化痰、止渴、清热、利咽、开胃、消食的功用。

以上二物同用具有味清淡、色泽绿中有白的特点，可治疗便秘、便血、糖尿病、痔疮、痈肿等病。

南瓜瘦肉汤

【用料】

南瓜400克，冬菜2汤匙，瘦猪肉150克。

【制法】

南瓜去皮、瓤，洗净，切小粒；冬菜洗净抹干水；瘦猪肉洗净，抹干水剁细，加调料腌10分钟。加入适量水烧滚，放入南瓜烧滚，下瘦肉搅匀滚熟后，下冬菜，加盐调味即成。佐餐食用。

【特效】

此汤有养血祛湿消肿之功，适用于糖尿病性肾病。

荔枝鸡肠汤

【用料】

干荔枝肉15枚，雄鸡肠1具，姜、葱各3克。

【制法】

将鸡肠洗净切段，入锅内以清水煎至半熟，加入荔枝、姜、葱，继续煮至鸡肠熟透即可。趁热吃肠喝汤，每日3次。

【特效】

益肾利浊，降血糖，适用于肾虚型糖尿病。

香菇鸡肉汤

【用料】

香菇10个，鸡半只（约250克）。

【制法】

将香菇水浸至软，与鸡肉同入锅内旺火煎煮沸，后用文火煮至肉烂，加入陈年老酒1匙，2~3分钟后将汤离火，加入调味品即成。佐餐食料饮汤，四季皆宜。

【特效】

养生益智安神。本汤为营养滋补抗癌佳品，吸烟者、慢性肝炎、动脉硬化及糖尿病患者可用其调养。

海带冬瓜甜汤

【用料】

海带200克，紫菜50克，冬瓜250克，无花果250克。

【制法】

冬瓜去皮、瓤，洗净切成小方块；海带用水浸发，洗去咸味；无花果洗净切两半。用6碗水煲冬瓜、海带、无花果，煲约2小时，下紫菜，滚片刻即成。佐餐食用。

【特效】

此汤有利湿消肿、降糖益肾之功，适用于糖尿病性肾脏病变。

陈皮鸭汤

【用料】

瘦鸭半只，冬瓜1200克，芡实50克，陈皮10克。

【制法】

冬瓜连皮切大块；鸭用凉水涮过。把适量水煮滚，放入冬瓜、鸭、陈皮、芡实，煲滚，以慢火煲3小时，下盐调味。佐餐食用。

【特效】

此汤有益肾固精、利湿消肿、降糖、开胃之功，适用于糖尿病性肾病及水肿、腰痛、蛋白尿等。

冬菇豆腐汤

【用料】

板豆腐2块，冬菇5~6只，葱粒1汤匙，清水2.5杯，蒜茸豆瓣酱1汤匙。

【制法】

板豆腐略冲净，打干，切片，即放入滚油内，炸至金黄酥脆捞起，吸干油分，待用；浸软冬菇，去蒂，洗净，沥干水分待用。烧热油约1/2汤匙，爆香蒜茸豆瓣酱，注入清水，煮至滚，放入冬菇，滚片刻，至出味及汤浓，最后加入脆豆腐，待再度滚起时以适量盐及胡椒粉调味，即可盛起，撒上葱粒，趁热食用。

【特效】

此汤有降糖益肾之功，适用于糖尿病性肾脏病。

南瓜绿豆汤

【用料】

南瓜 450 克，绿豆 200 克。

【制法】

将南瓜洗净，去瓤、籽，切块，绿豆洗净，一同放入砂锅中，加水文火煮至绿豆烂熟即成。佐餐食用。

【特效】

补中益气，清热止渴，适用于糖尿病。

枸杞鸡肾粥

【用料】

枸杞子 30 克，鲜鸡肾 1 个，粳米 100 克，陈皮 1 片，盐、生姜各适量。

【制法】

将枸杞子、粳米淘净与鸡肾同煮为粥。加入调味品即成。供早点或晚餐服食。

【特效】

补益肝肾，利尿退黄，适用于慢性黄疸性肝炎、肝区疼痛、头晕目眩、久视昏暗、腰膝酸软以及老年糖尿病。脾胃薄弱、经常泄泻者忌服。

冬瓜粥

【用料】

新鲜连皮冬瓜 500 克，粳米 100 克，麻油、味精各适量。

【制法】

将冬瓜洗净，切成小块，同粳米共入锅中，加水适量煮粥，调入味精、麻油即成。供早、晚餐服食。10～15日为1个疗程。佐餐食用。

【特效】

适用于肾病、糖尿病。

莲子粥

【用料】

莲子25克，糯米100克，冰糖适量。

【制法】

将莲子、糯米淘洗干净，共入锅中，加水适量煮粥，待熟时加入冰糖稍炖即成。供早、晚餐服食，连食数剂。佐餐食用。

【特效】

适用于肾病、糖尿病。

淡菜皮蛋粥

【用料】

淡菜30克，皮蛋1个，大米50克，精盐、味精各少许。

【制法】

前3味加水煮粥。粥稠后加盐及味精少许，调匀后即可服食。

【特效】

适用于肾病、糖尿病。

菠菜根粥

【用料】

鲜菠菜根250克，鸡内金10克，大米适量。

【制法】

菠菜根洗净切碎，与鸡内金加水适量煎煮半小时，再加入淘净的大米，煮烂成粥。每日 1 次，顿服。

【特效】

利五脏，止渴润肠，适用于糖尿病。

冬瓜粳米粥

【用料】

新鲜连皮冬瓜 80~100 克，莲子、粳米各适量。

【制法】

先将冬瓜洗净，切成小块，同莲子、粳米一并煮为稀粥。每日 2次，10~15 日为 1 疗程，经常食用效果较好。

【特效】

利小便，消水肿，清热毒，止烦渴，适用于糖尿病口干作用及水肿胀满、小便不利，包括急慢性肾炎、水肿、肝硬化腹水、脚气浮肿、肥胖症、肺热咳嗽、痰喘。

雉羹

【用料】

野鸡 1 只，五味调料适量。

【制法】

将野鸡去头、脚及内脏，洗净，入水中用武火煮沸，撇去浮沫，再以文火煮至烂熟，去骨，加入五味调料作羹。

【特效】

此羹最适宜虚寒性泄泻、痢疾以及糖尿病（偏阳虚）者作为食疗佳品，但素有痼疾者不宜多食。

翡翠苋菜

【材料】

苋菜 500 克，干贝丝 6 克，香油 200 毫升，藕粉少许，盐、姜丝各适量。

【操作】

（1）将苋菜去掉老根，放在加盐的沸水中烫一下，清水冲净，切成 3 厘米长的段。

（2）将炒锅置火上，倒入香油，烧热后放入干贝丝、姜丝、苋菜段，加适量盐，用旺火快速翻炒，再在锅内调入藕粉勾芡，即可盛出食用。用旺火炒菜，可保持菜翠绿鲜艳，口感也会脆嫩。

【功效】

干贝含蛋白质、糖类、脂肪、钙、磷、铁等成分。有和胃调中、滋阴补虚的功效。

香油为芝麻所制而成，其含脂肪可达 60%，油中含油酸、棕榈酸、豆油酸、花生酸、芝麻酚、芝麻素、维生素 E 等，另外还含烟酸、叶酸、卵磷脂、蛋白质和多量钙。可降血糖，防治动脉硬化症，还可黑发。可谓老年人必需的理想食品。

藕粉益血止血，清热生津，调中开胃，提高食欲。因此用藕粉勾芡，对老年人比用淀粉效果要好得多。

此菜用香油炒，香味浓厚；用藕粉勾芡，细腻光滑，色泽鲜艳，味道清香。

蒜茸苋菜

【材料】

蒜头 25 克，苋菜 500 克，醋、盐各少许，花生油 30 克。

【操作】

（1）将苋菜择去老根、黄叶，切成小段；蒜头去皮，剁成泥。

（2）锅内下入花生油，烧热，放入苋菜；炒到半熟时加盐，炒熟时加蒜泥和少许醋，翻炒均匀，即可成菜。蒜泥不可加入过早，否则蒜烂失去味道。

【功效】

苋菜配蒜泥相配得当，青蒜味浓，清香适口。

大蒜含大蒜辣素、锗、脂肪、蛋白质、粗纤维、糖类、铁、磷、钙、维生素 B_1、维生素 B_2、维生素 C、尼克酸等。大蒜有抗癌、抗菌和降低人体内血中胆固醇的作用。大蒜降低血中胆固醇的浓度，使人体血液中血小板的凝集性降低，可防止发生冠心病，改善血管功能，预防脑中风的发生。大蒜素还能降低血糖浓度，是糖尿病病人的有效保健食品。

宫爆白菜

【材料】

白菜嫩帮 400 克，胡萝卜 50 克，干辣椒 2 个，葱丝、姜丝、味精、淀粉、酱油、精盐、花椒油、花生油各适量。

【操作】

（1）将白菜帮洗净，控去水分，切成方形小块；干辣椒切成小段；胡萝卜去根，洗净，去皮切成菱形片。

（2）炒锅置旺火上，倒入花生油烧热，放入辣椒段（干辣椒可根据食者喜好多放或少放，也可不放）炸成呈现深黄色时，投入葱、姜丝略炒，放入胡萝卜片、白菜块煸炒至六成熟时，加入酱油、精盐调好口味，用少许水淀粉勾薄芡，撒上味精，淋上花椒油搅拌均匀，出锅装盘即可食用。

【功效】

此菜鲜脆利口，色调红白分明。

胡萝卜有"小人参"之称，主要是因其营养丰富而得名。胡萝卜含丰富的多种类胡萝卜素，还含挥发油、糖类、维生素 B_1、维生

素 B_2，特别是其中还含有一种能降血糖的成分。其功效是养血明目，敛肺止咳，消食化滞，健脾和胃以及治疗糖尿病，降低血压等。老年人易发生消化不良、脾虚胃弱和糖尿病。高血压等症，因此多吃胡萝卜可预防发生这些疾病，延年益寿。

香菜拌三丝

【材料】

白萝卜 150 克，胡萝卜 100 克，香菜 25 克，生姜 25 克，麻辣油。味精、白糖、酱油、醋、精盐各适量。

【操作】

(1) 将白萝卜洗净，去根，切成火柴梗丝，放碗中加盐，腌 5 分钟，备用。

(2) 将胡萝卜洗净，切成火柴梗丝，放碗中加盐，腌 10 分钟，备用。

(3) 香菜除去根，择去黄叶，洗净，切 3 厘米长的段；生姜去皮，洗净切丝，备用。

(4) 将胡萝卜丝、白萝卜丝分别滗去盐水，同置一碗中，加白糖、醋、麻辣油、酱油、味精，搅拌均匀装盘，上边撒上香菜段、姜丝，即可食用。

注：此菜诸料均为生菜，不焯不炒，因此在洗涤时一定要充分达到卫生的要求。也可以用凉开水洗，有利卫生。

【功效】

萝卜有"萝卜上了街，药铺无买卖"之说，可见其营养价值和药用之功效很强。萝卜除含一般营养成分外，还有消食化积，下气宽中，散瘀止血，清热化痰的作用。

香菜与胡萝卜、白萝卜相配成菜，此菜色红、白、黄、绿，四色相映；味酸、麻辣、甜，口味独特，食之开胃，其营养保健功效更为明显。

春笋炒香菇

【材料】

春笋 350 克，香菇 50 克，花生油 30 克，酱油 15 克，精盐、味精、糖、胡椒粉各少许，湿淀粉 10 克。

【操作】

（1）将香菇泡发后，去根洗净，切成菱形；春笋洗净，切片。

（2）锅放旺火上，热后下入花生油，油热后，再下入春笋和香菇，煸炒数下，加入精盐、酱油、糖，入味后投入味精、胡椒粉，用湿淀粉勾芡，颠翻几下，出锅即成。

【功效】

春笋即春季的竹笋，含蛋白质、脂肪、钙、磷、铁、糖类以及胡萝卜素和维生素 B_1、维生素 B_2、维生素 C，其营养成分的含量比大白菜高。竹笋的蛋白质比较优越，它含有人体所必需的色氨酸、赖氨酸、苯丙氨酸、苏氨酸以及在蛋白质代谢过程中占有重要地位的谷氨酸和维持蛋白质构型作用的脱氨酸。另外，竹笋具有多纤维、低脂肪、低糖的特点，食用竹笋可以促进肠道蠕动，帮助消化，防便秘，去积食，对老年肥胖人减肥有利，所以人们称其为减肥佳品。也适合糖尿病患者食用。这些功效，对中老年人均有益。春笋与有抗癌、降压的香菇相配，笋脆，菇滑，鲜香微甜，使其功效更为明显。

锅塌南瓜

【材料】

南瓜 150 克，鸡蛋 3 个，海米适量，花生油 100 克，面粉、精盐、味精、葱丝、姜丝、料酒、香油各适量。

【操作】

（1）将南瓜去蒂，切开去瓤，然后切成细丝，放在碗内加鸡蛋、面粉、姜丝、葱丝、海米、精盐、料酒、味精搅拌均匀，调好口味，以保证咸淡均匀。

（2）锅内放花生油，将调好口味的南瓜丝加入，摊成圆饼，两面煎熟，呈金黄色，淋上香油盛在盘内即可食用。

【功效】

南瓜含多种营养成分，特别是维生素 A 原是瓜类里含量最丰富的营养素。嫩南瓜味鲜，含有较多的维生素 C，老南瓜味甜，富含糖分和胡萝卜素、淀粉。此外，南瓜还有腺膘呤、葫芦巴碱、精氨酸、瓜氨酸、钙、磷、铁、锌、钴、果胶等。南瓜味甘、性温，老年人常吃能有效地防治高血压、糖尿病及肾脏病。又因南瓜中所含微量元素钴，能增加体内胰岛素释放，促使糖尿病患者胰岛素分泌正常化，对降血糖有意想不到的作用。因南瓜所含的大量果胶，能推迟胃内食物排空，控制饭后血糖升高。

原料还有鸡蛋、海米、花生油，都可供给人体营养，并起到保健使用。

此菜味鲜香，外脆里嫩。

素炖南瓜

【材料】

南瓜 500 克，植物油 50 克，香菜 25 克，精盐 3 克，大葱 5 克，鲜汤、味精各适量。

【操作】

（1）将南瓜（如用老南瓜，要去皮，以利炖熟）洗净，剖开挖去瓜瓤，切成长方块；香菜去根，择洗干净切开；大葱择洗好切成碎末。

（2）将炒锅置火上，放植物油烧热，下葱末煸炒出香味后，投入南瓜块翻炒数下，添入鲜汤并用旺火烧开，再改用小火慢炖，待南瓜烂熟后，加精盐、味精，撒上香菜末，翻拌几下即成。

【功效】

此菜色泽金黄，味鲜香微咸，营养丰富，尤适于糖尿病患者中老年人食用。

姜拌苦瓜

【材料】

嫩苦瓜300克，熟猪油50克，姜末15克，葱丝、酱油、味精、精盐各适量。

【操作】

（1）将苦瓜洗净，去瓤，切细丝，用盐腌渍30分钟，取出挤干水分，可使苦味去除大半，如果再用凉水浸泡2小时，苦味还可减轻。

（2）锅置火上，放猪油烧至七成热时，放入苦瓜丝爆炒5分钟，起锅，加入精盐、味精、酱油、生姜末、葱丝搅拌均匀即成。

【功效】

苦瓜是一种营养价值较高的蔬菜，含有多种营养素，其中含铁和维生素C很高，此外还有蛋白质、脂肪、粗纤维、糖类、胡萝卜素、钙、磷、维生素B族等，对人体很有益。

中医认为，苦瓜味苦，但不难吃，生则性寒，熟则性温，无毒。生则有清热解毒、消暑止渴、泻心明目等功效。现代医学认为，苦瓜有降低血糖、防癌抗癌及清热解毒等作用。苦瓜中含的类似胰岛素的物质，可降低血糖，糖尿病患者吃苦瓜，有辅助治疗作用。

泡嫩豌豆

【材料】

嫩豌豆 500 克，老盐水 500 克，红糖 10 克，白酒 5 克，精盐 25 克，醪糟汁 5 克，香料包 1 个，干红辣椒 10 克。

【操作】

（1）选择嫩气、鲜、颗粒均匀的嫩豌豆洗净晾干，入沸水中汆一下捞起，捞起沥干。

（2）选用缸钵或玻璃瓶做容器，先将老盐水倒入，再下精盐、红糖、醪糟汁、白酒入钵或瓶中搅拌均匀，放入红辣椒，泡入嫩豌豆，加入香料包，盖上盖，两天入味至熟，即可食用。

【功效】

豌豆营养价值较高，含植物凝集素、赤霉素 A、蛋白质、脂肪、粗纤维、糖类，还含有丰富的维生素和矿物质。豌豆的铁含量特别高，贫血患者食用甚佳，因为豌豆有止渴、止泻、利小便等作用，患有高血压、糖尿病的中老人，也宜多吃。

此菜鲜香微辣，色泽宜人，是喜欢喝酒的老年人很好的下酒菜。

松菇炒猪肝

【材料】

水发松菇 100 克，猪肝 250 克，水发玉兰片 50 克，味精、胡椒粉、酱油、葱白、水淀粉、香油、精盐各适量，猪油 250 克（约耗50 克）。

【操作】

（1）将松菇洗净，捞出，挤干水，切成片；玉兰片洗净，切成薄片；猪肝洗净，去掉白筋，切成薄片，放入碗内，加水淀粉、精盐搅拌均匀；葱白洗净，切成末，姜切末。

（2）炒锅置旺火上，放猪油烧至八成热，下猪肝片过油，猪肝达七成熟时迅速倒入漏勺中沥去油。

（3）在锅内放盐、香油、酱油、味精、水淀粉、葱兑成汁，备用。

（4）炒锅内放猪油30克，烧至六成热时，先将松菇片、玉兰片下入锅内焖炒，再放入猪肝片炒匀，迅速倒入兑好的油汁水翻炒，撒上胡椒粉出锅即成。

【功效】

松菇是营养丰富的食用菌，含有蛋白质、多糖类、粗纤维、脂肪和多种氨基酸和维生素。《本草纲目》说："松菇，生松荫，凡物松出，无不可受者。"现代医学研究证明，常食松菇可用来治疗糖尿病；松菇能增加机体的免疫力，防止人体过早衰老；松菇含有多糖类物质，具有防癌抗癌作用，是老年人保健佳品。

猪肝含蛋白质、脂肪、钙、磷、铁、糖类等，有滋阴、润燥的功效，可防燥咳、便秘、痔疮、虚弱羸瘦等病的发生。还有养血益血作用。

玉兰片含有一般人体所带营养成分，有滑肠通便、清热化痰等作用，主治疾热咳嗽、久泻脱肛、大便燥结等症。

此菜软烂、脆嫩、酥润皆有，鲜香适口。尤其是松菇香味浓郁，口感滑润，风味极佳，富有弹性，别具一格。

荸荠鸡丁

【材料】

鸡脯肉200克，荸荠150克，料酒、水淀粉各10克，鸡蛋清1个，菜油100克，鲜肉汤20克，葱段15克，干辣椒5个，花椒（去籽）、精盐、味精、香油各适量。

【操作】

（1）将鸡脯肉去皮，去筋，切成1厘米见方的丁，放入碗内加精盐、味精、鸡蛋清、料酒、水淀粉搅拌均匀，上浆备用；将荸荠去皮洗净，也切成小方丁备用。

（2）锅内下菜油烧至五成热时，放入鸡丁，炒散到鸡肉发白嫩熟时，舀出置滤勺中。

（3）原锅留底油，投入辣椒、花椒和葱段煸香，速下鸡丁和荸荠丁炒转，加入鲜汤、香油、料酒、味精和适量盐，起锅装盘即成。

【功效】

此菜原料有荸荠、鸡蛋清、鸡肉、菜油、鲜肉汤等，营养全面丰富，而且是低糖、低脂肪食品。适合老年人食用，尤其对发胖老人更为适宜。

此菜香味浓郁，色泽鲜艳，也可在菜中适量加些鲜汤，可以吃菜喝汤。

木耳海螺

【材料】

海螺肉500克，水发木耳20克，黄瓜100克，料酒、姜末、香菜末、鸡油、精盐、味精、肉汤各适量。

【操作】

（1）水发木耳去杂洗净切碎片；将黄瓜去顶和蒂把，洗净切片；将海螺肉去内脏，洗净切片，放入沸水锅内焯透，放入碗内。

（2）将黄瓜片放在沸水锅中急焯一下，捞出放在盛海螺肉的碗中。

（3）锅中加肉汤、精盐、姜末、木耳、料酒，烧沸后撇去浮沫，加上味精，浇在海螺上，淋入鸡油，撒上香菜末即成。

【功效】

木耳和血养容、滋补强壮。黄瓜中含有雨醇二酸，能抑制体内糖转化为脂肪，可减肥。海螺内含有较高的蛋白质、多种维生素，有明目、清热解毒等功效。中老年人常食此菜有美容、健体作用。

此菜木耳滑润，黄瓜脆鲜，螺肉烂熟，可吃菜喝汤。

海参豆腐

【材料】

水发海参 400 克，水豆腐 300 克，水发香菇 15 克，青菜心 3 棵，熟火腿片 25 克，蛋清 6 只，牛奶 150 克，熟鸡皮块 25 克，精盐、味精、料酒、葱姜汁、湿淀粉、熟猪油、肉汤各适量。

【操作】

（1）将水发海参去杂洗净，切片，下入沸水锅中焯一下；将水发香菇去杂洗净切片。

（2）将水豆腐加入蛋清、精盐、牛奶、味精搅拌均匀，上笼蒸 20 分钟即成芙蓉豆腐。

（3）炒锅放猪油烧热，下入肉汤、海参、葱姜汁、盐、味精、料酒焖烧入味后，加入火腿片、青菜、鸡皮块、香菇，烧焖几分钟入味后，用湿淀粉勾芡，起锅装入汤盘中，用汤匙将蒸好的芙蓉豆腐舀在海参周围即可。

【功效】

海参含蛋白质、脂肪、钙、磷、铁、碳水化合物、维生素 B_1、维生素 B_2、碘、尼克酸等成分。其中碘含量很高，每百克干品中含碘 6000 微克。海参味咸，性温，有止血、养血润燥、补肾益精等功效。碘还有乌发秀发的功效。老年人高血压、糖尿病、虚劳体弱、肠胃溃疡、大便燥结者，可多吃些海参。

177

牛奶性味甘，微寒，有益肺气，补虚羸，解热毒，润皮肤，润肠通便之功效。并有预防高血压、胃癌、动脉硬化的作用。

此外豆腐和中、生津润燥，香菇能提高人体免疫力。

此菜味香，软嫩光滑，适合精血亏损、身体虚热、消瘦乏力的老人食用，更是老年人预防冠心病、高血压、血管硬化等病症的辅助食疗菜肴。常食此菜能健美、延缓衰老。

鳝鱼强筋健骨汤

【材料】

鳝鱼 250 克，党参 25 克，当归 10 克，牛蹄筋 100 克，精盐 3 克，料酒 10 克，葱段 10 克，姜片 5 克，肉汤适量、花生油 500 克（约耗 30 克）。

【操作】

（1）鳝鱼宰杀，去内脏，洗去血水，去骨和鱼头，将鳝鱼肉切成条，入油锅中炸至金黄色时捞出。

（2）将当归、党参洗净切片，装纱布内并扎口成药包；牛蹄筋放温水中发胀至基本烂熟，以利与鱼肉同熟，然后撕去筋膜，切成 6 厘米长的段。

（3）锅中注入适量肉汤，加入蹄筋、鳝鱼肉、药包、盐、料酒、葱、姜，煮至鱼肉和蹄筋熟烂时，拣去葱、姜、药包即成。

【功效】

鳝鱼含维生素 A、维生素 B_1、维生素 B_2、蛋白质、脂肪、尼克酸、铁、磷等成分。凡以鳝鱼为主料的菜肴，都有很高的保健价值，可作为风湿性脊柱炎、风湿关节炎、风湿性心脏病及糖尿病等病人的理想保健食品。中国医学认为，黄鳝性温，味甘，有补虚壮阳、祛风除湿、强筋健骨等功效。牛筋也有强筋壮骨的作用。

当归性温，味辛甘，有补血活血的作用。党参性平，味甘，有生津止渴，补中益气的作用。

此菜蹄筋烂熟，鱼肉熟烂，味鲜香，略有草药味。具有补气营血、通络止痛、强筋健骨的作用。老年人气血虚弱、筋骨软弱无力，多吃此类菜可强身健体，发生骨折外伤时，食用此菜也可加速康复。

糖尿病药膳方

（1）麦冬花粉茶：麦冬、天花粉各15克，生石膏30克。将上3味水煎2次，取汁混匀，代茶饮用，早晚分服。每日1剂。

效用：清热润肺，生津止渴。用治肺热津伤型糖尿病。

（2）地骨皮茶：地骨皮15克。将地骨皮制为粗末，放入保温杯中，冲入沸水，加盖焖30分钟，代茶饮用。每日1~2剂。

效用：凉血退热，清肺止咳。用治肺热津伤型糖尿病。

（3）天花粉茶：天花粉15克。将天花粉放入杯中，用沸水冲泡，代茶饮用。每日1剂。

效用：清热，生津，止渴。用治肺热津伤型糖尿病。

（4）沙参麦冬茶：北沙参、麦冬、生地黄各15克，玉竹5克。将上4味共制粗末，放入保温杯中，用沸水冲泡，代茶饮用。每日1剂。

效用：清热润肺，生津止渴。用治肺热津伤型糖尿病。

（5）生地二黄茶：生地黄150，黄连10克，大黄7.5克。将上3味共制粗末，混匀备用。每次取药末10克，放入保温杯中，用沸水冲泡，代茶饮用。每日1~2次。

效用：清胃泻火，养阴润燥。用治胃热炽盛型糖尿病。

（6）山楂决明茶：山楂、荷叶各15克，决明子10克。将上3味共制粗末，放入保温杯中，用沸水冲泡，代茶饮用。每日1剂。

效用：清热泻火，活血化淤。用治胃热炽盛型糖尿病。

（7）玄参麦冬茶：玄参、麦冬、生地黄各20克。将上3味共制粗末，放入保温杯中，用沸水冲泡，代茶饮用。每日1剂。

效用：清热凉血，滋阴润燥。用治肾阴虚型糖尿病。

（8）天冬枸杞茶：天冬、枸杞子各20克，党参、五味子各10克。将上4味共制粗末，放入保温杯中，用沸水冲泡，代茶饮用。每日1剂。

效用：养阴清热，益气固精。用治肾阴虚型糖尿病。

（9）地黄枸杞茶：熟地黄15克，枸杞子、天冬各12克，五味子6克。将上4味共制粗末，放入保温杯中，用沸水冲泡，代茶饮用。每日1剂。

效用：补益肝肾，养阴固精。用治肾阴虚型糖尿病。

（10）人参五味茶：人参、生地黄、麦冬各10克，五味子、炙甘草各15克。将上药共制粗末，放入保温杯中，用沸水冲泡，代茶饮用。每日1剂。

效用：阴阳双补。用治阴阳两虚型糖尿病。

（11）桃仁红花茶：桃仁、红花、川芎各10克，熟地30克，赤芍12克，鸡血藤、仙灵脾、归尾各15克，黄芪、丹参各20克。将上药水煎2次，取汁混匀，代茶饮用，早晚分服。每日1剂。

效用：行气，化淤，通络。用治淤血阻络型糖尿病。

（12）益气养阴茶：人参10克，黄芪20克，淮山药30克，玄参、天花粉各15克，知母12克。将上药水煎2次，取汁混匀，代茶饮用，早晚分服。隔日1剂。

效用：益气养阴，止渴除烦。用治糖尿病之口干思饮、尿多、气短乏力等。

（13）二皮花粉茶：西瓜皮、冬瓜皮各15克，天花粉12克。将上3味共制粗末，放入杯中，用沸水冲泡，代茶饮用。每日1剂。

效用：清热生津，敛阴止渴。用治糖尿病之口渴咽干等。

二、运动疗法

运动疗法是糖尿病治疗的一项重要措施，其疗效已被举世公认。

糖尿病患者常有高脂血症，血脂与载脂蛋白结合，可以形成乳糜微粒、极低密度脂蛋白、中密度脂蛋白、低密度脂蛋白及高密度脂蛋白。其中低密度脂蛋白脂固醇血中浓度增高，易于导致动脉硬化，而高密度脂蛋白增高可以降低低密度脂蛋白，有助于预防动脉硬化，二者在血中具有相互对抗的作用。长期体育锻炼可以降低血中胆固醇的浓度，降低低密度脂蛋白，升高高密度脂蛋白与低密度脂蛋白的比值，利于预防动脉硬化。糖尿病合并心脏病中，冠心病心绞痛较为常见，长期身体锻炼可以明显减少冠心病的发病率，改善脂肪代谢紊乱，增加心肌收缩力，降低交感神经的应激反应，以及减少心绞痛的发生率。

由于经济的发展，生活水平的提高，饮食的增多，体力活动的减少，过剩的脂肪在体内的堆积，从而产生肥胖。肥胖是诱发Ⅱ型糖尿病的重要因素之一，因肥胖身体对胰岛素不敏感，需要的胰岛素增加，增加了胰岛β细胞的负担，最终导致胰岛β细胞的衰竭而产生糖尿病。所以肥胖型糖尿病患者必须减肥，使机体恢复对胰岛素的敏感性。糖尿病的运动疗法需要消耗大量的能量，能促进脂肪的分解，促进脂肪、胆固醇及游离脂肪酸的利用，从而消耗剩余脂肪，把体重降下来，而体重减轻后，胰岛素敏感性的恢复，所用的胰岛素或口服降糖药都可以明显减少，糖尿病也会得到满意控制。上身肥胖（特别是腹部）是冠心病的危险因素，有目的地进行腹部锻炼，能有效地减少该处堆积的脂肪。另外，长期锻炼可以造就发达的肌肉，而肌肉是葡萄糖转变为糖原的场所，发达的肌肉可以贮存更多糖原，因而有利于提高身体对胰岛素的敏感性，改善胰岛素的抵抗。

糖尿病患者血中胰岛素的水平，影响运动疗法的效果，血中胰岛素浓度不同的糖尿病患者，运动后产生的效果也不一样。血中胰岛素浓度略有不足的轻型糖尿病患者，其运动治疗的效果最好。体内胰岛素充足的患者、运动时易于发生低血糖。胰岛素显著不足的患者，容易发生严重高血糖甚至酮症。因此，并不是每个糖尿病患者运动锻炼都能收到理想的效果。但是，临床上绝大多数Ⅱ型糖尿病患者都属于轻型糖尿病，血中胰岛素浓度仅略有不足。运动锻炼对绝大多数Ⅱ型糖尿病患者来说，是非常重要的。

运动可增加骨骼矿物质的含量，减少骨质疏松的发生。运动还能增加循环血容量，增加红细胞变形能力，促进纤溶过程，防止淤血或血栓的形成及动脉硬化。

适宜的体育运动能改善心肺功能，调整神经内分泌系统的功能，促进全身的新陈代谢，使高血压、高血脂、动脉硬化、肥胖等得到预防或改善，减少了心血管的并发症。特别是该疗法改善了微循环系统的血液循环，促进了新陈代谢，可预防或延缓糖尿病微血管病变的发生和发展。此外，运动促进大脑疲劳的消除，改善神经系统的功能，有利于糖尿病的治疗。

精神过度紧张，血中的升血糖激素如肾上腺素、去甲肾上腺素都会升高，从而升高血糖浓度。患者对疾病的自我评价是建立在精神状态的基础上的，适当的运动可以疏通气血，调畅情志，愉悦精神，消除忧虑和恐惧，也有助于对血糖的调节。

研究表明，运动强度为最大耗氧量的 50% ~ 70%，连续 20 ~ 45 分钟，可使葡萄糖对胰岛素的敏感性改善 12 ~ 72 小时。坚持日常锻炼的人，其葡萄糖对胰岛素的反应敏感性可以得到长期改善。Ⅱ型糖尿病患者对胰岛素的反应敏感性降低，因此运动锻炼对Ⅱ型糖尿病的治疗有非常积极的作用，尤以高胰岛素血症患者的治疗是很有必要的。肥胖病是由于身体对胰岛素不敏感所致，通过体育运动可使体重降下来，胰岛素受体的数目增加，胰岛素与受体的亲和力提高，从而使机体恢复对胰岛素的敏感性。而对胰岛素敏感的迟钝、对胰岛素的需求量减少，血糖反而下降的明显，糖尿病的症状消失，机体对糖的利用增加，糖代谢紊乱得到纠正。因运动促进葡萄糖进入肌肉细胞，而且运动时肌肉细胞本身对葡萄糖摄取的能力加强，加之肌肉运动时在其周围产生类似胰岛素作用的物质，可刺激肌肉增加对糖的摄取。这些因素均使肌肉及末梢组织对糖的利用增加，使尿糖减少，血糖下降。

运动疗法的原则

（1）要持之以恒，要保证每天有一定的时间进行运动锻炼，时间安排要固定，同时也可见缝插针，利用工作间隙进行。

（2）要循序渐进，活动的强度、方法、时间的长短都应遵循从少到多的原则。当找到一个合适的运动量后，要坚持按这个标准进行，最好不要忽多忽少。

（3）活动方法与活动量因人因时因地而异，要使身体得到足够的活动，但又不能过劳。要以低强度、长时间的方式进行，不主张高强度、短时间的锻炼方法。活动时要注意气候季节的变化，防止受凉感冒。

如何选择适宜的运动量

运动有诸多益处，但并不是只要运动就都可以达到运动所起的良好效果。只有在运动达到一定量的情况下，才能达到防治糖尿病、降低血糖、改善胰岛素抵抗的目的。另一方面，不恰当的运动又有许多潜在的危险。所以说运动是一把双刃剑。如果运动选择的不合理，会引起适得其反的许多不良反应。因此糖尿病患者必须掌握好运动的有关知识，选择一个适合于自己的运动量。

运动时，一定要先考虑好两个问题，要进行多大强度的运动合适，要运动多长时间合适和什么时间运动合适。经研究证明，运动强度只有达到最大耗氧量60%的中等运动强度以上时，才起到防治糖尿病的作用。不过还要考虑到每位患者的身体状况、耐寒能力等因素，归纳起来可按下列原则选择：

选择最大耗氧量60%的中等强度运动的糖尿病患者应符合下列条件：中青年糖尿病患者；Ⅱ型糖尿病、肥胖、血糖在16．7毫摩尔/升下，不伴有高血压、糖尿病肾病、糖尿病眼视网膜病、缺血性心脏病等患者；Ⅰ型糖尿病稳定期、血糖低于11．1毫摩尔/升，也不伴有以上几种并发症者才适用。

选择轻度运动要符合以下条件：Ⅱ型糖尿病老年患者；妊娠糖尿病患者和糖尿病合并妊娠、慢性并发症的患者。但同时要考虑运动方式，如并发轻度视网膜病等患者，不要做运动时吸气后的屏气动作，以防止眼底出血或视网膜脱离；并发有末梢神经炎、关节病及足部病变者，应避免引起或加重足部外伤的跑步运动方式；妊娠的糖尿病，妊娠4个月后要避免引体运动。

有以下情况之一的糖尿病患者，绝不可以进行任何强度的运动：各种感染；肝、肾、心功能衰竭；轻度活动即发生心绞痛；新发的心肌梗塞；严重心律失常；新发生的血管栓塞；肺心病；未控制的高血压；空腹血糖高于16．7毫摩尔/升；糖尿病并发急性并发症者；糖尿病合并有严重慢性并发症者；严重的Ⅰ型糖尿病患者；一运动就血压升高，运动后出现体位性低血压者；血糖波动大，易发生低血糖的脆性糖尿病患者等。

1. 运动强度的衡量标准

运动医学中，是以运动时最大耗氧量的百分比来区分运动强度的。最大运动强度就是达到100%最大耗氧量的运动。强度运动是最大耗氧量80%的运动。依次还有最大耗氧量60%的中等强度运动，最大耗氧量40%的中等强度运动，达到最大耗氧量20%的轻度强度运动。患者多用以下方法判断自己适合的运动强度：根据运动时脉搏跳动的次数来判断。因为在运动时，脉搏跳动的次数会随着运动强度的增加而加快，所以根据运动中脉搏每分钟跳动的次数多少，判断运动强度。我们把运动中脉搏每分钟跳动的次数叫"运动时脉率"，用"次/分"表示。安静状态下的脉搏每分钟跳动的次数叫安静时脉率。运动时脉率计算公式：

如果运动时脉率＝安静时脉率＋（210－年龄－安静时脉率）×100%———就达到了最大运动强度。

如果运动时脉率＝安静时脉率＋（210－年龄－安静时脉率）80%———就达到了强度运动。

如果运动时脉率＝安静时脉率＋（210－年龄－安静时脉率）×60%———就达到了60%中等强度运动。

如果运动时脉率＝安静时脉率＋（210－年龄－安静时脉率）×40%———就达到了40%中等强度运动。

如果运动时脉率＝安静时脉率＋（210－年龄－安静时脉率）×20%———就达到了轻度运动。

还有两种用脉率表示运动强度适中的方法，即老年人运动中最高心率不超过120次/分，中年人最高心率不超过130～140次/分，运动后收缩压不超过180毫米汞柱，身体微感疲劳，但能较快恢复为宜。另一种更为简学的方法是运动后心率加年龄为170次/分，也就是170－年龄＝运动后的脉率，这样的运动量属于中等强度。比如50岁的人，运动后脉率应达到120次/分为适度的运动。

另一种方法是根据运动时的感觉判断运动强度。最大强度运动则表现为非常吃力，有受不了的感觉。最大耗氧量60%的中等强度运动表现为运动时有累的感觉，但并不吃力，运动后的第二天感到舒服。如果运动时很吃力，运动后的第二天仍感到疲劳无力，说明有点过头，如果很轻松，则强度不够。最大耗氧量 40% 的中等运动强度，有一点点运动的感觉，比较轻松。轻度运动强度，感觉到很轻松的活动。

2. 运动时间的安排

当确定了合适的运动以后，要想达到治疗目的，运动的持续时间必须每次在 30 ~ 60 分钟，每日一次，或每周至少 4 ~ 5 次，并持之以恒。为了不半途而废，最好选择一些自己喜欢的趣味性强的集体性运动项目，起到互相督促的作用。

在何时去运动的时间安排上，是以防止运动时及运动后的低血糖发生为原则。避开胰岛素分泌的高峰期，或降糖药物作用的高峰期。具体地讲，I 型糖尿病患者，应在餐后 1 小时后，开始轻度运动有利于降低血糖。延长运动时间比提高运动强度对血糖控制更有利，但延长运动时间一定要避开药物作用的高峰期（一般注射普通胰岛素 2 小时后为药效最高峰）。对于 II 型糖尿病患者，上午 11 点钟是机体胰岛素作用最强的时候，此时要避免运动。所以建议运动时间选择在早餐后 1 小时进行。

糖尿病患者的典型运动方式

糖尿病患者运动锻炼的方式有多种多样，如散步、步行、跑步、骑自行车、广播操、各类健身操、太极拳、球类活动、游泳、滑雪、划船等。可根据自己的具体情况及爱好选择。下面介绍几种典型的适合糖尿病患者的运动。

1. 步行

步行速度因人而异。全身情况较好的轻度肥胖患者可快速步行，每分钟 120 ~ 150 步；不太肥胖者可中速步行，每分钟 110 ~ 115 步；老年体弱或心功能不全者可慢速步行，每分钟 90 ~ 100 步。

步行不同于散步，它坚持以一种较快的速度步行一段距离。一般选早晨或晚上，在平坦的大街或公路边进行，每次半小时至一小时，步行 3~5 千米为宜。步行速度可采取快慢结合的方式，即快步行走 5 分钟，然后慢速行走（相当于散步）5 分钟，然后再快行，这样轮换进行。

开始进行时，每天半小时即可，以后可逐渐加大到每天 1 小时。可分早晚两次进行。在山坡地区可采取上下坡轮流进行的方法，即上坡行走 5 分钟，然后循原路下坡行走，然后再上坡、下坡，保持同一步速。

2. 慢跑

慢跑的运动量属中等或较大，适用于有锻炼基础的轻型患者。慢跑时要求由足跟着地慢慢过渡到脚掌着地。慢跑时要注意脉搏，当脉律不齐或过快时应减慢速度或步行。慢跑持续时间每次以 15 分钟为宜，逐渐延长至 20 分钟。

3. 走跑交替

体力不足者常用步行和慢跑交替，步行 30 秒钟后跑 20 秒钟交替进行，并逐渐缩短步行时间，延长慢跑时间。

4. 太极拳

太极拳是我国传统的健身运动。它汇集了我国古代保健体操的精华，几百年来非但历久不衰，而且还引起中外医学界的高度重视，成为我国医疗体育的一种重要形式，深受人民群众的欢迎。仅从生理解剖的角度看，太极拳就有如下几个优点：

（1）太极拳动作柔韧、稳定、圆活、缓慢，特别适宜上了年纪的人和体弱有病的人（尤以慢性病为宜）练习。练拳时，腕、臂、肩、胸、腹、背等全身各部肌肉均须放松。柔和的练习和肌肉的放松使人感到轻松、舒畅，可以使大脑皮层得到"安静"、"休息"。

（2）打太极拳时"用意不用力"，所有动作都要以意识作引导，安详中兼带全神贯注，使神经系统的兴奋和抑制过程得到更好的调整。

（3）太极拳是一种动中有静的全身性运动，全身各大肌群和关节都参加活动，因此长期练习有助于使关节运动灵活，关节韧带弹性改善，肌肉力量得到增强。

（4）打太极拳时呼吸要调整得深沉稳定，匀细深长，特别是太极拳运动要"以腰为轴"，腰部动作多，所以能活跃腹腔血液循环，促进胃肠蠕动。

（5）太极拳运动量可大可小，男女老幼、体强体弱都可练习。例如，体弱的患者练习时可把式子打得高些，或只打简化太极拳，体质好的则可把式子打得低些。

（6）太极拳动作复杂，前后连贯，绵绵不断，协调性和平衡性要求很高。患者只有经过长期认真锻炼，贯气、精、神于一身，才能做到既舒展大方，又能强身健体。

各式皆可，初学以简化二十四式为宜。一般每作一遍，放松休息 3 分钟，再作一遍，每次 30 分钟，早晚各一次比较合适。具体实行方法可参有关书籍，或请老师指导。

5. 广播韵律操

可根据兴趣选做一种，多于工作间隙或空闲时间进行，每次 10 ~15 分钟，上下午各一次。也可选择早晚时间，每次 30 分钟左右。本法简单易学，活动量适中，适合于各种情况。但过于激烈的健美操、老年迪斯科等，应视身体状况慎重选用。

6. 骑自行车

选早晚时间，或上下班时进行，每天两次，每次半小时至 I 小时，骑行速度以 15 ~ 20 千米/时为宜，太快则劳累，太慢则无锻炼效果。也可在空闲时间进行，或选择坡度不大的山坡公路，进行上下坡轮换锻炼。

7. 室内运动

适合于后期有多种并发症的患者，或身体比较虚弱者以及住院患者。以下几项可作为参考项目：

蹲下起立：开始时，每次做 15 ～ 20 次，以后可增加至 100 次。

仰卧起坐：开始时，每次做 5 次，以后逐渐增加至 20 ～ 50 次。

床上运动：分别运动上、下肢，做抬起放下、左右分开等动作。对卧床患者较为适合。

运动疗法的注意事项

运动可使胰岛素分泌减少，儿茶酚胺、生长激素、皮质醇及胰升糖素显著增加。当糖尿病患者胰岛素严重缺乏时，急性运动使肝糖输出显著增多，而不伴有葡萄糖的利用增加，会使血糖增加，病情加重。此外，急性运动又可对糖尿病患者的并发症产生不良影响，运动时肌肉血流增加，肾血流减少可使糖尿病肾病加重；运动时血压上升，增加玻璃体和视网膜出血的危险性。因此，尽管运动锻炼是治疗糖尿病的有效方法之一，但应避免出现事故，应从较轻的体育活动开始，待适应后再逐步增加运动量，从而达到健康治疗糖尿病的目的。

因此，糖尿病患者在运动锻炼时应注意下列事项：

（1）避免早晨空腹时运动。正常人习惯早晨空腹时运动。而糖尿病患者不可，因为糖尿病患者此时体内胰岛素很少，而抗胰岛素的激素分泌增多，此时运动容易出现高血糖而发生酮症，所以应避免。

（2）参加运动治疗都应随身携带疾病卡，写明姓名、住址、联系电话、疾病名称，以便在运动中发生意外情况及时处置。此外还要备少量易吸收的糖（葡萄糖），以便低血糖时服用。对糖尿病酮症等也最好有一定的了解。

（3）对 I 型糖尿病，运动时要注意低血糖问题。不要在运动时肌肉活动处注射胰岛素，以防胰岛素吸收过快造成低血糖。运动前稍增加饮食量或减少胰岛素用量，以防运动后出现低血糖。注射胰岛素的患者在胰岛素作用最强时刻（上午 11 点，下午 4 点）应避免体育运动，因为此时运动易发生低血糖。

（4）患者出现应激状态暂时停止运动，待应激状态解除后再恢复运动，应激状态可由各种感染、创伤、手术、严重精神刺激等因素引起。

（5）已确诊合并糖尿病肾病者、活动性视网膜病者、有糖尿病末梢神经炎者，不宜参加剧烈或复杂的运动，以防病情加重发生意外。

（6）重症糖尿病者，清晨未注射胰岛素时不要进行体育锻炼，因此时体内胰岛素很少，容易出现酮症，对健康不利，运动应在注射胰岛素后并按规定进餐以后进行。

（7）运动疗法要求达到一定的运动量，只有达到运动量才能真正达到治疗糖尿病的目的，但运动量又不能过大，否则会使病情恶化，应根据自己的身体情况，在医生的指导下，从短时间轻体力活动开始，逐渐增加运动时间和运动强度，最终确定一适合自己本身情况的运动量，一定要以运动后不感到疲劳为限。确定了运动方式和运动量后要长期坚持。除不宜锻炼的情况外，应当长年累月持之以恒。

（8）运动疗法、饮食疗法、药物疗法三者是相辅相成的，不可偏废哪一种疗法，而饮食疗法又是糖尿病最基础的治疗方法，只有按要求控制饮食，再辅以运动和药物的治疗才能获得最满意的疗效，所以运动疗法必须在饮食治疗和药物治疗的基础上进行。

三、心理疗法

由于生物医学模式向生物—心理—社会医学模式的转变，国内外医学界越来越重视心理疗法。饮食疗法、运动疗法和心理疗法是糖尿病三大基本相配合的疗法，只要恰当地运用并坚持三大基本治疗，即使不用药，轻型患者也可以获得较满意的疗效，使用药物治疗的中、重型患者疗效发挥得更加充分。除运动疗法的禁忌证外，三大基本疗法几乎对所有的糖尿病患者都是值得重视的。

心理疗法的目的在于消除患者心理、社会紧张刺激，获得对自身疾病的正确认识，树立战胜疾病的信心，消除忧郁、焦虑等精神状态，达到心理平衡，从而有利于糖尿病的控制，减轻、延缓并发症的发生与进展。当然，心理疗法不能取代药物疗法，机体治疗与精神治疗同时进行，互相配合，相辅相成，才能达到理想的效果。

心理疗法的形式

糖尿病虽然是终生性疾病，但只要科学地对待它，遵循治疗原则，一定可以将血糖控制在正常水平。从家庭医学的角度看，施行心理疗法主要是患者的亲人。心理治疗一般有以下几种形式：

1. 发泄情绪

若长时期郁闭情绪，往往容易导致疾病；在生病以后，若这种郁闭情绪仍存在，会促使病变继续发展。在这种情况下通过高声的叫喊、谩骂、歌唱等使郁结的情绪释放，对痊愈疾病大有帮助。现代科学研究表明，长时间的精神郁闷、沮丧会导致体内产生某种对身体有害的化学物质，如果想哭就痛快地哭一场，以便有害物质能够通过眼泪排泄出去，如果抱着"男儿有泪不轻弹"的宗旨隐忍不哭，对疾病是很不利的。现代某些国家建立了供人发泄情绪的场所，提供了自我心理治疗的条件。在家庭里，这种方法是较好应用的。应该注意的是如果患者有意或无意地发泄，家庭其他成员应该能够谅解和容忍，而不应横加指责、压抑。

2. 释疑解惑

由于某种症状而心生疑虑，从而导致病患，此时较好的治疗方法是消除患者的疑虑，或用语言讲解道理，或用事实证明是非。疑虑一旦消除，疾病便可能获愈。有人偶尔出现一次胸痛，便怀疑自己患了恶性肿瘤，而这种情绪久而久之便导致了真的疾病。此时如果患者家属深知这一过程，便可敦促患者上医院去作检查，消除其疑虑。

3. 顺情从欲

即在条件允许的情况下，顺从患者的意志和愿望，尽量满足其久久追求的需要和愿望，用以治疗欲求不遂所导致的病症。一般情况下，此类患者得到满足后病情减轻，甚至痊愈。

4. 说理疏导

针对患者心理症结，通过辨证观点，使患者在人生哲学方面有更深刻的思考，从而使患者心绪更加良好。在说理疏导方面无一定成规可循，以耐心、交心、诚恳为原则，要善于运用正反两方面的事例来说服患者。

5. 以情胜情

中国传统医学的一种心理疗法。根据中医基本理论，人之情志（喜、怒、忧、思、悲、恐、惊）分别由心、肝、脾、肺、肾主宰；七种情志遵循五行生克的规律而互相制约，当某一情志过盛而导致疾病时，即可人为地引导出患者与其相克的情志，使之相互作用，从而治疗疾病。使用以情胜情时，要有针对性，要巧妙，勿使患者生疑，要精心设计诱发产生相克情志所需要的刺激量，全体家庭成员都要积极配合。

6. 移情转意

人患疾病时，由于常虑其病，因而情绪低落，心理负担较重，往往存在紧张、恐惧、焦虑等消极不利的心理因素。采取适当的方法转移患者对相关事件或病痛的注意力，借此调整气血运行状况，疏通结聚，使患者忘却其病痛，创造坦然无忧之心境，其病便易于趋向痊愈。移情转意多通过患者感兴趣、十分喜爱的事情来实现。此外，只要能使患者注意转移的方法皆可使用，这点对于患者家属来说，往往是很容易做到的。

心理疗法的内容

从现代医学的角度看，心理疗法的内容既包括简易精神疗法、认识行为疗法、生物反馈疗法、性格的培养与管理、糖尿病教育与生活指导，也包括夏令营、观光旅游等丰富多彩的文体活动，通过这些活动，患者消除刺激心理紧张的因素，从而有助于疾病的康复。但有些疗法一般要求具备专业知识的心理工作者或相关的医务人员才能施行，所以有一定的局限性。下面介绍几种应用广泛的疗法。

1. 短程心理疗法

在自觉信任、加强医患关系的基础上，采用倾诉、支持和保证的手段，提高患者的认知，消除疾病恐惧或无所谓态度，增强防病治病信心，提高自控能力。还应分析应激因素和负性情绪的致病作用，提供正确的调节方法，培养健康的行为方式。

2. 精神治疗

医生在取得患者信任和合作的基础上有计划、有目的地同患者交谈，听取患者对病情的描述，了解病情的发展，主动提出启发性的问题，合理解决患者的矛盾心理，使患者对糖尿病有完整的认识，树立战胜糖尿病的信心；同时指导患者解决心理矛盾冲突的正确方法，促使其重新适应社会生活，早日康复。治疗者对患者的态度必

193

须和蔼、亲切、客观、公正。按计划安排谈话内容，重视患者陈述的症状和病情，耐心听取其疾病及生活中的痛苦倾诉。每周会谈2~3次，每次约30分钟。

3. 生物反馈疗法

借助于反映心理生理状态客观资料的监护仪器，逐步训练对血压、心率、肌电图、脑电图或皮肤温度等生理变化能够直接感受。根据这些躯体信息的反馈作用，觉察并纠正体内的不良生理活动。当个人学会能够完全按照对认识、知觉和情感反应来直接觉察体内生理变化和作出反应时，就可以逐渐不需要监控仪器帮助。这种采用操作学习原理的生物反馈疗法，可以预防和治疗因紧张刺激而引起的心理功能障碍，让身体各部放松，使机体生理活动处于最佳状态，对糖尿病合并高血压、冠心病、肢体血管病等血管并发症都有较好的辅助治疗作用。

所有糖尿病患者都应作心理测定和心理分析。通过心理训练纠正性格缺陷等自身素质，指导其改变个性薄弱环节，提高生活质量，改变不良行为方式，有助于长期使病情处于稳定状态，改善疾病预后。

心理疗法的注意事项

心理疗法一般比较安全，且易于实施，但是使用不当也会徒劳无功，甚至可能加重病情。此外，心理疗法也涉及到一些伦理或道德问题。因而在准备采用心理疗法时还必须注意一些相关事项。

首先要对患者所患疾病的心理因素进行细心的查找分析，明确其症结所在，针对这个症结设计完善的心理治疗方案，然后再付诸实施。在治疗过程中，治疗者必须耐心、真诚，取得患者的充分信任，尽可能避免任何引起患者怀疑、困惑的行为。除患者之外，家庭的其他成员都应努力配合协调，使治疗取得最佳疗效。

在进行以情胜情治疗时,要注意控制刺激强度,而且要中病即止,及时终止刺激,或及时向患者揭开真实情况,以免由一个极端走向另一个极端,从而旧病未痊,又添新病。

在作移情转意的症状转移或症状转换时,要注意转内病为外病,转重症为轻症,转要害部位的症状至非要害部位。

在实施顺情从欲时要注意,对于患者胡思乱想、淫欲邪念等不切实际的欲望,违背法律、道德、伦理的欲望,决不可纵容迁就,而应该进行说服教育。此外,有些疾病若顺情从欲则可能加重病情,这时也切不可使用顺情从欲方法。

四、药物疗法

药物治疗的原则和目的

糖尿病的药物治疗是糖尿病综合治疗中的手段之一,药物治疗包括口服降糖药和胰岛素的补充与代替治疗。首先要强调一点,药物治疗必须在医生的指导下合理选择药品种类,合理剂量,而不能自作主张或人云亦云。同时,患者本人及其家属也要了解药物的基本作用机理,药物的有关副作用,服药方法与注意事项等,以便患者能够很好地理解和配合医生的治疗方案,减少治疗中不良事件的发生,从而达到非常理想的疗效。

在各种疾病中,糖尿病的治疗是最需要患者的耐心、积极性及多方面的支持才能得到良好疗效的疾病。

对于糖尿病患者来说,治疗的目的主要是纠正体内代谢异常,使糖、脂肪、蛋白质代谢恢复正常,消除代谢紊乱引起的症状,防止和积极治疗酮症酸中毒,预防并发症,延长寿命,降低病死率,维持正常体重及儿童、青年的正常生长发育,维持成年患者的正常社会劳动和工作，保证糖尿病孕妇和妊娠期糖尿病患者顺利妊娠和分娩。其治疗原则是"健康饮食，体重达标，综合治疗，持之以恒"。

治疗中老年糖尿病患者时，应在保证其生活质量的基础上，纠正代谢紊乱，防止并发症的发生和发展。中老年患者对于饮食的控制应较壮年患者适当灵活掌握。

中药治疗简介

中药治疗糖尿病的效果越来越为世人所关注。中药治疗是在辨证论的基础上，根据糖尿病的不同症状而分别治疗，它有别于现代西医关于糖尿病的分型。

中医将糖尿病分为上、中、下三消。认为上消多偏实热证，位在肺胃，治宜清热养阴为主。中消多见实证，位在中焦脾胃，治宜清热泻火。下消多属虚证，位在肝肾，治宜气阴双补，阴阳两益。同时提出了糖尿病病机是阴应为本，燥热为标，气滞血瘀正常的病机学说和清热润燥、益气养阴、治肾为本，注重活血化瘀的治疗原则。

口服降糖药治疗

口服降糖药物主要用于Ⅱ型糖尿病的治疗，针对Ⅱ型糖尿病发病机理的两大原因分为两类：其一，针对胰岛素抵抗现象，虽然胰岛素的数量并不少，但胰岛素却发挥不了很好的作用，解决的办法是提高胰岛素作用的敏感性，可用药物如双胍类、胰岛素增敏剂；其二，针对胰岛功能损伤，即胰岛不能分泌足够的胰岛素，相应的对策是刺激与增加胰岛素的分泌量，如磺脲类、瑞格列奈。目前广泛应用于临床、药效肯定、副作用小的口服降糖药物有五大类：磺脲类、瑞格列奈、双胍类、葡萄糖苷酶抑制剂和胰岛增敏剂。每类药物都有各自的作用特点，适用于不同类型、不同病情的患者。下面将具体介绍各类降糖药物的特点。

1. 磺脲类降糖药作用机制与适应证

磺脲类药物众多，虽说基本结构相同，但作用效果和特点并不完全一样。

碘脲类降糖药物主要是通过与胰岛 β 细胞膜上的药物受体结合，开辟了胰岛 β 细胞膜面的闸门，使钙离子进入了细胞内。作为信使的钙离子，促进了胰岛素的分泌。第二个作用是减少了糖储存形式的肝糖原分解，葡萄糖的来源减少。第三个作用是缓解了胰岛素受体后的缺陷。最后是增加了接受胰岛素作用的靶细胞膜上受体的数量。总之是使胰岛素的产量增加了，血糖的来源减少了。接受胰岛素的受体多了，近而达到了降低血糖的目的。磺脲类药物口服后均经肝脏代谢，除格列喹酮经胆道、消化道排出外，均经肾脏排出。所以肾脏功能不全者不宜使用。妊娠与哺乳期的糖尿病患者不可服用碘脲类降糖药物。

磺脲类降糖药物主要是通过刺激胰岛 β 细胞加强胰岛素的分泌。只有胰岛 β 细胞尚有功能的情况下这类降糖药物才会有效，所以主要是适用于Ⅱ型糖尿病。

非肥胖的Ⅱ型糖尿病患者在单纯饮食控制与适当运动两个月后，血糖仍居高不下可首选磺脲类降糖药。

肥胖的Ⅱ型糖尿病患者，服用双胍类药物后，血糖控制仍不满意，或因双胍类药物的胃肠道反应不能耐受，也可加用或改用磺脲类药物。磺脲类药物可增加胰岛素分泌，还可使患者体重增加，因此不作为肥胖患者的首选药物。

Ⅱ型糖尿病患者每日仅需少于 20 单位胰岛素，疗效明显者在不愿意继续使用胰岛素时，可试用磺脲类降糖药物替代胰岛素。

发病年龄在 40 岁以上，发病在 5 年以内，空腹血糖 >11. 1 毫摩尔/升，从未采用过胰岛素治疗、体重正常或肥胖者，亦可选用磺脲类药或与双胍类药联合使用。

近年来，临床上已试用于与胰岛素联合使用以加强疗效。磺脲类降糖药均应在餐前半小时服用，否则会影响药物效果的适时发挥。

当磺脲类降糖药物服用至最大剂量仍不能有效控制血糖时，就称之为磺脲类药物失效。根据失效过程与时间的不同，又分为原发性失效和继发性失效两种。原发性失效是指Ⅱ型糖尿病患者，在严格的饮食控制情况下，服用大剂量的磺脲类药物，已经服用一个多月病情仍未控制，称为原发性失效。一般情况下，磺脲类药物降血糖约半数治疗效果明显，1/3处于边缘状态，1/5无效。继发性失效是指磺脲类药物开始治疗的一段时间内有效，短可维持1个月、多数可在4年以上，然后降糖疗效逐渐减弱，需要大剂量也不能有效控制血糖，称为该患者对磺脲类药物继发失效。所谓"不能有效控制血糖"是指服用适量的磺脲类降血糖药后空腹血糖仍高于11.1毫摩尔/升，餐后2小时血糖高于14.9毫摩尔/升，且持续数月。早期失效见于口服药物后6个月内，失效率约为5%~20%；远期失效见于2年后，失效率为3%~30%。引起失效的原因，可能与病例选择不当，饮食控制不严，用药量不足，暂时性应激而未能坚持用药，合并心、脑、肾等糖尿病并发病等有关，大多数的原因不明。

磺脲类药物失效后，在医生的指导下重新调整治疗方案，改换另一种磺脲类药物有可能获得良好效果。还可能在合并使用双胍类药物后有所改善，也可加用或改用胰岛素治疗，但要因人而异。

2. 磺脲类降糖药的种类

（1）甲苯磺丁脲：临床上最常用的第一代磺脲类药物，作用最快、最弱，药效时间最短，近期疗效约70%~80%。服后迅速从胃肠道吸收，1小时开始起作用，3~5小时作用最强，一次服用0.5克能维持6~8个小时，12小时后作用消失。它在血循环中与血浆蛋白结合，在肝脏氧化后于24小时内90%经肾脏排出，半寿期约4～6小时。开始剂量为每次0.5克，每日2～3次，饭前口服。根据患者血糖变化及反应，必要时隔3－5天增加0.5克，每日用药总量不能超过3.0克，必要时与双胍类药物联合应用。此药副作用小，多数患者无不良反应，但长期服用可引起厌食、恶心、呕吐、腹胀、便秘或腹泻等。

（2）氯磺丙脲：属于第一代磺脲类降糖药，其特点是胃肠吸收慢，排泄慢，降血糖作用强，为甲苯磺丁脲的7～8倍，药效持续时间长，副作用较大。一次服药后4小时开始发挥降血糖作用，10小时后作用最强，但由于与血浆蛋白结合后在肝内不分解，而以原形经肾脏缓慢排出，因此，其作用时间取决于肾功能与尿量。服药后第1天排出约60%，半寿期35小时，药效可长达36～60小时。剂型有0.1克/片和0.25克/片，每日1次，餐前服用，一般每日0.1～0.3克，极量为0.5克。由于本药降血糖作用强而持久，必须特别警惕低血糖的发生。老年人及肾功能不全者不宜采用。

（3）格列本脲（优降糖）：最早应用于临床的第二代磺脲类降糖药物，目前仍广泛应用，其降糖作用强大，约为甲苯磺丁脲的200倍。口服后迅速从胃肠道吸收，12～20分钟血糖开始下降，2～6小时达血浆高峰浓度，半寿期10～16小时，作用持续时间达24小时。主要由肝脏代谢，代谢产物无或弱生物活性，经肾脏和胆汁排泄，各占50%。有1.25毫克/片和2.5毫克/片二种剂型。每日量在5毫克以下者，主张早餐前一次口服，超过5毫克者，早、晚餐前分次口服，最大剂量为每日20毫克。国内有研究认为，如果每日超过10毫克，再增加剂量并无明显增强降糖效果。本药降糖作用强大，持续时间较长，易引起低血糖反应，甚至导致严重或顽固性低血糖。对于老年患者、肝肾功能不全者应慎用或不用。

（4）格列齐特（达美康，甲磺吡脲）：由法国施维雅药厂研制生产的第二代磺脲类降糖药。对健康人及糖尿病患者均有降血糖作用，其降血糖作用介于优降糖和甲苯磺丁脲之间，但作用持续时间较二者长。达美康通过刺激胰岛 β 细胞释放胰岛素，加强进食葡萄糖后的胰岛素释放，恢复非胰岛素依赖型糖尿病患者失去或减少的胰岛素早期分泌峰，降低血糖，并能增加靶细胞胰岛素受体数量，提高外周靶细胞对胰岛素的敏感性。达美康还能降低血小板粘附性和聚集性，促进 PGI2 合成，防止微血栓形成，改善糖尿病患者眼底病变的预后，减慢视网膜病变的病情恶化或进展，延缓心血管并发症的发生。动物实验发现，达美康能有效地抑制动脉粥样硬化前期损害的进展，降低血胆固醇、甘油三酯及游离脂肪酸水平。目前临床主要用于经饮食和运动疗法治疗尚不能控制的非胰岛素依赖型糖尿病，尤其适用于糖尿病伴有微血管和大动脉组织病变者、肥胖型糖尿病、老年患者糖尿病。与胰岛素合用，也可用于治疗胰岛素依赖型糖尿病。餐前半小时口服。治疗宜从小剂量开始，如 80 毫克/日，2~3 周后根据病情调整剂量，一般用量 80~240 毫克/日，少数患者用量可达 320 毫克/日。小剂量时可采用餐前一次口服，大剂量时可分 2~3 次/日服用。采用最大剂量疗效仍不满意时，可加用双胍类口服降糖药，多能收到满意疗效。个别患者在服药期间有胃肠道反应。偶见皮肤过敏反应，停药后可消失，罕见血液中血细胞异常，但多为可逆性。用量过大时可出现低血糖反应，尤其是老年患者，有文献报道老年患者口服达美康 80 毫克/日，即出现低血糖。合并有严重酮症酸中毒、糖尿病性前驱昏迷及昏迷、妊娠以及严重肝肾功能衰竭患者禁用。

（5）格列吡嗪（美吡达）：意大利 FarmitaliaCarloErba 药厂生产的较新的第二代磺脲类药物，其降糖效果稳定，有效率达 88%，对老年糖尿病患者的降血糖效果较好，对其他口服降糖药无效者，改用本药仍 50% 有效。目前认为此药具有吸收迅速、降血糖作用明显和发生低血糖危险较少等优点。口服后可迅速由胃肠道完全吸收，3分钟后血浆胰岛素浓度上升，血糖开始下降，可降低30%左右，1~3小时后血浆胰岛素达到高峰浓度。半衰期短，仅2~4小时，10小时后血中已测不出药物浓度。主要由肝脏代谢，代谢产物无活性，24小时内经肾排出97%，故长期服用一般无蓄积作用。此药每片5毫克或10毫克。一般开始每日5毫克，老年患者最好从2.5毫克开始，早餐前30分钟服用，可每周调整一次剂量，每次2.5毫克~5.0毫克，最大剂量不超过每日30毫克。老年患者不超过每日20毫克为宜。

（6）格列喹酮（糖适平、糖肾平）：上世纪70年代由德国研制成功并应用于临床。糖适平是一种亲胰岛β细胞的短效磺脲类降血糖药。通过与胰岛β细胞膜上的特异性受体结合，降低β细胞膜ATP依赖型钾通道的活性，由此而激活C_{2+a}通道和C_{2+a}内流，增加胰岛素的释放。本品还能改善胰岛功能，提高细胞对葡萄糖刺激的敏感性，增加胰岛素受体的敏感性，抑制肝糖原产生。其作用强度介于优降糖与甲苯磺丁脲之间。与其他磺脲类药物比较，糖适平口服吸收后，95%代谢产物经胆道从粪便排泄，仅有约5%的代谢产物由肾脏排出，因而糖适平的作用不受肾小球滤过率变化的影响，适用于伴有肾功能不全的非胰岛素依赖型糖尿病患者使用。本品作用时间较短，长期服用不会产生药物蓄积中毒，用药期间低血糖发生率低。糖适平主要用于有一定胰岛素分泌功能，经单纯饮食和运动疗法尚不能得到控制的非胰岛素依赖型糖尿病患者的治疗。特别适用于60岁以上的老年糖尿病患者，用其他口服降糖药易发生低血糖反应者，仅需要小剂量口服降糖药来控制餐后高血糖的患者，非胰岛素依赖型糖尿病伴有肝肾功能不全而肾小球滤过率不低于30毫升/分钟者。每片30毫克，口服吸收迅速，2~3小时达高峰浓度，8~10小时降至低水平。餐前30分钟口服，一般从小剂量开始，剂量范围为每日 15～180 毫克。因个体差异大，在上述剂量范围内通常每日可递增 15 毫克，根据血糖水平调节剂量。日服剂量在 30mg 以内，可早晨一次口服，超过 30 毫克可分 2～3 次/日服用。糖适平可与双胍类口服降糖药或胰岛素联合应用，疗效满意。本品副作用小，极少数人有皮肤过敏、胃肠道反应、轻度低血糖反应。妊娠期及对磺脲类药物过敏者、胰岛素依赖型糖尿病病人、代谢性酸中毒者禁用。严重肾功能减退、肾小球滤过率＜30 毫升/分钟者慎用，用药期间怀孕者应停药。

（7）格列波脲（克糖利，甲磺冰脲）：瑞士 Roche 药厂出品，是通过充分动物实验和多国临床验证的第二代磺脲类降糖药，其治疗的对象是单纯用饮食治疗不足以控制症状又尚不必使用胰岛素的非胰岛素依赖型糖尿病患者。克糖利是一种疗效稳定，能增加胰岛 β 细胞功能的口服磺脲类降糖药，对优降糖失效的患者大部分仍有效。对预防糖尿病合并血管并发症可能也有一定作用，但是肝肾功能不良患者禁用。此药通过刺激胰岛 β 细胞释放胰岛素或抑制胰岛素的降解而产生降糖作用。可能有抑制胰岛 β 细胞分泌胰高血糖素的作用，有利于降糖。具有抗脂肪分解作用，而该作用并不完全是由于内源性胰岛素释放所致。服药后甘油三酯显著降低，能降低血黏度、血小板聚集率、糖化血红蛋白，从而有预防血栓形成和动脉粥样硬化的作用。降低血浆支链氨基酸。口服后可迅速从胃肠道完全吸收，2～4 小时达到血浆高峰浓度，半衰期 8 小时。口服后经肝脏代谢，以无活性或活性很低的代谢产物由肾脏排出体外。每片剂量 25 毫克，开始服用宜从小剂量开始，早餐前服用。增加剂量后可早晚分次服用。少有胃肠道症状，很少发生低血糖反应，据统计仅占 0.13%，且均属轻型。同其他磺脲类降糖药一样，服用克糖利期间需注意与磺脲、水杨酸、异烟肼等药物的相互作用，并警惕造成低血糖的可能性。

（8）瑞易宁（格列吡嗪控释片）：由美国辉瑞制药有限公司生产的第二代磺脲类降糖药，其活性成分为格列吡嗪，采用"胃肠道治疗系统"制备为控释片剂。每日一次服药，全天匀速持续释放格列吡嗪。瑞易宁的药理作用主要为提高胰腺有功能的 β 细胞对血糖的反应性，促进胰岛素的释放；并且增加外周组织对胰岛素的敏感性，降低肝脏葡萄糖的生成，可显著降低空腹血糖和餐后血糖，且不增加空腹胰岛素水平。口服瑞易宁后 2～3 小时血浆格列吡嗪浓度逐渐增加，6～12 小时达到最大浓度，全天血药浓度波动小。服药 5 天后血药浓度达到稳态，老年患者达到稳态的时间需 6～7 天。瑞易宁适用于 II 型糖尿病，在饮食控制基础上的一线治疗。每片剂量为 5 毫克，用法起始剂量为 5 毫克，每日一次，推荐与早餐同服。根据血糖控制情况可进一步增加剂量，每次加 5 毫克，最大剂量为每天 20 毫克。瑞易宁禁用于对格列吡嗪过敏者、I 型糖尿病、糖尿病酮症酸中毒者。同其他磺脲类药物一样，瑞易宁亦有可能产生低血糖。患有严重胃肠疾患，如严重胃肠狭窄、严重腹泻者不宜使用。瑞易宁应整片吞服，不应嚼碎或掰开服用。粪便中如出现片剂样物为正常现象，此为包裹片剂的不溶性外壳。

3. 服用磺脲类降糖药的注意事项

磺脲类降糖药容易引起低血糖反应，严重时会引起低血糖昏迷。所以用量原则应从小剂量开始，逐渐增加用量。老年患者服用优降糖降糖时，更需要警惕低血糖昏迷的发生。少数患者发生皮疹，多形性红斑、胆汁性黄疸。极个别患者可出现骨髓异常。第一代的氯磺丙脲、甲磺丁脲及第二代的磺脲类药格列本脲（优降糖），偶见肝功能异常、肾功能不全的病人，除格列喹酮（糖适平）可以服用外，其他磺脲类药物因从肾脏排泄发生障碍，而致药物积蓄引起低血糖，加之增加肾脏的排泄负担，故不宜服用。妊娠与哺乳期的糖尿病患者，不可服用磺脲类降糖药。

在服用磺脲类降糖药时，应在饮食控制、适当运动、改善胰岛素抵抗的基础上选用此类药物。否则，会加速胰岛细胞的衰竭。道理很简单，因为磺脲类药是以刺激胰岛细胞分泌胰岛素来满足人体对胰岛素的需要的，是加重胰岛细胞负担的一种办法。如果不控制饮食，不去运动，胰岛素的需求量则会增大，加之药物催促作用，有效的胰岛细胞在两面夹攻下，只会出现过早衰竭。所以饮食控制和适当运动一定要做好。

在选择磺脲类降糖药时，只能选其中的一种，不能两种药同时叠加服用。

由于胰岛素分泌增加的同时，除了降低血糖外，还使脂肪合成增加，体重增加容易加重胰岛素抵抗，为此严格控制饮食，合理运动就必须坚持。

各种磺脲类降糖药虽属同一类，但每一品种各有特点，在药物的作用时间、药物效力、排泄途径、药物的剂量等都有不同，所以一定要在医生的帮助下选择。凡是降糖药，随便购来就服用的办法是极不科学的，有时是有害的。

由于糖尿病并发症及伴随病症较多，在服用磺脲类降糖药时，必须注意与治疗其他疾病药物的相互影响与干扰。有的能引起磺脲类药物降糖能力的增加，有的则减弱磺脲类药物的降糖效果。而另一类药物可以影响到升降血糖的激素。因此，必须予以充分了解。特别是在降低血糖方面的协同与拮抗关系。

增加磺脲类降糖效果的药物有阿司匹林、保泰松、消炎痛、磺胺类、甲氧苄胺嘧啶、丙磺舒、青霉素、环磷酸胺、氨甲喋啶、抗凝剂、双香豆素等。它们是通过在磺脲类药与血浆蛋白结合部位发生竞争置换，使磺脲类药游离而增强其降血糖作用。但对第二代磺脲类药则无此作用。氯霉素、保泰松、双香豆素及磺胺苯毗等因抑制酶系统，有协同降糖作用。能从肾小管分泌与氯磺眠等发生竞争，抑制磺脲类排泄的药物，如丙磺舒、保泰松、双香豆素和其他有机酸类药物，亦可加强磺脲类的降血糖作用。

降低血糖的药物是通过抑制体内升糖激素来加强降糖效果的。有心得安、胍乙啶、可乐宁、麦角胺、痢特灵、灭滴灵、他巴唑、二硫基丙醇、苯丙酸诺龙等药物和酒精。

拮抗磺脲类降糖作用的药物，也就是使血糖升高的药物有糖皮质激素、雌激素、肾上腺素、去甲肾上腺素、氨茶碱、麻黄素、咖啡因、苯妥英钠、苯巴比妥、利福平、噻嗪类利尿药、甲状腺素、链霉素及烟酸等。

因此，当服用磺脲类降糖药物的患者，如同时服用有增强磺脲类药物降糖效果的药时，容易发生低血糖，而与有拮抗磺脲类药的药品同时服用时，则血糖容易升高，要留心注意血糖的变化，及时予以调整。

4. 双胍类降糖药的作用机制

双胍类药物只有两种，一种为苯乙双胍，商品名为降糖灵，另一种为二甲双胍。前者因为发生乳酸性酸中毒的几率比二甲双胍高，所以临床上已被二甲双胍所代替了。二甲双胍的最大优点是不给胰岛 β 细胞增加负担，相反通过它的抗高血糖作用，还减轻了胰岛的分泌负担。它是通过四个途径降低血糖的。

首先，增加周围组织对胰岛素的敏感性，换句话说，就是改善或克服胰岛素抵抗。

肌肉、脂肪组织细胞有允许葡萄糖进入的特殊通道，把它比作一道"门"，只有胰岛素这个特殊"门卫"才能够打开这个"门"使葡萄糖进入。Ⅱ型糖尿病的胰岛素抵抗就是胰岛素不能顺利地打开葡萄糖通道，葡萄糖不能顺利地进入到细胞中。二甲双胍可以减轻胰岛素抵抗，使胰岛素的作用增强，促进葡萄糖在外周组织中的利用，从而降低血糖，尤其是降低餐后血糖。因此，它的最大优点

是不刺激胰岛的 β 细胞，不增加胰岛 β 细胞的负担；相反还可减轻胰岛的负担。单独使用不产生低血糖，故而又称为抗高血糖药物。二甲双胍主要适合于存在胰岛素抵抗的 II 型糖尿病。

二甲双胍可以增加人体肌肉的组织对葡萄糖的利用。葡萄糖被利用了，自然血糖就降低了。

众所周知，葡萄糖的主要作用是在人体的组织细胞中产生热量供细胞利用的。在有氧化的条件下，葡萄糖进行氧化，变成二氧化碳和水，同时产生热量。在没有氧气的条件下，葡萄糖进行酵解，产生乳酸等，同时产生热量。乳酸可以进入肝脏，通过糖异生而生成葡萄糖及糖原。一般情况下，在氧气充足的情况下，以有氧氧化为主，当人体缺氧的情况下，无氧酵解可增加。

肝脏"处理"乳酸的能力是有限的，当乳酸产生过多，超过肝脏处理能力，或肝脏有了病，处理乳酸的能力下降，体内乳酸就会堆积，导致乳酸性酸中毒。

二甲双胍可以促进肌肉组织的葡萄糖的无氧酵解，但一般不会引起乳酸性酸中毒。当体内处于缺氧状态时服用二甲双胍，就有发生乳酸性酸中毒的危险。另外，除了乳酸外，人体内还有其他酸性物质，如果体内的其他酸性物质增加，再服用二甲双胍，同样会引起酸中毒，如糖尿病酮症酸中毒。

二甲双胍可以抑制肠道对葡萄糖的吸收，同时还可抑制肠道对氨基酸、脂肪、胆固醇、胆盐及水的吸收。所以，二甲双胍适合于肥胖的 II 型糖尿病患者，对于有慢性胃肠病、慢性营养不良、消瘦、脱水等患者不宜用二甲双胍。

二甲双胍可以抑制肝糖的异生作用。血糖有两大来源，一是从胃肠道吸收，另一用途是肝脏合成葡萄糖，即肝脏的葡萄糖异生。二甲双胍可以抑制肝脏的糖异生。

前两个作用是促进血糖在体内被充分利用，后两个途径是减少血糖的"来源"。

二甲双胍在降血糖的同时,有以下几个优点:不增加体重;单独使用不产生低血糖;抑制食欲,有利于控制饮食。二甲双胍除了降血糖作用外,还有其他的一些药理作用,对糖尿病患者是非常有益的。

二甲双胍可以改善异常增高的血脂水平,抑制动脉粥样硬化的形成。糖尿病治疗的最终目标是防止或延缓糖尿病并发症的发生和发展。除了要控制血糖外,控制血脂也是防止和延缓并发症的手段。二甲双胍不仅可以控制血糖,而且降低总胆固醇、低密度脂蛋白和甘油三酯,从而抑制动脉粥样硬化的形成。

二甲双胍还有减低血栓形成的作用。血液中有两种物质可以凝固成血栓。一种是纤维蛋白,一种是血小板。纤维蛋白可以凝固成固体状的血栓;而血小板在一定条件下可以聚集、粘附在血管壁上形成固体的血栓。二甲双胍可以减少纤维蛋白的凝固,还可以阻止血小板的聚集和粘附,从而预防血栓形成。

5. 二甲双胍的适应证与禁忌证

二甲双胍最适合于存在胰岛素抵抗、肥胖的Ⅱ型糖尿病患者;对于Ⅰ型糖尿病血糖波动较大或胰岛素用量较大者,加用二甲双胍可减少胰岛素用量,减少血糖波动;二甲双胍可与磺脲类降糖药联合应用,也可与胰岛素联合应用。

二甲双胍的最主要的副作用是引起乳酸性酸中毒。严格掌握二甲双胍的禁忌证,是防止乳酸性酸中毒的关键。下面几种情况不能服用二甲双胍:糖尿病酮症酸中毒、高渗昏迷、乳酸性酸中毒等急性并发症患者;体内低氧状态者,如心功能不全、循环功能失调、慢性肺病患者;贫血、失血患者;肝、肾功能不全、黄疸的患者;以前发生过乳酸性酸中毒的患者;慢性胃肠病、慢性营养不良、脱水、消瘦等,特别是每日热量摄入少于1000千卡的患者;经常饮酒或酗酒者；妊娠、分娩者。

为了用药安全，同所有的药物一样，应用二甲双胍必须在医生的指导下服用。如果食欲特别好，不好控制饮食，可饭前半小时服；如果服该药恶心明显，影响了正常的吃饭，可饭中或饭后服药。

二甲双胍的降血糖作用是有一定限度的。当每天用药量达到1500毫克，其作用就达到了最大。这时再增加剂量，也不会增加降血糖的效果，反而会增加乳酸性酸中毒的危险。所以不可盲目增加剂量。

6. 双胍类降糖药的种类

（1）苯乙双胍（降糖灵）：每片25毫克，开始剂量为25毫克，每日2~3次，进餐时或饭后服用。根据疗效和反应，逐渐增量，一般每日剂量在50~100毫克以内，最大剂量不超过每日150毫克。因有效剂量与毒性反应剂量很接近，当每日超过150毫克时，常会出现较严重的胃肠反应。苯乙双胍口服后，2~3小时血糖开始下降，半寿期约3小时，作用维持4~7小时。服用后约50%从胃肠道吸收，1/3经肝代谢为羟基乙双胍经尿排出，其余以原形从肾脏排泄，90%在24小时内排出。长期服用此药，可使患者体重逐渐下降，约95%可见效。当服用磺脲类药物失效时，采用本药仍有半数有效。其主要副作用是胃肠道反应，有厌食、口干、口苦、恶心、呕吐、腹泻等症状，大剂量时较易发生，减量或停药后反应即可消失。最严重的副作用是诱发乳酸性酸中毒，当剂量达到125~150毫克/日较易诱发。这种情况尤其见于肝、肾功能不全者。因肝功能不全者乳酸代谢受阻，肾功能不全者乳酸从尿中排出显现障碍，导致乳酸增多而积聚。心力衰竭及肺功能低下者，由于缺氧可促进乳酸形成，因此有心肺疾病及缺氧的糖尿病患者，也不宜使用本药。为防止乳酸性酸中毒的发生，必要时需作乳酸监测。血乳酸>3毫摩尔/升时应停药。采用双胍类治疗后，约有5%因出现各种反应而停药。

（2）迪化糖锭（进口二甲双胍）：由澳大利亚艾华大药厂生产，其药理作用主要为增加周围组织糖的无氧酵解，增加血糖的利用，抑制肝糖原异生，降低肝葡萄糖的输出使血糖下降。通过增加胰岛素与胰岛素受体的结合，增强受体对胰岛素的敏感性而达到降低血糖的目的。尤其是对于已发生胰岛素抵抗的患者，迪化糖锭可通过增加胰岛素受体数量，增加低亲和性结合点的数量，改善胰岛素抵抗或患者对胰岛素的敏感性，降低肠道对葡萄糖的吸收，增加小肠的无氧酵解，可降低血甘油三酯、总胆固醇的水平，并有轻度减轻体重的作用。

迪化糖锭适用于单纯饮食和运动疗法无明显疗效的非胰岛素依赖型糖尿病患者。也用于肥胖型糖尿病患者，特别是超重的非胰岛素依赖型糖尿病患者。单用磺脲类降糖药血糖控制不满意的患者，与本药合用可以提高疗效。与胰岛素合用治疗胰岛素依赖型糖尿病患者可减少胰岛素的用量，特别是已发生胰岛素抵抗的患者，500～1000毫克/次，每日1～3次，进餐时服用，剂量根据病情调整，最大不超过每日3000毫克。但严重肝肾功能不良，慢性心肺功能不全及缺氧性疾病者，酗酒者以及孕妇禁用。用药期间血乳酸＞3毫摩尔/升时或合并全身性严重疾病时应停药。不宜与利福平合用。服药期间少数患者可有胃肠道反应，如上腹不适、食欲不振、腹泻等，但无低血糖反应的发生。引起乳酸性酸中毒的可能性极低。

（3）美迪康（国产二甲双胍）：由深圳中联制药厂生产，目前为临床上最常用的双胍类药物，其药理机制与迪化糖锭基本一致，能有效地降低空腹血糖，并随着时间的延长作用更明显，其降糖作用不是通过刺激胰岛素的分泌，而是由于增强外周组织对胰岛素的敏感性，而且随血糖下降，胰岛对葡萄糖介导的分泌反应减轻而致，故不会引起临床低血糖。美迪康尚有降低食欲、轻度减肥及降低血中甘油三酯及胆固醇水平等有益作用，故更适合于继发性磺脲类失效、胰岛素抵抗、贪食肥胖及缺少体力活动等情况所致的降糖药失效。还可有效预防糖尿病。每片 250 毫克，每次服用 250 毫克，每日 3 次，4 周后若血糖无明显改善者，剂量加至每次 500 毫克，每日 3 次。对于同时服用磺脲类降糖药而继发失效者，服美迪康开始用 250 毫克，早晚餐中各服 1 次，以后根据血糖水平及耐受情况逐步调整至满意疗效或最大耐受量，最大量不超过 2000 毫克/日。

适应证和不良反应与迪化糖锭基本一样。

（4）立克糖：双胍类口服降血糖药物。立克糖降低血糖的作用主要通过帮助糖尿病患者充分利用内源性胰岛素，增加周围组织对葡萄糖的利用，延缓或降低葡萄糖在胃肠道的吸收，减少肝细胞的葡萄糖输出量，抑制糖原异生，改善糖尿病患者脂质代谢紊乱引起的高脂血症状态，对防止动脉硬化有一定疗效。立克糖治疗期间患者低血糖反应发生率较磺脲类药物低。

主要适用于非胰岛素依赖型糖尿病，尤其是肥胖型患者。胰岛素依赖型糖尿病患者发生胰岛素抵抗时，可作为胰岛素治疗的辅助治疗。与磺脲类降血糖药合用，可提高降血糖效果，减少磺脲类药物的剂量。常用剂量为 250~500 毫克/次，每日 2~3 次，进餐时服用。

本品为膜衣片，减少了用药后胃肠道反应的发生率，但少数患者仍偶有恶心、呕吐、腹痛、腹泻等症状，一般减少剂量后以上症状即可消失。对孕妇及重症糖尿病患者，如糖尿病昏迷、酮症酸中毒及准备手术治疗的患者禁用。肝肾功能不全患者慎用。另有报道指出，长期服用立克糖治疗可引起维生素 B_{12} 吸收减少。因此，必要时需补充维生素 B_{12}。本品可增强抗凝血剂药物的作用，共同使用时需调整有关药物剂量。

7. 葡萄糖苷酶抑制剂的种类

淀粉是由许多葡萄糖连接在一起组成的。所以淀粉又叫"多糖"。"多糖"不能被消化道直接吸收，需要在消化道分解为单个的葡萄糖才能被吸收入血。在肠道内能把"多糖"变为单糖的特殊的物质，就是 α - 葡萄糖苷酶，Ⅱ型糖尿病餐后血糖升高的原因，就是进食后，大量的淀粉在 α - 葡萄糖苷酶的作用下，消化为葡萄糖吸收入血，可体内的胰岛素又不能迅速增加而引起的。α - 葡萄糖苷酶抑制剂，就是抑制 α - 葡萄糖苷酶的这种作用，延缓了肠道内淀粉变为单糖的过程，从而避免了餐后高血糖的发生。

（1）阿卡波糖（拜糖平）：由德国拜耳公司生产。本药竞争抑制小肠黏膜刷状缘的 α - 糖苷酶（如葡萄糖淀粉酶、蔗糖酶、麦芽糖酶、异麦芽糖酶等），抑制了淀粉、蔗糖、麦芽糖的分解，使葡萄糖的吸收减慢，使餐后血糖曲线较为平稳，从而降低餐后高血糖。但阿卡波糖不抑制蛋白质和脂肪的吸收，不会造成营养物质的吸收障碍。本药可降低餐后糖依赖性胰岛素释放肽（抑胃肽）和其他胃肠激素的升高，具缓解餐后高胰岛素血症的作用。还可减少脂肪组织的重量和体积，降低三酸甘油（甘油三酯）水平，有利于防止动脉粥样硬化。

临床上可作为Ⅱ型糖尿病的首选药物，也可与磺脲类或双胍类合用，还可与胰岛素联合使用，其降糖作用较为理想，尤其是降低餐后高血糖。空腹血糖≤11.1毫摩尔/升的Ⅱ型糖尿病患者，可在饮食控制和运动治疗的同时单用阿卡波糖。对于空腹或餐后血糖明显升高者，可与磺脲类或双胍类合用。Ⅰ型糖尿病患者，阿卡波糖联合胰岛素治疗，可减少胰岛素用量和稳定血糖，并可缓解高胰岛素血症。阿卡波糖（拜糖平）的使用应从小剂量开始，开始剂量25～50毫克，每日3次，于开始进餐时或与头几口饭同时嚼碎吞下。若无胃肠道反应，可逐渐增加用量，一般每日150毫克可取得较满意效果，最大剂量300毫克/日。

在应用拜糖平治疗期间，由于增加了碳水化合物在结肠中的发酵，使蔗糖及含有蔗糖的食物容易引起腹部不适，甚至腹泻。拜糖平具有抗高血糖的作用，但它本身不引起低血糖。拜糖平与磺脲类药物或二甲双胍或胰岛素合用时，血糖浓度降到低血糖范围，则应适当减少磺脲类药物、二甲双胍或胰岛素的剂量。如果发生急性低血糖，应考虑到拜糖平抑制蔗糖的分解，因此，蔗糖不适于迅速缓解低血糖症状，而应该使用葡萄糖。拜糖平应避免与抗酸药、消胆胺、肠道吸附剂和消化酶制品同时服用，因为它们可能会降低阿卡波糖的作用。

服药后时常出现胀气、肠鸣响，偶尔有腹泻和腹痛，如不遵照医生规定的糖尿病饮食进餐，肠道副作用可能会更加严重。即使遵守饮食规定，仍有严重不适时，必须请医生诊断并且暂时或长期减少剂量。有以下情况者应禁用拜糖平：对阿卡波糖过敏；18 岁以下的青少年患者；有明显消化、吸收障碍的慢性肠功能紊乱；由于肠胀气而可能恶化的情况，如肠梗阻等；妊娠及哺乳期。

（2）米格列醇：德国 Bayer 公司开发研制的阿卡波糖更新的制剂。其药理机制与阿卡波糖相似，不同的是米格列醇在小肠中几乎完全吸收。米格列醇能有效降低 I 型糖尿病和 II 糖尿病患者的血糖。治疗剂量为 50～100 毫克，每日 3 次，餐中服。该药与阿卡波糖的吸收和排泄有所不同，但总的临床效果和副作用是类似的。较大剂量会产生吸收不良、腹胀和腹泻等。

此类药物，目前仍在不断改进中，更新的制剂的副作用已很少。

（3）伏格列波糖（倍欣）：天津武田药品有限公司生产，是一种选择性双糖水解酶抑制剂，其作用机理与拜糖平相似，可适当延缓糖的消化和吸收，有效改善糖尿病患者的餐后高血糖，适用于接受饮食疗法、运动疗法而没有得到明显效果的患者，或者患者除饮食疗法、运动疗法外还用口服降血糖药物或胰岛素制剂而没有得到明显效果者。每片含伏格列波糖 0.2 毫克，成人每次 1 片，每日 3 次，于饭前口服，可与其他降糖药物合并使用。

对以下情况的患者禁忌使用：严重酮症的患者，糖尿病昏迷或昏迷前的患者；严重感染的患者，手术前后的患者或严重创伤的患者；对本品成分有过敏史的患者。

（4）瑞格列奈（诺和龙）：丹麦诺和诺德公司生产，是甲基甲胺苯甲酸家族的第一个新型口服抗糖尿病药物，能有效地促进胰岛素分泌，在胰岛 β 细胞膜 ATP ~ 敏感钾通道上的结合位点与磺脲类药物完全不同。口服后可被迅速吸收，对胰岛素分泌的促进作用较快，但持续时间较短，具有"快进快出"的特点，可在 Ⅱ 型糖尿病患者中模拟生理性胰岛素分泌，以此有效地控制餐后高血糖。诺和龙主要在肝脏中代谢，绝大部分由粪便排出。此外，诺和龙有较高的蛋白结合率，因而不会在组织中蓄积，有较好的安全性。每日上、午、晚三餐前服用 0. 25 ~ 4. 0 毫克诺和龙。灵活的"进餐服药，不进餐不服药"模式可以减少低血糖事件的发生，但治疗早期，宜对患者血糖进行较为密切的监测。新型的胰岛素分泌促进剂诺和龙的作用特点及安全性，在治疗饮食治疗失效的 Ⅱ 型糖尿病患者中可作为一线抗糖尿病药物单独应用，有可能为 Ⅱ 型糖尿病的强化治疗提供一种新的手段。

对下列症状者严禁使用：对瑞格列奈或诺和龙中的任何赋型剂过敏；Ⅰ 型糖尿病；糖尿病酮症酸中毒；妊娠或哺乳期；12 岁以下的儿童；严重肾功能或肝功能不全的患者；与 CYP3A4 抑制剂或诱导剂合并治疗时。

8. 其他降糖药的种类

（1）胰岛素增敏剂：研究发现，噻唑烷二酮衍生物能增加胰岛素刺激的糖原合成和糖酵解，增加脂肪细胞中葡萄糖氧化和脂肪合成等作用，但不改变胰岛素受体数目和亲合力。这些药物可增加外周组织对胰岛素的敏感性，降低胰岛素抵抗者的血糖。此类药物已在日本、欧美开始临床应用，目前国内临床上应用的是曲格列酮，该药的排泄半衰期为 16~34 小时，每日服药 1 次，以 200 毫克开始，逐渐加量，最多不宜超过 600 毫克/日，与食物同服可加强其吸收，使其治疗效果更好。此药在降低空腹和餐后血糖的同时也降低血浆胰岛素、甘油三酯和非酯化脂肪酸水平，它不刺激胰岛素分泌，对胰岛 β 细胞有保护作用。另外，它通过肝脏代谢，从胆汁排泄，因此在肾功能不全时亦能服用。

这类药物的作用机制是提高外周组织对胰岛素的敏感性，增加肝糖原合成酶活性，减少肝内糖异生，与过氧化物酶体增殖物激活受体结合，调节糖脂代谢。临床上对于 Ⅱ 型糖尿病伴高胰岛素血症或胰岛素抵抗明显的患者尤为适用，可单用或与磺脲类、胰岛素合用。但请注意一点，曲格列酮主要是提高胰岛素的敏感性，其降血糖作用有赖于胰岛素循环水平，当与磺脲类、胰岛素合用时，它们作用将加强，可能会引起低血糖。副作用是部分患者会出现肝损害，可致转氨酶升高，发生率为 0. 5%~1. 9%，严重时可发生肝坏死。因此，肝功能不全者禁用；使用本药的同时要监测肝功能。

（2）胰升糖素拮抗剂：胰升糖素由胰岛 A 细胞分泌，在糖尿病的病理生理中起重要作用，胰升糖素通过刺激糖原分解和糖异生，使血糖升高。胰升糖素拮抗剂能与胰升糖素受体结合，抑制胰升糖素的作用，从而降低血糖。但此类药物尚未在临床上应用。

（3）糖原异生抑制剂：糖原异生过多是糖尿病合并高血糖的重要原因之一，糖尿病患者脂肪分解和长链脂肪酸氧化增强，造成葡萄糖氧化作用减弱，糖异生增强，使血糖升高。

长链脂肪酸转移酶抑制剂能使长链脂肪酸氧化减弱，乙酰辅酶 A 生成减少，酮体生成减少，导致丙酮酸羧化酶活性降低，糖异生减弱，葡萄糖氧化作用增强，从而降低血糖。脂肪酸需活化成脂肪酸辅酶 A，并穿过线粒体内膜转移入基质内进行氧化。乙酸肉毒碱转换酶抑制剂可抑制脂肪酸辅酶 A 转入基质，从而抑制糖异生，降低血糖。丙酮酸氧化酶是糖异生酶，可抑制糖异生，使血糖降低。

胰岛素治疗

1. 胰岛素的使用原则和适应证

在使用胰岛素时，应根据患者的血糖水平、活动量及进食量来调整胰岛素的剂量，患者自己检验血糖并做好记录将有助于医生观察病情和调整胰岛素用量；开始使用胰岛素时，宜使用短效胰岛素；初始剂量应从小剂量开始，建议使用每日 0.3~0.6 单位/千克体重作为参考剂量，胰岛素通常采用多处轮换皮下注射。

一般认为，胰岛素治疗适应于下列患者：口服降糖药治疗无效者；口服磺脲类药物继发性失效者；并发结核病、肿瘤等消耗性疾病的糖尿病患者，伴有增殖性视网膜病变、神经病变、肾病、下肢坏疽、肝硬化、肝炎、重度脂肪肝等严重慢性并发症或重要器官病变者；在应激状态下的Ⅱ型糖尿病患者；妊娠糖尿病者或糖尿病妊娠者；迟发性Ⅰ型糖尿病患者；患胰源性、垂体生长激素瘤性；库能性、胰高糖素瘤性等各种继发性糖尿病患者。

在选择胰岛素时，首先要根据自己的经济基础决定是选用人胰岛素，还是动物胰岛素。然后，医生还要根据患者病情选择短效胰岛素、中效胰岛素还是长效胰岛素。

尽管胰岛素有多种类型，但因为胰岛素是蛋白质，口服后会被肠道消化，所以目前都是通过皮下或静脉注射使用，但随着研究的深入，不被肠道消化的口服胰岛素不久就会应用到临床。

2. 胰岛素的种类与剂型

按照胰岛素的制作方法分类，可分为动物胰岛素和人胰岛素两大类。动物胰岛素是通过特殊工艺从猪或牛的胰腺中提取并经特殊加工的猪或牛胰岛素，所以又分为猪胰岛素和牛胰岛素。它们的分子结构与人自身产生的胰岛素有细微的差异。人胰岛素与人体自身产生的胰岛素的结构完全相同，而且，纯度也远远高于动物胰岛素。无论从效果还是副作用方面比较，人胰岛素都比动物胰岛素优越。但由于动物胰岛素的价格较人胰岛素要低廉很多，所以，动物胰岛素应用较广泛。

按动物胰岛素提取的纯度区分：单组分胰岛素最纯，其次为单峰纯胰岛素，普通胰岛素的纯度最低。

除了按来源、纯度分类之外，又可根据胰岛素作用时间不同分为以下几个类型。

超短效胰岛素：吸收快，皮下注射后很快起效，皮下注射后可随即进餐。

短效胰岛素：0.5~1小时开始作用高峰期，药效持续5~8小时，常用的有普通胰岛素和单峰纯胰岛素（我国徐州产的单峰纯胰岛素又叫做中性胰岛素）。

中效胰岛素：起效时间为1~4小时，高峰时间为6~14小时，可持续24个小时。有两种，一种叫做慢胰岛素，一种叫做中性精蛋白锌或低精蛋白锌胰岛素。

长效胰岛素：起效时间和作用时间都较长，可持续48个小时。有特慢胰岛素和精蛋白锌胰岛素两种。

人胰岛素中，还有一种是混合型的胰岛素，就是短效与中效混合在一起的胰岛素。

3. 初始胰岛素用量的估计

在保持固定的饮食量后，可根据患者的血糖、尿糖、体重等估计胰岛素的初始剂量。几乎需要全量补充胰岛素的患者，多为Ⅰ型糖尿病患者。

初始胰岛素剂量一般为24单位/日，每日三餐前半小时各皮下注射8单位，或早餐前12单位、中餐前4单位、晚餐前4单位、睡前4单位皮下注射。然后根据血糖和尿糖调整剂量。

对于儿童Ⅰ型糖尿病，可根据年龄、体重决定胰岛素用量。一般来讲，10岁以下的患者，每日每千克体重给0.5~1.0单位，全日剂量不超过20单位，剂量分配原则为：早餐前＞晚餐前＞午餐前。在治疗2天后，可根据四次血糖和四次尿糖的检测调整胰岛素用量。

根据患者空腹血糖值确定胰岛素初始剂量，计算初始剂量的公式：

〔空腹血糖（毫摩尔/升－5.6）〕×体重（千克）×0.65×6×3＝胰岛素初始剂量

治疗三天以后，再根据血糖、尿糖调整剂量。

在肾糖阈正常情况下，根据尿糖检测结果给予胰岛素用量。一般按每个加号（＋）给予3~4单位估计胰岛素初始剂量。

4. 胰岛素治疗注射方案

（1）Ⅰ型糖尿病治疗注射方案：Ⅰ型糖尿病患者体内胰岛素分泌绝对不足，所以终生需用胰岛素治疗替代。尽管给药方案多种多样，但一般依照治疗控制目标、患者对胰岛素治疗的反应和医生的取向而定。

常规单剂注射方案。早餐前单剂皮下注射鱼精蛋白锌胰岛素或鱼精蛋白锌胰岛素加正规胰岛素，此方案对Ⅰ型糖尿病的蜜月期和每日胰岛素的需要量在24个单位以下的少数患者疗效较好，但大部分患者的病情不能控制在满意程度。

一日多次胰岛素注射方案。为保证机体内胰岛素浓度正常，在3餐前皮下注射短效胰岛素，睡前注射短效胰岛素或中效胰岛素，近年来，强化胰岛素治疗常采用于三餐前注射短效胰岛素和睡前注射中效胰岛素的方案。

改进的多剂注射方案。每餐前仍注射短效胰岛素，在睡前注射长效胰岛素，晚餐前或睡前可以酌情每日2次注射鱼精蛋白锌胰岛素或每晚 1 次注射。此方案可保证患者体内胰岛素的浓度。

常规分剂混合注射方案。每日早、晚 2 次餐前皮下注射短效中效混合胰岛素。一般为短效胰岛素与中效胰岛素混合，根据患者对治疗的反应确定具体混合比例，一般短效胰岛素占 20～50%。亦可直接采用预混入胰岛素治疗。常用 30% 短效胰岛素加 70% 中效胰岛素，也有用 50% 短效胰岛素加 50% 中效胰岛素的预混入胰岛素。

持续皮下胰岛素输注胰岛素泵。在模拟体内胰岛素分泌的基础上，持续向皮下输注微量短效胰岛素，从而维持肝糖的产生速度与外周组织的利用相均衡。在进餐时，胰岛素泵模拟进餐相关的胰岛素分泌，显著增加短效胰岛素的释放量。因而可允许进餐量和进餐时间的变化，同时可避免皮下积存大量胰岛素。

胰岛素强化治疗方案。Ⅰ型患者多采用 1 日多剂胰岛素注射方案等强化治疗。在强化治疗初期，患者每日须检测三餐前、后和睡前的血糖，必要时需加测夜间血糖，在血糖趋于稳定后每日仍需测三餐前和睡前的血糖，但要求每隔 1～2 周仍需有 1 日测 7 次以上血糖进行观察。因强化治疗的低血糖发生率高，故强化治疗主要应用于新诊断的青少年Ⅰ型糖尿病、妊娠糖尿病、糖尿病合并妊娠以及接受胰岛素泵治疗者。Ⅱ型糖尿病治疗方案：多数Ⅱ型糖尿病患者仍保留一定量的内源性胰岛素分泌功能，因而在治疗时可采用与Ⅰ型糖尿病不同的胰岛素治疗方案，而且很少发生Ⅰ型患者常见的血糖波动和低血糖反应的现象。

联合治疗方案。在两种口服降糖药物联合治疗下，血糖仍得不到满意控制（空腹血糖 >11.1 毫摩尔/升，糖基化血红蛋白 >10%），可加用胰岛素治疗。较成功的尝试是白天磺脲类加双胍类联合应用，夜晚睡前注射 1 次中效胰岛素，但执行此方案的前提是体内必须有一定数量健全的胰岛β细胞，因为睡前胰岛素可减少夜间糖异生活动，减少肝糖输出，控制次晨的空腹血糖；而白天的口服药能增强进食，诱导内源性胰岛素分泌，从而有效控制日间的餐后高血糖。通常睡前选中效胰岛素，起始剂量 6 ~ 12 单位，逐渐加量，直至早晨空腹血糖控制较好为止。此治疗方案失败后，应开始用胰岛素替代治疗。

常规胰岛素疗法在联合治疗不满意后，Ⅱ型糖尿病患者常用此治疗方案，亦是Ⅱ型糖尿病患者强化治疗时常采用的方案。通常采用中、短效混合胰岛素或直接用预混胰岛素，初始剂量为早餐前注射总剂量的 2/3，晚餐前注射总剂量的 1/3。治疗 2 天后，根据治疗反应调整确切的比例。必要时还可配合一定量的双胍类口服药治疗。但此治疗方法使肥胖和体重增加的发生率增高。

5. 注射胰岛素的方法与技术

选择注射器最好用专门作胰岛素注射用的注射器，也可选作结核菌素的注射器，量度准确，针头可选用 25 号不锈钢针头。抽取胰岛素的剂量一定要准确无误。首先看准胰岛素瓶签上所标的含量。然后用消毒镊子取出无菌注射针头，安好针头，排尽注射器内的水分。抽取胰岛素后，针头向上排尽空气。在注射混合胰岛素时，先抽普通胰岛素，再抽长效胰岛素，否则会使胰岛素变性。为使二者充分混合，抽完后吸入少许空气，然后将注射器来回倒置数次。

正规胰岛素可以用静脉注射或静脉滴注，除此之外，其他类型胰岛素只能皮下或肌肉注射，切不可静注或静滴。注射胰岛素时要做到"两快一慢"，"两快"指针刺入皮下或肌肉的速度要快，拔针的速度要快；"一慢"指注射胰岛素的速度要慢。在注射胰岛素前，必须先回抽一下，看是否有无回血，如有回血，针头刺入血管，应拔出针头，另选部位注射。注射部位要经常变换，2 周内不要在同一点重复注射。

药物治疗的注意事项

在饮食疗法和运动疗法的基础上进行药物治疗，而且要随着饮食与运动的改变调整用药及剂量。在医生的指导下用药，不可自作主张，因为不当的药物会加重病情。

在一定范围内药量越大，药效越大；但当药量增加到一定程度时，药量再增加也不会产生效果，但副作用会明显增加。如二甲双胍、优降糖等，最大剂量是每天6片，所以患者不能随便增加药量。胰岛素的用量没有限制，达到血糖控制满意为止。

有些药物可以联合应用，但有些药物是不宜联合应用的。有些药物在一起用，不仅不能产生降糖效果，还会增加副作用，增加费用。因此，必须在医生的指导下联合应用各类药物。

不论什么原因，当糖尿病患者不能正常吃饭时，都禁止口服降糖药，需改用胰岛素治疗。当饮食恢复正常后，可在医生指导下，再用口服降糖药。

五、洗浴疗法

洗浴疗法通过水或药液对皮肤患部进行直接清洗，能够祛除病邪，清洁皮肤和伤口，从而达到治疗疾病的目的。洗浴疗法包括中药浴、水浴和其他保健浴法。

中药浴疗法的作用机制

药浴疗法是中国传统医学中的一种重要方法。中药浴是经过千百年实践证明行之有效的防治疾病、美肤美发、强身保健的好方法。药浴是在中医理论指导下，选配一定的中草药，经过加工制成中药浴液，进行全身沐浴或局部浸浴的外治方法。

药浴具有调理气血、疏通经络、防病治病、美容美肤、强身健体的作用。中药浴疗法之所以深受广大患者的欢迎，原因之一，给药途径独特———药物的有效成分通过皮肤、黏膜进入体内发挥作用，还可以经口、鼻进入机体，从而减少了对消化道的刺激，减轻了肝脏、肾脏的负担。原因之二，不仅在骨伤、皮肤、五官、外科、肛肠等科疾病具有疗效，对内科、妇科、儿科疾病也有显著疗效。原因之三，天然药物经加工炮制后，毒副作用明显降低，一般对人体无明显副作用。中药浴治疗糖尿病的机制是：促进血液循环，调节机体新陈代谢，改善人体神经、内分泌系统的功能；调整人体阴阳及脏腑之间的平衡，调节神经、体液与内分泌的平衡；通过经络、腧穴调节或治疗内脏或患病器官；药浴促进人体血液循环和新陈代谢；药液中的降血糖成分可以透过皮肤汗腺及有关穴位直接进入血脉经络系统，从而发挥降血糖的作用。

中药浴疗法的注意事项

（1）水温要控制好。由于患者可能伴有肢端神经病变，会出现感觉障碍和感觉异常，因此避免烫伤是药浴的前提。一般水温为38℃~40℃比较适宜，必要时可以用温度计测量温度。

（2）过饥、过饱或过度疲劳之时不适进行全身药浴，以免发生晕厥等不良后果。

（3）妇女在月经期不宜采用药浴，以免引起其他反应。

（4）冬季药浴注意保暖，夏季药浴避免吹风。

（5）根据辨证施治的原则选用适合患者病情的药液配方。

水疗的作用机制

水疗是物理疗法中最悠久的治疗方法，它的作用原理是应用水的温度、压力、浮力和水中所含有的矿物质，以不同的方式作用于人体，使之发挥治疗和保健作用。

通过水疗能够扩大关节的活动度，提高肌力，缓解肌肉痉挛和疼痛，提高人体的耐力和灵活性，矫正姿势与步态。水浴疗法之所以具有健身和康复的作用，主要通过以下作用方式：

利用温度效果（温热和寒冷），刺激皮肤和黏膜，引起血管、神经的反射性反应，使机体出现相应的生理变化；利用浮力和流体抵抗这一物理因素，可以减少地心引力，使机体充分放松，消除疲劳；利用水的运动产生的机械作用按摩人体，产生保健及治疗作用。

皮肤是水疗中第一个接受刺激的感官。水疗除了可以清洁皮肤，保健皮肤以外，皮肤受到水的刺激，皮肤血管出现张缩变化，对体内血液的分布，中枢神经和内脏器官的生理功能等产生很大的影响，有利于机体的血液循环和新陈代谢。进行全身冷水浴可以提高心肌能力，使心脏搏动变慢，改善心肌供血和营养。温热水浴配合按摩和体疗，能够治疗运动性疾病，如解除肌肉痉挛，缓解疲劳，恢复体力，提高肌肉工作能力。在热水浴的作用下，汗腺分泌增强，排出大量汗液，有利于排出毒素，促进新陈代谢。全身水疗可以引起血液质量变化。研究表明，水疗可以使血液比重、黏稠度增进，血红蛋白可以增加 14%，红细胞增加百万以上，白细胞也有增加。而此种变化主要是由于血液分布状态改变而引起的。

水浴疗法的种类

水疗经过多年的发展、完善，形式多种多样。一般适合糖尿病治疗的水浴疗法有如下几种方式：

1. 家庭水浴

在家庭做水浴是十分方便的。无论淋浴式还是浴盆式，对于糖尿病患者都有保健和辅助治疗作用。家庭式水浴能够清洁皮肤，使人感到精神愉快、放松舒适，并给人带来健康。

淋浴式可以在淋浴管上装一个球形调节器来变换水量。和缓的水流有松解按摩作用；细而急的水流可以增加皮肤弹性；间歇的水流可以进行深部按摩；大而散的水流可以冲洗皮肤感染，如疖子、蜂窝组织炎。

浴盆式除了浸泡以外，还可以在经济条件允许的情况下，安装一个有水压机的浴盆。水压机在浴盆里推出水气混合流，使浴水出现向各个方向的转动力。按需要调节水流量，有按摩全身各个部位的作用。在水浴时加入草药、香精油等会取得意想不到的保健作用。

2. 温泉浴（矿泉浴）

温泉的水温一般在25℃以上，有的水温在37℃～38℃；这种水温对人体很适宜，可使毛细血管扩张，并促进人体血液循环。同时，矿泉水的机械浮力或静力压可对人体起到按摩、收敛、消肿、止痛的作用。此外，温泉中富含硒、锌、锗、硅、锰等多种微量元素和碳酸盐、硫酸盐等无机盐，是很好的矿泉，对于糖尿病合并神经痛、颈椎病、腰椎间盘突出症、各类关节炎、皮肤病有较好的治疗作用。一般方法有浸浴、盆浴、淋浴、游泳和水中运动等。

3. 海水浴

海水浴以洗浴和水中运动为主，同时往往可以和日光浴、沙浴疗法相结合，同时进行。海水浴是一种室外活动，海边空气新鲜，负氧离子丰富。阳光、沙滩、海水能够使人心旷神怡，豁然开朗，对于人体十分有益。一般适合于身体较好的中青年。老年患者、体质虚弱者如果选择海水浴，应在浅滩和沙滩边，以洗浴、浸浴为主。注意安全是海水浴最重要的一条，特别是游泳、水上运动时，不会游泳者，禁止去深水区。此外，应防止日光暴晒，沙子过烫易损伤皮肤导致感染。

六、按摩疗法

用按摩方法治疗糖尿病，不仅可以改善糖尿病的临床症状，而且还对糖尿病血管神经并发症有较好的防治作用。同时，按摩疗法既没有药物治疗的毒副作用，又简单易行，安全可靠。

按摩疗法的适宜范围

按摩不但可以行气活血，疏通经络，还可引起人体血液成分改变和代谢功能变化，改善机体的功能。但并不是所有糖尿病患者都可以接受按摩疗法。此法适于非胰岛素依赖型糖尿病患者，尤其是轻型、中型、肥胖型患者、有肢体麻木疼痛等血管神经并发症的糖尿病患者。

此外，对胰岛素依赖型患者病情稳定、血糖波动不大、在配合胰岛素治疗时也可应用。

慎用于有心、脑、肾严重并发症、糖尿病酸中毒和皮肤感染的糖尿病患者；而对于糖尿病合并妊娠者和重型血糖不稳定的糖尿病患者也应慎用或禁用，尤其禁止腹部按摩。

糖尿病的自我按摩法

自我按摩是指糖尿病患者自己运用手法对体表肌肤特定部位进行刺激的按摩方法。其不受时间、就诊条件的限制，较易坚持。通常可分为局部按摩与全身按摩两种。小面积按摩，侧重于局部防治者，即为局部按摩。大面积按摩，包括头部、躯干与四肢，患者通过自我按摩，可有效地提高治疗效果和防止糖尿病的发展。按摩由头面、上肢、胸部、腹部、腰部、下肢顺序按摩，每日 1～2 次，每次 15～30 分钟，手法由轻渐重，由慢渐快，以轻松舒适为度。

1. 推荐按摩方一

按揉肺前、胃俞；揉擦肾俞；摩中脘，揉气海，按揉手三里；拿合谷；拿按内关、外关；按揉足三里；揉三阴交。以上穴位按顺序按摩推拿，每穴按摩 20~30 次。早、晚各做一遍为宜，每遍 30 分钟左右。

若上消多饮口渴为主，在以上手法基础上，点按大椎，拿按尺泽。

若中消多食善饥为主，点按太冲，掐揉内庭。若下消多尿腰酸为主，擦大椎，按揉命门，拿按太溪、昆仑，擦涌泉。

也可用拇指指腹分别在肺俞、胰俞、脾俞、肾俞、合谷、曲池、足三里、三阴交穴位上揉按，每穴各按摩 1 分钟，力量由轻渐重，先躯干后四肢，以酸胀为度。

2. 推荐按摩方二

以拿四肢为主。采用端坐位，四指与拇指相对应放于下肢大腿上，由上而下，轻轻拿捏，一般从腹股沟部拿到踝关节部，前面可拿捏 5~10 遍，后面再拿捏 5~10 遍。然后右手拿捏左上肢，从肩部拿至腕部，10~20 遍为宜，每日可行 2~3 次。

按摩疗法的注意事项

按摩疗法是以手法为主进行各种不同操作的方法。手法技巧对治疗效果有直接的影响。手法正确与否是治疗疾病成败的关键之一。所以手法一定要准确、持久、有力、柔和，达到意集、气随、力透。

按摩治疗之后，患者一般都觉比较舒适、轻松。但也有感到施术部位有酸痛不适的感觉，亦属正常反应。第二次施术后局部酸痛会减轻。第三次施术后酸痛即会消失，感到舒适和轻松。

为防止按摩时的不适感，饭前、饭后 1 小时内不宜接受按摩治疗。按摩完毕之后，要在室内稍微休息或轻微活动后再走出诊室。

按摩时，要准备好润滑剂，并要修剪指甲，不要戴手表，以防损伤患者的皮肤，影响治疗。

按摩疗法对轻中型糖尿病有一定疗效，对重型糖尿病也可作为辅助疗法。但一定要配合其他疗法，否则按摩很难收到好的疗效。

本病难以速愈，按摩疗法时间要长，治疗时间足够者，其临床疗效明显提高，切勿过早停止治疗。

七、气功疗法

气功是通过呼吸、意念及形体运动进行自我调节的心身活动，能达到防病祛疾的目的。临床表明，气功可增强新陈代谢，提高循环系统功能，可降血压、血脂、血糖，可明显改善糖尿病患者的临床症状，纠正性激素内环境的异常，并有抗衰老的作用。

气功疗法的作用机制

气功是以经络学说为基础，以中医气血津液理论为核心，以中医阴阳学说为指导。气功治疗糖尿病的作用机理：

1. 导气和血，益气生津

气、血、津液三者互为依存，但以气为主导。糖尿病的病理是气阴两虚，气虚津亏，日久还可出现气虚血瘀而生诸变。因此，中医治疗糖尿病的关键是调气为主，而气功的治疗特点正是以导气为主，抓住了糖尿病病机和治疗的关键。通过"以形导气"、"以息导气"、"以意导气"，培养和疏导人体内部的正气。

2. 疏通经络，宣导津液

经络是气血津液循行的道路，有沟通表里上下、联络脏腑器官的作用。气血津液是生命活动重要的物质，也是组织器官赖以维持正常生理活动的基础。由于经络发生阻滞，影响了机体内外上下的联系，并影响经络的传往，使津液不能濡养组织器官，从而导致疾病的发生。糖尿病的发生与经络的传往失调关系密切，主要是由于津液的输布利用障碍而致津亏燥热。气功则通过疏通经络，改善经络的传往作用，宣导津液上通下达，濡养脏腑组织，起到滋阴生津、润燥清热的作用。

3. 扶助正气，祛邪疗疾

西医检查发现，多数糖尿病患者免疫功能偏低；而中医认为糖尿病多为虚证。因此，无论中医或是西医，治疗的关键都是扶助正气。而气功疗法通过自我身心锻炼，如姿势调节、呼吸锻炼、身心松弛、集中意念及有节律的动作，调节和增强人体的功能，诱导和启发人体潜力，从而增强人体正气，提高人体抗病能力和自我修复能力，达到扶正祛邪的目的。临床实践也发现，参加练功的糖尿病患者通常先感到体质较前有所增强，精力充沛，疲劳感明显好转，随后各种指标（血糖、尿糖等）和症状（多饮多尿等）也得到改善。

4. 平衡阴阳，双向调节

中医的阴阳学说认为，人体保持正常生命活动的基础依赖于阴阳两方面对立统一，相互协调。如果阴阳两个方面失去相对平衡，出现偏盛偏衰就会产生疾病。糖尿病当然也不例外。气功的目的正是调整阴阳，补偏救弊，促进阴平阳秘，恢复阴阳的动态平衡。现代研究已证实气功治疗对阴虚阳虚患者有较好的疗效。

气功疗法的练功原则

练功时，要在自然的前提下进行，心情稳定，体位舒适，全身放松，然后再调整呼吸，即达到松静自然。"松"即是使形体和精神放松，这是练功首先应掌握的第一要领。自己感到轻松愉快则是掌握了"松"的要领和关键。"静"即闭默无声，与"动"是相对应的，要求相对安静，但"静"不宜过深。"松"为"静"之先行，"静"又可以使"松"加深，"松"与"静"相辅相成。

在松静自然的前提下，使意与气相结合，意念放松入静，用意念活动去影响呼吸，逐渐使意念的活动与气息的运行相互配合，使呼吸随着意念活动缓慢进行，逐步地把呼吸锻炼得自然、柔细、匀长，如"云行水流"或"春蚕吐丝"绵绵不断。需要经过较长的一段时间锻炼之后，"意气合一"自然形成，切不可强求。

只有动静相合，才能相得益彰，从而真正起到平衡阴阳，调和气血，疏通经络的作用。这也是中医学理论体系的一个特点，但气功偏于安静，故在练功后，配合其他医疗体育活动，其疗效更佳。

意气的活动不要反复停留在上身，在上身放松后，使意气停留在下部，但应以舒适为度，不宜强求。因为下体充实以后，上体自然能清灵，头脑清醒，耳目聪明，行走稳健有力。所以练功时注意练至上虚下实很重要。

练功时，要顺乎自然，又要耐心求进，持之以恒，循序渐进，坚持不懈，锻炼到一定时间和一定程度时，自能成功。因为久病不愈、正气交换严重，若要血糖和尿糖达到正常水平，必须让正气慢慢聚到扶正祛疾的程度，根本没有一蹴而就的可能。

<h2 style="text-align:center">糖尿病患者常用的功法</h2>

气功历史悠久，流传广泛，从练功的目的来看，有内养功和外发功两类。糖尿病是一种慢性消耗性疾病，且以中老年患者居多，故治疗不适宜内气外发功，而是以内养功最为适宜。

1. 松静功

松静功是一种入门的基础功法，练功的关键是练习放松和入静。而松静是练好气功最基本的要求。欲用气功治疗糖尿病，首先要把松静功练好。此功有卧式、坐式、站式三种姿势，一般来说，卧式最放松，其次是坐式。

（1）卧式

①仰卧式：仰躺在床上，枕头高低以舒适为度。两手放在身体两侧，肘臂放松，手指微曲或虚握两掌，放于大腿两侧；或两手交叉相握，轻放在小腹，两腿自然分开。两目轻闭，意视两脚上方。口齿轻闭。

②侧卧式：向左右侧卧均可。以左侧为例，左肩向下，面向左侧躺卧。左腿平伸，右腿弯曲，轻放在左腿上。左手自然放在眼睛前方的枕头，手距离面约为20厘米左右，右手放在右髋上。两眼轻闭，意视两脚前方，口齿轻闭。

（2）坐式

①普通坐式：坐在床边或椅子等其他物体上，两腿自然分开与肩同宽，双足稳实地着地，使下肢曲成90°。上体端正，腰脊放松，肘臂微曲，肩肘自然稍向下沉，手心向下自然轻放在两大腿之间，头向前倾，两眼微闭，上下牙齿似接非接，舌要自然，以轻松为度。

②自然盘膝：坐在床铺上或地下，把两腿自然盘起来，一般是两小腿交叉。上体端正，松肩、曲肘，虚腋（即肩臂放松，腋窝部保持空虚），含胸（呈有利于腰、背、脊放松的姿势），两手相会，轻轻地放在靠近小腹的大腿根部。

（3）站式

①自然站式：身体自然站立，两膝微屈，两脚平行分开（脚尖微向内收）同肩宽，平均着力。双膝稍展，上体端正，腰脊放松，肩肘自然稍向下沉。虚腋、曲肘、两臂自然下垂，稍作外撑，掌心向下，五指分开，微作弯曲，意如轻按水上浮球。

②抱球站式：在自然站式的基础上，两手作环抱状，两手之间相距约为尺许。掌心向里，手指微曲，五指之间各离开少许，形成

抱球式，两手高度为高不过乳，低不过脐。

（4）呼吸

①自然呼吸：呼吸与平时一样，但要注意自然、柔和、细缓、均匀。

②深长呼吸：在柔和、细缓、均匀的基础上，逐步达到深长的程度。

（5）意守

①意守丹田法：丹田有上、中、下之分。一般认为上丹田指"印堂穴"（指两眉间连线的中点）；中丹田指"脐中穴"的里边，脐内一寸三分处；下丹田指"关元穴"在脐下三寸处。上丹田一般不宜意守。意守中丹田，能增强脾胃功能，改善消化吸收。糖尿病患者如有饮食不佳，消瘦腹泻等，可意守此处。下丹田是人体重要穴位，与人体的强壮有关。意守此处可强壮身体，增强身体抵抗力。糖尿病患者抵抗力降低时，可意守此处。

②意守涌泉法："涌泉"是肾经的一个穴位，在脚心稍前方凹陷处，可使气下行，头脑清楚，两腿有力。练完功后，将意气守归中丹田或下丹田。糖尿病患者发生眩晕、下肢麻木沉重时，可意守此处。

③意守命门法："命门"是督脉上的一个重要穴位，位于第二、三腰椎脊突之间，也称"后丹田"，为人体十二经络所主。命门在中丹田之后，在意守丹田的基础上，在意守命门。意守完了，仍要将意气归于丹田。

（6）练法

练功前15分钟应停止一切活动，有大小便者及时排除。集中思想，消除杂念，以利入静。同时放松腰带，以利肌肉放松。摆好姿势后，即微闭双目或留一线之缝，宁神调息，开始放松，使之逐渐入静。要选择安静、舒适的场所，避免嘈杂干扰。同时"静"的程度不要过深，过深则易睡觉或受凉。练功的时间要留有余地，不可勉强过长。一般每次 20 分钟左右为宜。当准备收功时，要把意念收回中丹田或下丹田，随后轻搓两手，活动一下身体即可收功。

2. 生津止渴内养功

在熟练运用松静功后，可练习生津止渴内养功。本功法适于糖尿病证属阴虚燥热"多饮"、"多食"、"多尿"三多症状明显之上、中、下三消皆用者。

（1）姿势

同松静式，可采用侧卧式、仰卧式和普通坐式三种姿势的任何一种。

（2）意守

以意守丹田法为主，也可采用意守涌泉法。

（3）呼吸

口唇自然闭合，以鼻呼吸。在开始时，先自然呼吸 3~5 分钟，然后再进行如下练功呼吸法。吸气时，舌头抬起顶上腭，将气吸入丹田后要停闭一会，这时舌头顶上腭不动；呼气时，舌头同时放下。这样周而复始地进行呼吸，一边默念字句，最初一般是三字一句，如"津上承"。当默念"津"的时候吸气，同时舌抵上腭；默念"上"的时候，呈停阔气状态（即不吸不呼）舌抵上腭不动；默念"承"时，舌放下将气呼出。随着功夫的加深，肺活量的加大，可默念 4 个字或 5 个字，但一般不要超过 7 个字，如"津液上承"、"津液上承于肺"等。待津液满口时，以舌搅回，将津液分三次缓缓下咽至丹田。

①上消辅助功法：自然站立，两脚分开与肩同宽，脚尖微内收，微屈膝髓，全身放松，舌抵上腭精神内守，两手缓缓从身体两侧抬起，至肩、肘、腕相平时，再缓缓屈肘向胸回收，至距胸前左右两手呈抱球状，两少商穴微微相触。先平静呼吸，待安静后再改为鼻

吸口呼。开始吸一呼一，逐渐吸二呼一，练至一定程度后，可吸三呼一。吸气时从指尖导入鼻，意念将吸入之气下沉肺底，使两肺尽量充盈，呼气时意念循胸至腋，下循上肢前臂前内侧，入腕、贯掌，出拇指、食指端。如此反复循行。练功时，若口中津液满口，便用意念下咽，意想津液灌溉两肺。

收功时，意念收回丹田。两手缓缓下降至小腹前丹田部位，然后平擦胸前、两胁，放松四肢，练功结束。

②中消辅助功法：自然站立，两脚平等分开，略宽于肩，两上肢自然下垂，微屈膝，自然呼吸。意守中脘。安静后，前后抖动膝髓，渐渐向上抖至胃肠，自觉胃肠在腹内轻轻抖动，抖动 3 ~ 5 分钟。然后将两手缓缓放于肚脐部，两手重叠，左手在下，右手在上，腹式呼吸。吸气时两手向左下方摩半圈，呼气时两手向右下方摩半圈。如此顺时针摩动 99 圈。最后以两掌擦腰部脾俞、胃俞，上下擦动以热深透为度。再抖动四肢结束练功。

③下消辅助功法：自然站立，两脚分开与肩同宽，足趾扒地，微屈膝胜。两目半合半开，舌抵上。两手从体侧缓缓放于脐下丹田部位，两手重叠，左手在上，右手在下。开始时自然呼吸，神意内敛，自觉手下微热时，改为腹式呼吸，吸气时小腹外凸，呼气时收腹提肛。意守掌下。如此 15 ~ 20 分钟。

收功时，两目微微睁开，两手缓缓从丹田部位放于体侧，抖动四肢放松全身关节。

3. 真气运行五步功

预备势：练习真气运行有行、立、坐、卧 4 种姿势。一般采用垂腿坐势。方法是：坐在高低适宜的椅凳上，以坐下来大腿面保持水平、小腿垂直，两脚平等着地，两膝间的距离能放下两拳（拳眼相对）为准。两手心向下，自然放在大腿上，松肩垂肘，腰脊要直，下额微收，头如悬顶，以体态端正自然为标准。步骤如下：

（1）坐好后，缩小视野，心不外驰，注意鼻尖少时，即可闭目内视心窝部，用耳细听自己的呼气，使之不要发出粗糙的声音，同时要意念随呼气趋向心窝部，吸气时任其自然，不要加任何意识作为。如此反复行之，真气即在心窝部聚集起来。要求每日早、中、晚各练一次，每次 20 分钟。

（2）当第一步功练到一呼气即觉心窝部发热时，即可炼意念相随在呼气时延伸下沉的功夫，慢慢地，自然地向小腹（丹田）推进，切不可操之过急，每日练 3 次，每次 20～30 分钟。

（3）当第二步功练到丹田有明显感觉时，可把呼吸有意无意地停留在丹田。不要再注意把气往下送，以免发热太过，耗伤阴液。此步功每日练 3 次，每次 30 分钟以上。

（4）意守丹田 40 天左右，真气充实到一定程度，有了足够的力量，即沿脊柱上行。在真气上行时，意念随着上行的力量，若行到某处停下来，也不要用意识向上导引，练丹田力量继续充实，自然渐渐上行。如上行到玉枕关再停下来，内视头顶就可以通过了。此步功每日酌情增加练功次数，每次 40～60 分钟。

（5）继续意守丹田，但可灵活掌握，如头顶百会穴出现活动力量，也可意守头顶。此步功每日 3 次，每次 60 分钟左右或更长一些，不能强行，一旦不舒服则可停止练功。

4. 服日精月华功

此功又称采日精月华功。服日精可补阳气，服月华可补阴气。采日精法适用于阳虚畏寒，四肢不温，脾胃虚弱，精神不振等症。采月华法适用于阴虚火旺，低热，口干口渴，烦躁，手足心热，腰膝酸软等症。

（1）服日精法：日出时分，两脚与肩宽，松静站立，将呼吸调匀，排除杂念，面朝太阳方向，微垂眼帘，但尚可望见柔和微红的日光，以吸光华之气，意想吸满一口，闭息凝神，随吸气缓缓咽下，送至丹田为1次,如此9咽。然后松静自然,静守片刻,再自然活动,即可收功。

(2)服月华法:夜晚,寻空气新鲜、空旷之处,松静站立,调匀呼吸,排除杂念,面对月亮方向。垂眼帘至微见月光,以口吸气,吸入月华,意想吸满一口,微微闭息凝神,待液满口,慢慢咽下,以意送之,送至丹田为1次,共6次。最后静守片刻,再自由活动一会儿,即可收功。

5. 巢氏消渴之气功宣导法

适用于以口渴多饮、小便不利为主要症状的患者,其功理在于宣导肾津以止消渴。具有引肾元之水上升,以止口渴多饮之能。

(1)静卧悬腰行气:松衣宽带,安静仰卧,腰部伸展悬空,用脊骨背着床席,两手自然置于体侧。双目微闭,舌抵上腭。用鼻作深、细、匀、长的呼吸5次,随着呼吸的节律鼓起小腹,意在牵动气机,使之行水布津气,津液上升。

(2)引肾搅海咽津:接上式,用舌在唇齿之间,由上而下、由左至右搅动9次;再由下而上,由右至左搅动9次;鼓漱18次,将口中产生的津液分数口徐徐咽下,并用意念将其下引到“丹田”。使水之上源下流,元龙归海,津布热减,静卧数分钟收功。

(3)缓行收功:收功后起立,走出室外,在空气清新、环境幽雅之处缓缓步行。在一种愉快轻松的心境下,步行120~1000步左右,使之练功后内在有序,在常态下尽可能地保持住。巩固已取得的引肾津、滋上源、止消渴的效果。

气功疗法的注意事项

(1)练功的时间不可勉强过长,以舒适为度,并因人而宜,一般每次20~30分钟为宜。随病情好转,体质增强,时间可适当延长,饱食后不宜马上练功,而练功后也不宜马上用餐。一般来说,在饭后一小时以后练功和练功后休息半小时再进餐较为适宜。

（2）一般糖尿病都采用药物治疗，所以在加用或改用气功疗法的初期，不宜将药物全部撤掉，应随练功水平的提高，逐渐减少乃至停掉药物而以气功治疗为主。

（3）糖尿病患者多数体质较弱，且多为中老年患者。练功时，应以内养功为主。这样既可增加气的生成，又可节省气的消耗，有利于静养正气，扶正祛邪。切勿热衷于内气外发功，防止进一步耗精伤气，于病无益。

（4）糖尿病好转后，仍要坚持练功。这样不但可以巩固疗效，防止复发，还可以使身体强壮，益寿延年。不过每日练功次数和时间可以适当减少。

八、其他自然疗法

蚂蚁疗法

现代科学研究证明，蚂蚁中含有 27 种氨基酸，其中苏氨酸、苯丙氨酸、缬氨酸、亮氨酸、异亮氨酸、赖氨酸、蛋氨酸均为人体必需的氨基酸。蚂蚁中还含有锌、锶、铁、锰、钴、铜等多种对人体有益的微量元素。蚂蚁制剂既是一种免疫增强剂，又是一种性功能增强剂，还是一种可靠的抗衰老的天然药物。

蚂蚁体内含有的丰富维生素、氨基酸及微量元素可调节人体内分泌系统，增强人体新陈代谢功能，激活胰岛 β 细胞功能，促进胰岛素分泌，提高胰岛活性，抑制胰岛素抵抗的产生，从而可降低血糖水平。

锌是人体内重要的微量元素，锌能直接参与蛋白质、核酸、糖类和血脂的代谢，并在人体内发挥抗氧化作用及细胞膜保护作用，参与人体内基因的调控。研究证明，体内缺锌导致胰岛素原转变成胰岛素的能力下降。糖尿病患者通过蚂蚁治疗，增加了锌的摄入量，不但在胰岛素中起稳定结构的作用，还激活并增加胰岛素原转变为胰岛素，从而降低血糖，改善糖代谢紊乱的症状。

此外，蚂蚁对人体免疫系统有双向调节作用，能抑制对人体有害的抗体产生，提升红细胞超过氧化物歧化酶活性，降低血清过氧化脂质水平，清除氧自由基，保护细胞膜，从而发挥抗衰老和降血糖作用。

推荐方：大黑蚂蚁 500 克焙干，研为细末，装胶囊。每次 3 粒，每日服用 2 次。

刮痧疗法

刮痧疗法是一种独特的自然疗法，通过刮拭皮肤的经络穴位以达到治疗疾病的目的。通过刮拭可以疏通机体经络气血，使体内邪气通过经络排出体外，达到通畅气血、平衡阴阳的目的。疗效明显，特别是 I 型糖尿病患者，而且操作简便，安全易学。

刮痧疗法对哮喘、头痛、便秘、高血压病、眩晕、糖尿病、甲状腺疾病、肝炎、胆囊炎等疾病疗效显著。但对以下情况禁忌用此疗法：醉酒、过饥、过饱、过度疲劳、过度口渴时；有心力衰竭、肾功能衰竭、肝硬化、腹水、全身重度水肿等严重疾病的患者；血小板减小、白血病等有出血倾向的疾病；孕妇的外阴部、腰部；妇女乳头区；原因不明的肿块及恶性肿瘤部位；肚脐、眼睛、鼻子、耳孔、舌、口唇等特殊部位。

刮痧治疗的工具有刮痧板和润滑剂。刮痧板由天然水牛角制成，有清热解毒、发散行气、活血化淤的作用。此外，水牛角对皮肤没有任何毒性刺激和化学反应。润滑剂主要由十多种天然中草药和天然植物油配制合成，具有疏通经络、排毒驱邪，预防感染等功效。

1. 基本刮痧手法

（1）补法：补法是刮痧疗法治疗糖尿病的基本手法，也是常用手法。其特点是刮拭时按压力度小，速度慢，能激发人体正气，并使机体低下的功能恢复旺盛。用于治疗体质稍差的巨型糖尿病患者。

（2）平补平泻法：也称平法，又细分为以下三种刮拭手法：按压力度大，速度慢；按压力度小，速度快；按压力度中等，速度适中。

2. 刮痧的具体操作

治疗糖尿病常用的刮痧穴位有：中脘、气海、脾俞、三焦俞、肾俞、曲池、合谷、足三里、三阴交、水分、关元、阳池。步骤如下：

（1）用平补平泻法缓慢刮拭上肢曲池、合谷、阳池三穴，并且用刮板棱角点按刮拭曲池、合谷两穴，至酸、胀、红、热，并轻微出痧。

（2）用补法刮拭下肢小腿前方足三里穴、内侧三阴交穴。刮拭至胀、热和微微出痧为宜。

（3）用平补平泻法缓慢刮拭上腹部中脘和水分两穴。要拉长刮拭，至酸、胀、热，并轻微出痧为度。

（4）用补法先轻缓刮拭下腹部气海和关元两穴位，再稍用力刮拭，至酸、胀、热并轻微出痧为宜。

（5）先用补法刮拭背部大椎穴及两侧膀胱经上的肺俞、肝俞、脾俞、肾俞、三焦俞和命门等穴，再稍强用力刮拭这些穴位，至红、热出痧为度。

3. 刮痧疗法的注意事项

在进行刮痧疗法时，要注意改善生活环境，稳定自身情绪，保持心境平静。最好能坚持每天晚上临睡前用温开水洗足，并且用刮痧板从前往后刮拭双足底中心部位 3～5 分钟。长期如此，可获得更好疗效。在刮拭背部时，要重点刮拭第八、九胸椎旁的胰俞奇穴、心俞穴以及肾俞穴。周期为 5～7 日。长期坚持，对防治 I 型糖尿病患者的心、脑、肾并发症疗效显著。

第六章　糖尿病日常保健与家庭康复

一、糖尿病患者的日常

生活起居保健

由于糖尿病是一种慢性持续性疾病，血糖值高低与患者的衣、食、住、行及精神情绪密切相关。所以，病人掌握糖尿病的基本知识、学会日常生活的自我保健方法十分重要。

保持乐观情绪和积极的生活态度。应该懂得，只要控制好病情，同样能健康长寿。

养成有规律的生活习惯。定时定量进餐、运动、工作和就寝，因为它们直接影响到用药剂量和时间。

饮食宜淡、多样，不要过咸和偏食，忌高甜食。食量按每日所需总热量计算，不要贪饱，宜少吃多餐。

运动宜循序渐进，持之以恒，不宜空腹运动，不要过度疲乏。

要了解和掌握低血糖反应的知识，尤其外出活动时或运动量大时要随身携带食品，及时加餐，预防低血糖反应。

应戒烟忌酒，尤其不要空腹饮酒及饮烈性酒。饮用啤酒要适量，并且要减少主食。

注意足部卫生，坚持每晚用温水洗脚。因通常足部感觉迟钝，所以水温不要过热以免烫伤。鞋袜要松紧合适，不要穿硬质鞋袜。

冬季要注意足部保暖。

注意口腔及眼部卫生。早晚洗漱，避免视力疲劳。

每日自测 4 次尿糖，即三餐前及睡前记录检测结果，尤其注射胰岛素的患者应该坚持。血糖和尿糖不平衡的患者应常测血糖。如用试纸测尿糖，应注意测定时间的准确及看试纸是否过期、失效。有条件的患者可购袖珍血糖仪，方法简便迅速，有利于病情控制。

定期到医院检测肝和肾功能、血脂、糖化血红蛋白、尿常规、血压、心电图及眼底，根据病情可 3~6 月检测 1 次。血糖、尿糖应常测，即使病情稳定者，也至少每月 1 次进行空腹血糖及餐后 2 小时血糖检测。

糖尿病患者的居室环境

糖尿病患者的居家环境和日常起居对病情有着一定的影响，要科学合理地安排他们的生活，使他们的健康得到保证。

糖尿病患者一般体质弱，对疾病的抵抗力低，特别容易感冒或感染等，一旦出现应激状态，病情会骤然加重，并出现多种并发症，因而应选择通气、阳光充足的居室。特别在寒冷的冬天时，更要注意保暖工作，最好使室温保持在 20℃ 左右，因为寒冷使体内肾上腺素分泌增多，会使血糖升高。

糖尿病患者应与亲人或朋友同居，同居者应警惕其病情变化，准备一些应急药品，以备不时之需，一旦发生意外，及时采取急救措施。

糖尿病患者如何安排作息

根据糖尿病患者的病情，科学合理地安排作息制度。做到按时睡觉，按时起床，保持科学的节律。避免疲劳过度而使病情加重。

（1）睡前要饮食有度，不可贪多，不饮浓茶、咖啡、酒精饮料等，也不宜过多饮水，以免引致夜尿过多而影响睡眠。

（2）在睡前半小时用热水泡脚（注意水温不宜过高），可以消除疲劳，长期坚持可以预防糖尿病足的发生。

（3）睡前不宜观看惊险节目、书籍等，以防止情绪紧张影响睡眠。

（4）采取右侧卧位为宜，不要蒙头，手不要置于胸前。

糖尿病患者外出就餐的原则

外出就餐现已成为一种流行的社交手段，也获得了现代人的一致认同。由于糖尿病患者的饮食有特殊的要求，外出就餐会给他们带来一些不便，可能会对糖尿病患者带来一些麻烦和不良影响。糖尿病患者的家属对此深为担心。那么，糖尿病患者是不是因此就拒绝外出就餐呢？

如果这样做，单从糖尿病的治疗角度来说，肯定在家就餐比在外就餐好。但是，这样做也可能对患者的心理造成不良影响。剥夺糖尿病患者外出就餐的权力，会使他们因失去正常社会生活而感到孤独和愤怒。其实，防治糖尿病就是为了提高糖尿病患者的生活质量。如果对糖尿病患者限制过宽，致使他们生活空间愈来愈狭小，反而会使他们失去生活的乐趣，挫伤他们与疾病斗争的积极性。就外出就餐而言，只要掌握好几个原则，完全有可能使其变成有乐趣的、令人愉快的事情。

（1）首先了解一下是否能按时就餐。按时就餐对糖尿病患者来说很重要，因为延迟进餐有发生低血糖的危险。如果出席的宴会有可能延迟进餐（如婚礼宴会或有许多人出席的宴会经常出现延时进餐），那应在事先吃一点东西。如果是一般性的外出进餐，如果不能准时开饭，可与他人说明自身情况，先吃一点食物，不要因为礼节而影响健康。

（2）是否能较准确地选择好食物的种类和量。中国宴席与外国宴席不同，中国宴席是一桌人围着一桌菜就餐，这种情况对糖尿病患者很不利，给他们在食物种类和量的选择上带来不便。人们在就餐过程中，这个菜吃一口，那个菜吃一口，不知不觉就会多吃；另外，从菜的种类上，往往是多脂肪、多肉类，而清淡的蔬菜类食物很少。糖尿病患者在进餐前，应该先目测、估计一下，选哪些食物，大约能吃多少量，然后再开始吃。如果宴席比较随意，进餐前，患者最好能先把所需的不同种类食物按合适的量单独分放在一个单独的餐具中，防止在进餐过程中无意过量。

（3）拒绝一些不合理的礼节。最好事先能讲清楚，征得他人的理解。如果事先不能讲清楚，当时也要婉言拒绝。绝对不能以健康为代价换取"面子"上的喝彩。

糖尿病患者的饮食方式是健康的饮食方式，是适合于所有人的饮食方式。糖尿病患者本人不仅要严格遵循，而且，要把健康状况的生活方式传递给周围更多的人群，营造一个健康的生活氛围。这样，患者有利于治病，健康者有利于防病。作为患者，切不可屈服于不健康的生活方式，身体本来就已亮起了"红灯"，不要再为不利健康因素大开"绿灯"。

糖尿病患者的工作安排

目前的医疗水平尚无法根治糖尿病，糖尿病患者只有坚持终身治疗的原则医治糖尿病。糖尿病患者在控制良好的前提下，是可以像正常人一样参加工作和学习的。但主要看能否控制好糖尿病，所以糖尿病患者要学习有关的糖尿病知识，要自我监测尿糖，条件允许的话还要自我监测血糖；只有这样才能及时发现病情的变化，及时调整用药，把糖尿病控制在最佳状态。

糖尿病稳定后还有一个重要的问题，就是如何合理安排工作、学习和生活，促进疾病向有利的方面转化。首先要保证有一个科学合理的作息制度，这样才可以合理地安排生活，生活有规律、有节奏是保证身体健康的重要条件。工作中要劳动有度，避免过度劳累。可以适当参加体力活动，体力活动不仅可以促进体重减轻，增加身体对胰岛素的敏感性，而且在体内有胰岛素的情况下，劳动可以使血糖下降，对病情的控制有一定的好处。需注射胰岛素治疗的患者，体力活动要注意时间，不要在胰岛素作用已消失时活动，因为此时活动将使本来已经升高的血糖升得更高。

一般情况下，糖尿病患者可以胜任多种职业。但少数工种是不适合的，如驾驶员（汽车或火车），不宜在高空操作或操纵危险的机器，因为糖尿病患者有出现低血糖的可能性，特别是接受胰岛素治疗的患者更不宜接受此类工作。工作中轮值夜班可能对某些糖尿病患者的血糖控制有一定的影响，这一点也要引起注意。

青少年糖尿病绝大部分都是Ⅰ型糖尿病，需终身注射胰岛素替代治疗，不能间断，如间断就会使糖尿病加重，甚至产生酮症酸中毒。青少年糖尿病患者在患病初期或病情加重时，应抓紧时间治疗，争取在1~2月内稳定病情，调整好胰岛素的用量，就可以继续上学，边学习边治疗。

糖尿病患者的旅游须知

糖尿病患者完全可以出行旅游，但在出发之前，应准备充分。

（1）糖尿病患者必须在血糖控制很理想的情况下才可以考虑外出旅行。体力活动对血糖有极重大的影响，而旅行可能要有与平常的日常生活差别很大的体力活动。所以，在旅行前最好按预定旅行可能的运动量进行适应性的训练并调整好血糖。

（2）要佩戴胸卡，在上面写明自己的病情，以便在遇到紧急情况时得到及时、有效的医疗救助。

（3）临行前要告诉同行者自己的病情，让他们学会识别和处理低血糖。

（4）条件允许的话，最好携带便携式血糖仪，以便途中随时监测血糖。

（5）要带足旅行途中的食物，这一点对糖尿病患者尤其重要。因为旅行中的进餐不可能总是像计划的那样准确。火车、汽车以及飞机可能延误，小汽车可能遇到交通阻塞，于是就不能按计划进餐。在这些不可避免的情况下，糖尿病患者可以得到及时的食物补充，避免低血糖的发生。

（6）携带好足量的药品。糖尿病患者在旅行时，一定要带有足够的药品，如口服降糖药、胰岛素以及注射器、针头，并且要将这些药品分装在两个不同的行李中。一个行李可以请亲戚朋友帮助携带，而另一个行李则应当由糖尿病患者随身携带。

（7）如果患者晕车，则在旅行前提前服抗晕车药。

此外，患者在旅行中还要注意饮食的定时、定量，千万不能因为各种原因而推后进餐。按时吃药，勤测血糖。及时识别和处理低血糖，避免发生意外。

如何看待糖尿病妇女妊娠

糖尿病妇女如要想孕育出一个健康的孩子，就要有计划地怀孕和控制好自身的血糖。

有计划地怀孕是指在血糖得到良好控制的情况下再怀孕，而不是怀孕在前，控制血糖在后。因为在胎儿生命的最初几个星期内，是组织开始生成的时间，良好的血糖控制特别重要。如果只是在妊娠被确定后才进行严格的血糖控制，那么，胎儿生命中最初几周的时间将会被错过。

严格的血糖控制是指从受孕到分娩这段时间内，需要保持血糖接近正常值，而且必须接受胰岛素治疗。同时，还要避免低血糖发生。为了能做到这一点，不仅要接受医生严格的指导，还必须做好家庭血糖监测。

糖尿病母亲产大婴儿的可能性很大。这给分娩带来一定困难。同时也可能使婴儿在出生后出现一系列的并发症。所以，在分娩后要对婴儿进行严密地观察。

如果能在各方面得到良好的监护和处理，糖尿病妇女定会如愿以偿地得到健康的小宝宝。

妊娠合并糖尿病

糖尿病患者在怀孕以后，妊娠所产生的一系列生理变化及产科的并发症、胎盘激素的作用等，常使病情复杂化，孕期容易发生酮症酸中毒，产褥期易发生低血糖症。

妊娠合并糖尿病对孕妇的影响有：产科合并症发生率高，如妊娠高血压综合征、子痫、胎盘早剥、脑血管意外；因糖尿病患者白细胞多功能缺陷，故合并妊娠时极易发生感染，甚至发展为败血症；糖尿病孕妇糖利用不足，能量缺乏，常出现产程延长、产后子宫收缩不良等；羊水过多发生率高；手术产率高。

妊娠合并糖尿病对胎儿的影响有：巨大儿发生率高；胎儿畸形发生率高；胎儿及新生儿死亡率高，新生儿易出现呼吸窘迫综合征等。

所以，糖尿病患者如有严重的心血管病、肾功能减退或眼底有增生性视网膜炎时，则不宜怀孕，一旦怀孕也应及早终止妊娠。但如果病情轻或控制较好，虽可以妊娠但在孕期应注意以下几个方面：

（1）积极控制糖尿病。

（2）增加产前检查次数及内容，除常规的产科检查外，还要查肾功能、眼底、心血管功能。

（3）不宜口服降糖灵、优降糖等降糖药物，以免影响胎儿。

（4）应在孕35周左右住院观察待产，若有胎儿处境危险信号应立即终止妊娠。

二、糖尿病的预防

研究表明，当前导致中国糖尿病发病的因素很多，如人口的老龄化、肥胖、药物应激、生活方式不科学、遗传、高经济收入与低文化程度等。由于整个人群缺乏糖尿病的基本知识，患者中 2/3 的人因无明显症状尚不知已经患病。因此有必要通过各种渠道利用多种方式广泛地开展宣传教育，发现有糖尿病的蛛丝马迹，及早进行检查，做到早发现早治疗，这样才能避免或减少显性糖尿病的发生与发展。

正确对待糖尿病的关键四步

在预防糖尿病时，首先要注意高危人群，其次还应控制肥胖，注意应激。此外，还有几方面需提高警惕：

1. 宣传教育

虽然，医务人员有宣传教育的责任，但是糖尿病的预防工作是一个社会问题，是一个系统工程，单靠医生力量难以承担。因此，有关部门应该利用一些宣传工具，大力开展宣传工作，提高广大群众的防病意识，做好一级预防工作。一旦发现糖尿病的症状，就要及早检查、及早治疗。

2. 早查早防

有一些症状表现可以预示着糖尿病的发病，如口渴多饮、多食、消瘦、乏力、多尿、嗜睡等，往往是急性糖尿病患者的症状表现。慢性病者往往出现：性欲极度衰退；男性阳痿、早泄、遗精等；妇女阴痒久治不愈或分娩胎儿过大等；早年即出现白内障或视物昏花等；四肢麻木、疼痛或小腿经常抽筋；痈、疽、疮、疖一个接一个；肺结核久治不愈；尿频、尿急、尿滴沥、尿有甜味；就餐稍晚一会儿就出现饥饿难忍、心虚多汗、手抖等低血糖反应，进食后则消失；体重突然减轻，特别是原来很胖而近来体重下降又找不到其他原因；40 岁后经常想吃甜食。

但如果已患上了糖尿病，也不要恐慌，要积极配合医生进行治疗调养，做好二级预防工作，防止各种急、慢性并发症的发生和发展。糖尿病的并发症比实际上糖尿病本身更可怕，我们需要认真积极地预防并发症。

3. 控制血糖达标

把血糖持久地控制在正常范围或接近正常范围。空腹血糖正常值是 3.9~6.1 毫摩尔/升，中老年患者空腹血糖不要控制的太低，一般控制在 5~7 毫摩尔升即可。这是预防糖尿病各种急、慢性并发症的先决条件。临床观察，不管是哪种类型的糖尿病，只要有持续高血糖的存在就不可避免地有并发症的发生与发展。人的五脏、六腑、各个系统无不依靠血液滋润，血糖高，代谢紊乱，脏腑功能失调，则疾病丛生。

为了控制血糖，首先要消除以下几个误区：其一，只注重自觉症状，忽略定期检查血糖。有的患者尤其是广大农村患者，有的半年、一年甚至几年都不查一次血糖。他们认为，没有口渴、尿频、乏力等自觉症状，就不会得糖尿病。事实上并非如此。临床观察，有不少患者直到自己出现了严重的并发症，如白内障、末梢神经炎、心脑血管病时，才意识到血糖又高了，这就无形中给医治增加了难度，因此，健康人也有定期检查血糖的要求，最起码每 3 个月要查一次。目前有先进的快速血糖检查仪，指尖采血，十几秒钟就出结果，很方便，费用也不算高。其二，拒用胰岛素，延误病情。目前治疗糖尿病的药物有三大类，中药、口服降糖西药及胰岛素。它们各有自己特定的知用区。只有掌握适应证，对症下药，才能显现。否则，该用不用或不该用而用之，必然影响疗效，甚至给患者造成一定恶果。但临床上发现有为数不少的糖尿病患者对胰岛素持有不正确的看法：有的认为胰岛素有"瘾"，一打上就丢不掉了；还有的人错误地认为打上胰岛素后会变成Ⅰ型糖尿病，再吃药就无效了等等。不听医生的劝告，固执地拒绝使用，使病情恶化严重的会累及生命。近期，美国和加拿大的医疗中心报道：用强化胰岛素疗法使血糖长期维持在正常水平，能够理想地防止慢性微血管并发症及神经病变，值得借鉴。其三，偏听虚假宣传，上当受骗。糖尿病是个世界性的疑难病，目前的医疗水平尚无法彻底治疗此病。尽管如此，仍有些患者偏听虚假宣传广告，到处乱求医，一直得不到系统治疗，其后果只能是病情没有得到改善，甚至有的反而恶化。

4. 提高认识，掌握技能

患了糖尿病后，一方面要采取综合疗法把血糖控制正常；另一方面，努力提高预防意识，掌握技能，这对预防急、慢性并发症的发生、发展有着极大的好处。预防并发症必须了解其发病特点。各症特点本书前面已分别做了介绍。

糖尿病控制不佳容易发生并发症，而并发症反过来又影响糖尿病的控制，二者互相影响，恶性循环，给治疗上带来极大困难，因此要求患者要提高认识，要认真做好以下工作：积极防治感染，及时处理各种应激情况，如发生骨折、外伤时应到医院求治，不要拖延；合理控制饮食，不要进过量的脂肪食物或主食量过低，以预防饥饿性酮症；对胰岛素的用量要根据具体情况（饮食、活动量等）及时加减，以保证体内有足够的胰岛素，尤其胰岛素依赖型糖尿病患者不要随意减量或中断胰岛素治疗；利尿药、升压药、糖皮质激素等要应用得当，以免引起体内高渗状态而发生高渗性昏迷；定期到眼科检查眼底，密切观察眼并发症；定期做微蛋白尿试验，以便早期发现糖尿病性肾病，及早治疗；定期做神经电生理检查，以便早期发现糖尿病性周围神经病变，尽早采取措施进行治疗；定期做心电图、超声心动图，可早期发现糖尿病合并心脏病。

总之，只要人们在思想上不惧怕糖尿病，心理上坚定可以战胜它的信念，实际生活中采取得力措施，糖尿病的预防工作就一定能做得更加成功，就有可能把糖尿病的发病率降低到最低限度，对提高人们的健康水平是大有益处的。

糖尿病的三级预防方案

1992 年在日内瓦召开的世界糖尿病预防研究大会上提出了积极开展糖尿病三级预防的问题，并达成了共识。

1. 一级预防

预防对象是那些糖尿病易感人群和已出现糖尿病潜在表现的人群，有针对性地通过改变和减少不利环境、行为因素，采取非药物或日常生活行为的干预措施，以最大限度地减少糖尿病的发生。

具体来说，预防对象包括以下人群：有糖尿病家族史者；从我国传统生活方式改变为现代生活方式，或从农村转移到城市，及从体力活动多到静止生活方式的人群；妊娠期糖代谢异常、巨大儿或畸形者；高血压、高血脂、过早动脉硬化及早发冠心病者。

防止和纠正肥胖；严格注意对高脂肪饮食的摄入量，饮食以非精制富含可溶性纤维素食物为宜；避免或少用对糖代谢不利的食物；增加体力活动；早期发现妊娠期糖代谢异常者必采取预防糖尿病的措施；妊娠时营养不良，分娩的孩子体重低，以后也有发生糖尿病的可能；妊娠期患糖尿病糖耐量异常，分娩的孩子将来易患肥胖症、糖尿病，病情较轻的可以通过饮食调节血糖水平，严重的须通过胰岛素治疗，使血糖值趋于正常。对于 I 型糖尿病前期的预防措施为：新生儿及早期婴儿应尽量用母乳喂养，不吃牛奶；服用自由基清除剂，如烟酸胺；早期用胰岛素治疗使胰岛细胞休息，可减少胰岛的自身免疫反应；使用免疫调节剂。

2. 二级预防

预防对象主要是那些症状不明显或糖耐量异常者，以期做到早期发现早期治疗。世界卫生组织关于异常糖耐量诊断标准及提高人群对糖尿病知识的措施很有价值，对高危人群即Ⅱ型糖尿病第一代亲属、肥胖者、有妊娠期糖耐量异常或巨大儿生育史或不正常糖耐量史者、有高血压、动脉硬化或脂代谢紊乱（特别是高甘油三酯）者及40或50岁以上人群进行筛选，这种作法意义深刻，对检查有糖尿病及糖耐量异常者的早期治疗起着引导作用。

3. 三级预防

目的是延缓和防止糖尿病并发症的发生。预防急性并发症的发生，如低血糖、糖尿病酮症酸中毒、非酮症性高渗性昏迷、乳酸性酸中毒及感染等。预防慢性并发症，关键是对新发现的糖尿病及糖耐量异常者尽早和定期检查有无大血管病变（冠心病、脑血管病、下肢供血不足、足坏疽）及微血管病变（肾及视网膜病）。措施是早期积极控制血糖维持在正常范围内，并要认真控制肥胖、高血压、脂代谢紊乱、吸烟、大量饮酒等不利因素，注意劳逸结合、饮食合理，适当体力活动及正确的药物治疗。

三、糖尿病如何监测

糖尿病是一种长期慢性病，要坚持长期治疗。另外，糖尿病本身病情也不断发展变化，治疗方法也要随之改变。而糖尿病的监测更是需要患者本人来亲自完成，因此，只有糖尿病患者了解和掌握一定的糖尿病监测知识，掌握了一些糖尿病监测的基本技能，才会主动、积极配合医生做好各项监测。首先，糖尿病患者必须清楚监测都包括哪些方面。实际上糖尿病患者至少应进行以下几项内容的监测：临床表现、血糖水平监测、胰岛功能监测、糖尿病并发症危险因素（肥胖、血脂、血压等）的监测、糖尿病并发症的监测。

当然，部分糖尿病患者的临床表现不是很显著，但是，只要用心观察还是有一些蛛丝马迹的。我们应该注意有没有"三多一少"，有没有疲乏无力；还应该注意观察有没有心慌、出汗异常；经常观察尿量、尿的颜色是否有特殊变化；大便是否规律、正常；视力是否有变化；双足的温度、颜色是否正常。对于一些异常表现，不管它有多轻微，都有必要去医院检查一下。不要自己妄加判断，自认为"可能是没休息好造成的吧"或"一定是不小心……"，这时候的疏忽大意，有可能使你失去某些病的早期治疗机会，造成终生遗憾。对糖尿病的态度，一概是"战略上藐视它，战术上重视它"。

对于一个糖尿病患者来说，必须把血糖降至正常或接近正常水平，才能最大限度地减少、延缓并发症的发生、发展，所以说对血糖的监测会反应治疗方案的实际效果；血糖又非常容易变化，许多因素都会影响到血糖水平，所以需要通过血糖的监测随时调整治疗方案。

糖尿病是与胰岛 β 细胞功能密切相关的疾病，胰岛 β 细胞功能的监测可以帮助糖尿病的分型，可以帮助判断病情的严重程度；可以指导用药；可以帮助观察治疗效果等。

实际上，影响糖尿病并发症的因素不单单有血糖一项，其他一些因素如高血压，高胰岛素，血脂紊乱等也可引发糖尿病并发症。要达到糖尿病治疗的最终目的———有效防止各种并发症的发生、发展，则必须随时监测是否存在这些危险因素，如果已经存在，是否得到了有效的控制。

到目前为止，尽管积极治疗糖尿病，但并发症并不能在所有的糖尿病患者中完全避免。通过监测，可以及时发现、及时治疗，延缓并发症的发展、恶化是非常重要的。

糖尿病的先兆

糖尿病患者有30%~80%可表现出皮肤的病变，一旦出现了这些皮肤损害，往往是糖尿病的先兆，所以尤其要引起注意。

1. 皮肤爱感染

糖尿病发病时，病人的血糖升高，皮肤组织的糖原含量也增高，这样就给霉菌、细菌创造了生长的环境。

有1/3的糖尿病病人并发有皮肤感染，例如，病人经常患有疖肿、毛囊炎、脓瘤病和痈肿等细菌感染。

糖尿病患者在口腔部位经常出现"鹅口疮"，鹅口疮是由一种称为"念珠菌"的霉菌感染引起的。念珠菌感染还可以发生在指甲、男性的外生殖器龟头上。

皮肤上的癣病也是由于霉菌感染造成的。糖尿病病人容易发生手癣、体癣、股癣、足癣等癣病。

2. 皮肤爱瘙痒

糖尿病病人合并有皮肤瘙痒症状的，占病人的1/5。这种瘙痒是一种全身性的、且非常顽固的症状。在糖尿病的早期，这种瘙痒症状非常多见。当病人经过治疗，病情有明显缓解的时候，皮肤瘙痒也可能逐步消失。

有的糖尿病病人患有周围神经的病变。例如感觉异常，包括有皮肤麻木、针刺感、疼痛感或灼痛感等，所以有些病人在没有发现糖尿病以前，经常先到皮肤科检查。

有的病人下肢出汗减少或无汗，而当环境温度增高时，患者其他部位出汗增多。

3. 发生"糖尿病足"

"糖尿病足"是指糖尿病患者因血管和神经病变而造成的供血不足、感觉障碍并伴有感染的脚。其特点是创面愈合缓慢，甚至迟迟无皮肤生长的现象，这是老年Ⅱ型糖尿病患者常见的并发症。患者感觉神经严重受损，从而使其痛觉、温度减退，甚至丧失。痛觉的减退可使患者不能感觉到鞋内异物和鞋的挤压，易导致外伤和摩擦伤。而温度的减退可导致烫伤和冻伤。深部感觉减退的患者不能及时调节关节负重，可导致关节畸形，加大摩擦伤的机会，从而诱发足坏疽。

4. 糖尿病性大疱病

糖尿病性大疱病是一种发生于患者手脚处的皮肤并发症。这种水疱突然发生，反复出现却没有任何自觉症状。水疱大小不等，疱壁薄，疱内是澄清的液体，疱的外面也没有红晕。一般经过数周可以自愈，或者消退后在皮上遗留有色素沉着。

这种大疱病往往发生在糖尿病病程长、全身状况差并有严重并发症的患者身上，甚至可以导致死亡。

5. 糖尿病性黄瘤

糖尿病性黄瘤是指膝、肘、背部或臀部的皮肤上突然出现成群从米粒到黄豆大小的黄色丘疹或小疙瘩（医学上称为"结节"）。这种黄瘤表面有光泽，一般没有瘙痒等自觉症状，摸起来略比周围的皮肤硬。

6. 糖尿病性皮疹

这种皮肤改变常发生在小腿前面，开始时是圆形或卵圆形暗红色的丘疹，直径只有0.3厘米左右。这种丘疹有的分散存在，有的则群集在一起，表面上有皮屑。皮疹消退以后，皮肤上会出现局部萎缩或色素沉着。

7. 糖尿病性硬肿病

患有糖尿病性硬肿病的病人，背部、颈部及肩部的皮肤潮红肿胀，肥厚隆起，用手按压时，不会出现"坑"，用手也捏不起这里的皮肤，皮肤表面的毛孔扩大，局部有像被火烧一样的灼热感觉。这种病情可以持续许多年，只有当糖尿病控制以后，才能逐渐好转。

糖尿病的早期诊断是困难的，但只要中年朋友提高警惕，不讳疾忌医，重视一些异常症状，就会大大减少误诊、漏诊的机会，从而提高生活质量。

血糖的监测方法

血糖的监测方法一般分为静脉抽血化验血糖和用指尖血测定血糖两种。手指尖的血是毛细血管的血。静脉抽血需要去医院化验，化验过程繁琐，等待时间长，每次化验需要抽的血也较多，给患者带来的痛苦也大；指尖血测一般可以用袖珍式快速毛细血管血糖仪来监测。血糖仪方便、快捷，需要血少，给患者带来的痛苦少，又好操作，患者不必去医院即可自己监测，所以，已经成为监测血糖、评价糖尿病治疗效果、指导糖尿病患者用药的主要手段。

有时用血糖仪测定的血糖值与静脉血化验值有一定的差别，这主要是由于静脉抽的血送到化验室后，先要去除血液中的细胞等，只用其中的血浆或血清做化验；而快速血糖仪用的是从血管中抽出的未经处理的血，也就是不去除血液中的任何成分，所以二者的血糖值本身就有差别。一般血浆的血糖值比全血的血糖值高10%～15%。另一方面，在同一时间内，毛细血管中的血糖水平与静脉血的血糖水平，本身就有一定的差别，尤其是餐后血糖。假如用同一种方法、在同一时间，来测量同一个人的静脉血和毛细血管血，两者的结果也定会不一样。一般进餐后毛细血管血的血糖比同一时间的静脉血的血糖值高1～3毫摩尔/升。

为了保证快速血糖仪的准确性，必须注意以下几点：

（1）使用血糖仪前要进行培训，由专业人员为患者讲解和示范，并由患者当面操作一遍，只有患者能熟练应用后才可准许自行使用。

（2）对血糖仪进行质量控制。根据每批试纸编码不同以及各种血糖仪的不同操作方法，在换用不同批号试纸时，要给予调整；定期用标准试纸或质量控制液进行测试，以确定仪器是否正常运行及结果是否在标明的范围内。

（3）试纸或传感电极过期或贮藏不当也可造成血糖测试不准确。潮湿可加速试纸失效，所以要及时把瓶盖关严。

（4）定期清洁和保养机器，用醮清水的棉棒或软布清洁测试区，清除血渍、灰尘等，避免使用酒精、含氨的清洁剂、玻璃清洁剂，腐蚀性清洁剂等。

糖基化血红蛋白的测定

实际上1、2次的血糖值并不能真正反映出血糖的阶段水平，要想知道血糖的阶段值可以测量血糖的糖基化血红蛋白。糖基化血红蛋白是葡萄糖与血红蛋白结合的产物。血糖升高，合成的糖基化血红蛋白就增加；血糖降低了，新合成的糖基化血红蛋白就也就随之降低。但是已经合成的糖基化血红蛋白在2~3个月内并不减少，而是恒定不变的。因此，该指标稳定性强，不受各种偶然因素影响。近年来，已把它作为评价治疗水平的重要指标。但是，糖基化血红蛋白不能反映血糖的变化规律，所以不能以它替代血糖的测定。正确的做法是血糖与糖基化血红蛋白结合起来观察。但要注意的是贫血患者的糖基化血红蛋白不能准确反应血糖的真实水平。如果条件允许的话，最好每3个月化验一次糖基化血红蛋白。

如何监测尿糖

尿糖可作为监测血糖的间接指标。当血糖超过"肾糖阈"时，血糖就会通过肾脏从尿中漏出。"肾糖阈"也就是血糖从肾脏漏出的"门槛"。血糖超过肾糖阈，就会通过肾脏从尿中漏出，低于肾糖阈，就不会从尿中漏出。血糖越高，尿糖越高。尿糖测定有尿糖定性和尿糖定量两种。

　　一般情况下，几毫升的尿即可确定尿糖，用（－、＋、＋＋、＋＋＋、＋＋＋＋）表示，可反映留尿前几个小时尿糖的平均水平。尿糖定性有两种测定方法：班氏法和试纸法。前者经济、稳定，但受尿中其他物质的干扰，特异性（可理解为准确性）偏低。试纸法给患者带来了方便，特异性高，不受尿中其他物质的干扰。但因试纸的质量不同，稳定性也随之不一样。

　　一般情况下，尿糖定量只需测定 24 小时的尿糖总量，用克/24小时表示，反映全天 24 小时的尿糖水平。尿糖定量要比尿糖定性准确性更高。

　　尿糖测定有几方面优点：操作方便；比较经济；给患者带来的痛苦较小。在一些经济落后地区仍不失为一种重要的监测手段。但在分析尿糖结果时应注意以下几点：

　　当血糖低于肾糖阈时，尿糖就不能反映血糖的变化。如果肾糖阈异常升高到 10. 0 毫摩尔/升，甚至达到 11. 1～16. 7 毫摩尔/升时，尿糖就不能反映这个血糖水平以下的血糖变化。肾糖阈升高常见于伴有严重动脉硬化的老年患者、伴有糖尿病肾病的糖尿病患者。如果肾糖阈降低，即使血糖低于 8. 9 毫摩尔/升、甚至血糖为正常值，尿糖仍可测出。例如，妊娠女患者的肾糖阈就降低，尿糖就不能作为血糖控制的指标。所以，要想以尿糖作为监测指标，首先要请医生帮助了解肾糖阈是否正常。

　　同样，尿糖定性也不适用尿糖过高的情况，比如，尿糖定性＋＋＋＋，此时的血糖可以是 16. 65 毫摩尔/升或更高。

　　尿糖反映的是一段时间内漏到尿中的葡萄糖的量或浓度，而不是留尿那一刻时间的尿糖水平。

　　要想判断尿糖的量就必须要把尿糖定性与此段的尿量结合起来，尿糖定性反映的是尿糖的浓度。"＋"表示尿糖浓度为 0. 5 克/100毫升以下，"＋＋"表示 0. 5～1. 0 克/100 毫升，"＋＋＋"表 1.

0～2．0克/100毫升，"＋＋＋＋"表示2．0克/100毫升以上。尿糖总量应是定性与尿量的乘积。例如，某段时间的尿糖定性＋＋＋，如果这段时间的尿量为200毫升，那么，这段时间的尿糖量为2～4克；如果这段时间的尿量为400毫升，那么，这段时间的尿糖量为4～8克。因此，某段尿糖定性测定的同时，一定要记录同一时间的尿量。

胰岛 β 细胞功能的监测

胰岛功能的检测可以通过血糖水平的测定而得知，血糖值高则预示着胰岛 β 细胞功能差。

血中的胰岛素水平可以反应胰岛小细胞功能：胰岛肝细胞的作用是分泌胰岛素，它分泌的胰岛素越多，说明功能越好。所以，对于Ⅰ型糖尿病来说，通过检验血胰岛素水平可以反映其胰岛功能。

另外，可以通过对血中 C 肽的测定而检测患者的胰岛功能。胰岛素和 C 肽都是由胰岛分泌的，而且量相等。C 肽可以说是胰岛素的"孪生姐妹"，胰岛 β 细胞每分泌一个胰岛素，就带出一个 C 肽。只是 C 肽没有胰岛素的降血糖的功能。当胰岛素与 C 肽进入血液后，40%～60%的胰岛素被肝脏摄取并灭活，而 C 肽被肝脏灭活的却不多，因而，血液中 C 肽水平是胰岛素的水平的5～10倍，而且，对于已经接受胰岛素治疗的患者来说，化验的胰岛素中，既包含自身分泌的胰岛素，又有注射的胰岛素，就无法准确判断胰岛 β 细胞功能。而 C 肽则不受外来胰岛素的影响。所以 C 肽更能评价糖尿病患者的胰岛 β 细胞功能。

由于Ⅱ型糖尿病患者存在胰岛素抵抗，所需的胰岛素远远高于正常人。所以，尽管胰岛素、C 肽水平正常，甚至高于正常，但是并不代表胰岛小细胞没有受损，更不能由此判断不缺乏胰岛素。相反，如果胰岛素水平很高，说明存在胰岛素抵抗。

因为有许多因素可影响到胰岛素和 C 肽的水平，不同时间、不同状态下测定的结果会有很大的距离。因此，测定胰岛素和 C 肽，必须在特定的条件下进行。这就是所谓的胰岛素与 C 肽释放试验。

1. 胰岛素释放试验

试验前一日晚餐后停止进餐，但可以饮水。试验日早晨 7 时或 8 时（要求禁食时间为 8～14 小时）抽取空腹胰岛素；抽血后立即口服葡萄糖粉 75 克（用 300 毫升温开水将 75 克葡萄糖粉溶化，5 分钟内喝完）。从喝第一口开始计时间，分别于服糖后 30 分钟、1 小时、2 小时和 3 小时抽血测胰岛素。也可以用馒头代替葡萄糖粉，即用 100 克面粉制成的馒头于 10 分钟内食入，抽血方法同上。

正常人空腹胰岛素水平为 5～24mμ/L。口服葡萄糖后血胰岛素开始上升，在 30 或 60 分钟时达到高峰，约为基础值的 5～10 倍，然后开始下降，到 3～4 小时恢复至基础水平。

Ⅰ型糖尿病患者的胰岛素分泌低下。空腹胰岛素水平常在 0～5mμ/L，服糖后无明显增加。

Ⅱ型糖尿病患者的胰岛素分泌比较复杂。可分以下几种情况：①以胰岛素抵抗为主，伴有胰岛素分泌相对不足的患者，服糖后 1 小时的血胰岛素水平，较空腹胰岛素水平要高，但很有限。而 2 小时或 3 小时的胰岛素水平相对正常或升高。或者是空腹、服糖后 1 小时、2 小时、3 小时胰岛素水平都比正常升高。②以胰岛素分泌不足为主，伴有胰岛素抵抗的糖尿病患者，服糖后 1 小时胰岛素水平较低，2 小时、3 小时胰岛素水平下降慢。③以胰岛素分泌不足为主，不伴有胰岛素抵抗的糖尿病患者，空腹、服糖后 1 小时、2 小时胰岛素水平都比较低。

2. C 肽释放化验

C 肽释放化验与胰岛素释放化验相同。正常人空腹 C 肽水平为 400 皮摩尔/升。服糖后 C 肽在 30 分钟或 60 分钟达到高峰，约为空腹值的 5~6 倍。Ⅰ型糖尿病、Ⅱ型糖尿病 C 肽变化规律与胰岛素释放试验相同。

<h2 style="text-align:center">糖尿病并发症危险因素的监测</h2>

从一定角度讲，治疗糖尿病的目的就是要防止并发症的发生，而许多因素均与糖尿病并发症的发生有着直接的关系。所以，在糖尿病的综合防治中，一定要注意能够引起或加重糖尿病并发症的各种危险因素的监测，一旦发现，立即治疗。

血压的监测：对于没有诊断高血压的患者，要经常测血压。至少 1~3 个月测一次血压。如果已经被诊断为高血压，而且血压已经得到控制，则每周至少在不同的时间内测 2~3 次。如果血压比较高，还在调整用药阶段，则每天应在不同的时间内测 3 次左右，直至血压稳定。

血脂的监测：血脂正常的糖尿病患者，至少要一年化验 1~2 次血脂。对血脂较高、正在治疗的患者，要遵照医生的意见按时化验血脂。

体重监测：每月要测一次体重，根据体重的变化来确定每天热量的摄入。

糖尿病并发症的监测

糖尿病并发症涉及的范围较广，有膀胱、肾脏、眼、心脏、足等病变。对于没有并发症的患者，每年还要检查一次尿常规、尿白蛋白；每年做一次眼科、足的检查；每年至少做一次心电图检查。已经引发并发症的糖尿病，则要根据医生的要求按时检查。

妊娠糖尿病自我监测

要避免妊娠糖尿病对胎儿的影响，就要在怀孕前和孕早期把血糖控制在正常或接近正常的范围内。首先要学会检测血糖水平，可通过对四个时间段尿血糖值来估算一天内的血糖水平。

第一段尿是指早餐后至中餐前这一段时间内排出的全部尿液；第二段指中餐后到晚餐前的尿液；第三段指晚餐后至睡前的尿液；第四段指睡后至第二天早餐前的尿液。以每段尿中取一杯测定尿糖，所得的结果是四段尿糖。如每段尿糖在微量和"＋"之间，说明糖尿病控制好。当出现低血糖反应（出汗、头晕、心慌、饥饿感等）或尿糖"＋"以上时，需立即去医院注射胰岛素治疗。

妊娠糖尿病中止怀孕的情况

在有些情况下，妊娠糖尿病病人是必须中止妊娠，并且还要积极治疗糖尿病，这些情况是：

（1）重症妊娠高血压综合征；

（2）子痫；

（3）酮症酸中毒；

（4）严重肝、肾损害；

（5）恶性、进展性增殖性视网膜症；

（6）动脉硬化性心脏病；

（7）胎儿宫内发育停滞；

（8）严重感染；

（9）母体营养不良；

（10）胎儿畸形和羊水过多。

四、糖尿病的治疗指南

糖尿病的治疗目标

糖尿病患者要弄清楚糖尿病治疗目标，要了解达到这样目标所要采取的方法及途径。目标有三。

（1）一旦发现糖尿病即应进行强化治疗，以便长期稳定控制血糖，使血糖值在正常范围。

把血糖控制在接近正常的水平，并且是长期的而不是短期的，稳定的而不是波动的状态。

（2）防止或延缓各种并发症的发生、发展。这就是说，糖尿病并发症是血糖长期升高、侵害全身各脏器的大、小血管的结果。只要血糖控制在正常水平，长期而稳定，并发症的发生几率就会很小。因血糖控制不好已经发生了的并发症，待血糖水平控制好后，可以延缓已有并发症的发展。由此可见，血糖的控制好坏很关键。

（3）让糖尿病儿童有正常的生长发育，与非糖尿病儿童一样进学校学习，取得良好成绩。让糖尿病人有正常的工作与劳动能力，与非糖尿病人一样享受高质量的生活。这三个目标意在表明，只要血糖水平接近正常值，对健康危害极小，甚至造成致残、致死的并发症就不会出现、不会发生。或刚刚发生并发症就控制好血糖，可延缓并发症发展。糖尿病患者不论是Ⅰ型或Ⅱ型的，都将有很乐观的前途，孩子可以成才，成人可以有自己的事业、成就和美好的生活。

糖尿病治疗的目标很明确，前景也很乐观。为达此目标，糖尿病患者应树立信心，与医护人员合作，坚持做到严格、合理地控制血糖；治疗一切能够诱发或加重糖尿病并发症的危险因素；及早发现并积极治疗糖尿病并发症，糖尿病也就不再那么可怕。

糖尿病的治疗措施

糖尿病的治疗措施包括五项内容：糖尿病患者接受糖尿病知识教育，饮食疗法，适当运动，降糖药物治疗及病情的监测。这五项内容是全世界医学领域治疗糖尿病的有效的综合疗法，是根据糖尿病病因、病理等特点制订的。

糖尿病的基础措施之一就是对糖尿病知识的普及与教育。这一措施的制订和强调,应该说是根据糖尿病的终生治疗特点而来,所以一定要教育患者及其家属,掌握糖尿病防治的基本知识,学会糖尿病膳食的配制及自我保健,学会自我监测血糖,从而提高患者的信心与自觉性,积极主动地参与治疗。

饮食控制就是营养疗法,是糖尿病治疗中不可缺少的基本疗法。不论糖尿病的轻、重程度,也不论是哪种类型,只要是糖尿病,饮食就一定要有严格的规定。饮食控制是在保证给糖尿病患者供给足够量的、而且是均衡的营养、维持理想体重、保持血糖良好稳定的前提下的控制,而不是无限的控制。

适当运动是针对糖尿病,尤其是Ⅱ型糖尿病因环境因素中缺乏运动而致病的原理制订出来的一种治疗办法。适度运动对糖尿病的益处毋庸置疑,但同时也应知道运动是一把双刃剑。如果"火候"掌握不好,运动这种积极的治疗方式,还会带来适得其反的结果,所以糖尿病的运动疗法,有其适应征和禁忌证。

降糖药物治疗是在饮食控制、适当运动后血糖仍然很高、未能控制的情况下采取的一种补救办法。胰岛素治疗是对绝对缺乏胰岛素患者的补充、替代治疗。如Ⅰ型糖尿病的胰岛被破坏、不能生产胰岛素,Ⅱ型糖尿病的最后胰岛功能衰竭,或某种条件情况不能使用口服药时,都要应用胰岛素治疗。口服降糖药中的磺脲类,是在糖尿病患者体内的胰岛尚存分泌功能的情况下使用,起着刺激、督促胰岛加强工作的作用,是胰岛的监工。第二类口服药为双胍类,可称其为抗高血糖药,不作为降血糖药物。它可使高血糖降低,不能使正常血糖下降,不刺激胰岛加强分泌,而是作用在外周组织,使葡萄糖的异生减少,肌肉与组织对葡萄糖的摄取和利用增加,结果是血糖下降,胰岛素的用量减少。葡萄糖苷酶抑制剂是第三大类降糖药物。它降糖的作用是使进入小肠的淀粉糊精,分解为葡萄糖的过程显著减慢,不能变为葡萄糖,也就不能吸收入血,血糖就不会升高。因此，此药在降低餐后血糖取得显著疗效。最后一类药物是胰岛素的增敏剂，增敏剂有一个特点：在体内没有胰岛素的情况下，它是不会起作用的。当体内有胰岛素的情况下，且不论是外源注射的胰岛素还是内源自生的胰岛素，该药均可增强胰岛素在骨骼肌、肝脏及脂肪等组织细胞的敏感性。简单地说便是使胰岛素的作用更强了。

糖尿病控制与并发症

血糖对糖尿病并发症的发生、发展起着决定性作用，这一点毋庸置疑。近30年来，这方面的研究进展迅速，国际上分别针对Ⅰ型糖尿病和Ⅱ型糖尿病进行了两个大系列、长时间的研究，研究结果做出了比较一致性的结论，要降低并发症的发生，必须严格控制血糖和血压。

（1）是针对Ⅰ型糖尿病的研究，即糖尿病监测与控制实验（简称DCCT）。是美国、加拿大两个国家的24个糖尿病中心，对1141例Ⅰ型糖尿病患者分强化治疗和常规治疗两组，从1983年~1993年进行了历经10年的跟踪观察。最后结果表明：强化治疗组严格控制血糖，糖化血红蛋白小于7%，糖尿病并发症的发生和进展的几率明显降低。强化治疗组使糖尿病视网膜病变、肾脏病变和神经病变的发生和进展的风险降低50%左右。结论是严格控制血糖的确可预防糖尿病的微血管并发症。

（2）是针对Ⅱ型糖尿病的研究。即英国前瞻性糖尿病研究（简称UKPDS）。是英国的23个糖尿病中心，将5102名Ⅱ型糖尿病患者分为强化治疗组和一般治疗组进行观察，同时也对血压严格控制组和一般组进行观察，为期长达20年。强化组的控制目标是空腹血糖＜6.0毫摩尔/升，糖化血红蛋白＜7.0%，血压＜150/85毫米汞柱。结果显示，强化组与一般组比较，总的糖尿病并发症减少12%，心肌梗死减少16%；视网膜病变减少21%，尿白蛋白排出率（反映肾脏受损程度）减少33%。血压严格控制组与一般组比较总死亡率减少33%；脑卒中减少44%，心衰减少56%；眼底病变减少34%。

血糖的控制标准

糖尿病的治疗效果如何，关键是看对其并发症的发生、发展的控制情况，并发症的控制情况又主要取决于血糖控制情况的好坏。血糖究竟降至多少，各国标准大同小异，国际糖尿病联盟公布的糖尿病控制标准，和我国糖尿病控制的多项标准如下。

1. 国际糖尿病联盟的糖尿病控制标准

良好标准：空腹血糖在6毫摩尔/升以下，餐后两小时血糖在8毫摩尔/升以下，糖化血红蛋白不超过6.2%。

一般的标准：空腹血糖在8.0毫摩尔/升以下，餐后两小时血糖在10.0毫摩尔/升以下，糖化血红蛋白在8.0%以内。不好的标准：空腹血糖在8.0毫摩尔/升以上，餐后两小时血糖在10.0毫摩尔/升以上，糖化血红蛋白在8.0%以上。

2. 中国糖尿病控制标准

我国《协和内分泌和代谢学》中的糖尿病控制标准中，除血糖和糖化血红蛋白的标准外，还包括尿糖浓度、血脂、体重指数、血压，分满意、良好、尚可和较差四个等级。

（1）满意标准：空腹血糖＜6.1毫摩尔/升，餐后两小时血糖＜7.8毫摩尔/升，糖化血红蛋白4%~6%，尿糖为0克/100毫升，血压低于130/85毫米汞柱。

（2）良好标准：空腹血糖在6.1~7.2毫摩尔/升之间，餐后两小时血糖在7.8~8.9毫摩尔/升之间，糖化血红蛋白在6%~7%之间，尿糖0克/100毫升，总胆固醇＜200毫克/分升，高密度脂蛋白胆固醇＞40毫克/分升，甘油三酯＜150毫克/分升，血压＜140/90毫米汞柱，体重指数：男＜25，女＜24。

（3）尚可标准：空腹血糖在 7.2~8.8 毫摩尔/升之间，餐后两小时血糖在 8.8~11.1 毫摩尔/升之间，糖化血红蛋白在 7%~8% 之间，尿糖在 0~0.5 克 100 毫升之间，总胆固醇在 200~250 毫克/分升，高密度脂蛋白胆固醇在 35~40 毫克/分升之间，甘油三酯在 150~200 毫克/分升之间，血压在 140~160/94~95 毫米汞柱之间，体重指数，男 25~27，女 24~26 之间。

（4）较差标准：空腹血糖 >8.8 毫摩尔/升，餐后两小时血糖 >11.1 毫摩尔/升，糖化血红蛋白 >8%，尿糖 >0.5 克 100 毫升，总胆固醇 >250 毫克/分升，高密度脂蛋白胆固醇 <35 毫克/分升，甘油三酯 >200 毫克/分升，血压 >160）/95 毫米汞柱，体重指数，男 >27，女 >26。

糖尿病的血糖控制标准，还应考虑到年龄问题。因为血糖控制得越严格，尤其是应用降血糖药物的老年患者，产生低血糖的危险性越大。对于老年患者，由于对低血糖反应迟钝，本身又多有不同程度的心、脑、肾等脏器的病变，低血糖可能会给老年患者带来致命的危害，所以，应适当放宽血糖的控制标准。

控制血糖的原则

糖尿病致病因素是血糖的升高，而血糖的升高是胰岛素缺乏而造成的。所以控制血糖方法的要点，一方面是尽量减少机体对胰岛素的需求量，包括克服胰岛素抵抗；另一方面是设法使胰岛素的分泌量增加，以供需要。

控制饮食中的总热量是减少对胰岛素的需求的途径之一。人体对胰岛素的需求，主要由每日进食的饭量，吸收营养的多少决定的。食量越大，吸收的三大产热的营养素越多，需要的胰岛素量越多。所以，糖尿病治疗中的控制饮食，就是为了减轻胰岛素细胞的负担，减少胰岛素的需求量。不过并不是吃的越少越好，因为人要生存，必须从饮食中，吸取足够人体需要的营养物质，否则，还会造成营养不良，有损机体健康。所以说糖尿病的控制饮食，实质是平衡饮食疗法。身体需要多少热能，就恰到好处，不多不少地摄入能产生这么多热能的食物。这就是控制饮食的原则。

避免心理压力过重，保持良好心态，也可以减少人体对胰岛素的需要。因为精神紧张、情绪激动、过喜过悲、疲劳过度可以致使几种血糖激素分泌增多，对抗胰岛素的降糖作用，使血糖骤然升高。如果保持平和心态，升血糖的激素少了，胰岛素的需求也自然随之减少。

克服胰岛素抵抗现象也是减少胰岛素需要量的方式之一。胰岛素抵抗是因为胰岛素不能正常发挥作用，所以就需要胰岛素代偿性分泌增多。如果克服了胰岛素抵抗，胰岛素的需要量自然就会减少，克服与改善胰岛素抵抗的具体方法，是通过限定每日总热量的摄入，即饮食控制和增加每日总热卡的消耗，即适当运动来减肥，控制体重；还可以使用药物如双胍类和胰岛素增敏类的噻唑烷二酮，提高胰岛素的效能。

增加胰岛素的分泌量和供给是控制血糖方法的原则之一。Ⅰ型糖尿病是因为胰岛组织的破坏，胰岛素的供给量绝对不足，这种情况只要保证提供足量的胰岛素就可以了。关键是胰岛素用量的把握。对Ⅱ型糖尿病来说，情况复杂一些。包括药物刺激胰岛分泌胰岛素和补充胰岛素；口服降糖磺脲素药能刺激胰岛分泌更多的胰岛素，满足机体需要；当Ⅱ型糖尿病胰岛功能严重受损，甚至功能衰竭，再无力分泌胰岛素，磺脲类药物失效，自身也绝对缺乏胰岛素时，体外供给胰岛素就是必需的治疗方法。

综合治疗中的个体化原则

虽然说治疗糖尿病的总体原则是相同的，治疗方向也是一致的。

但由于疾病的类型不同，病情的轻、重程度的差异，病程长、短的不同，劳动强度与生活习惯的有别，病情发展阶段的各异等等，采取的治疗方案是迥然各异的，这正是治疗中的个体化原则。

对于以胰岛素抵抗为主，胰岛素缺乏程度较轻的情况，此时要着重克服胰岛素抵抗、减轻和保护胰岛 β 细胞功能，达到既降低血糖，又防止或延缓 β 细胞功能衰竭的目的。这类糖尿病患者的个体治疗原则以控制热量摄入，增加热量消耗，减轻体重，服用二甲双胍类药物、胰岛素增敏剂或葡萄糖苷酶抑制剂为主。

有的患者胰岛素显著缺乏，甚至处于胰岛功能衰竭状态，此时，要坚决进行胰岛素治疗，否则会危及生命。

如若介于前两种之间的状态，胰岛功能明显受损，胰岛素抵抗仍然存在，则应采取在克服胰岛素抵抗的同时，控制胰岛 β 细胞潜化的储备功能，服用磺脲素药物，或瑞格列奈，以刺激胰岛分泌更多的胰岛素。

即使是同一位患者，只要他所处的阶段不同治疗的方法也不尽相同。比如 II 型糖尿病患者可能是处于胰岛素抵抗阶段，也可能是处在胰岛功能受损阶段，或胰岛功能衰竭阶段，这样处于不同阶段，患者需要解决的矛盾也不一样。所采取的救助方法当然不同。

糖尿病教育是防治关键

事实上，糖尿病患者本人掌握糖尿病知识的多少与治疗效果有着很大的关系，于是，糖尿病防治中，有一项特殊而主要的措施———糖尿病防治教育。通过教育帮助患者及其家属，掌握科学的生活方式、饮食习惯，了解糖尿病基本治疗原则，教育患者本人坚定信心，主动地参与治疗。做到长期坚持治疗，从而更好地控制血糖，防止或延缓并发症的发生。

糖尿病防治教育很关键，因为，普通公民缺乏糖尿病知识，就会导致既不知道预防糖尿病，患了糖尿病也不会及时检查、诊断和治疗。国际调查资料表明，社会公众缺乏对糖尿病的认识及其有关的防治知识。美国也只有6%的群众知道糖尿病，英国多数人不知道糖尿病，我国民众对糖尿病的认识也同样如此。这是全球糖尿病患病者居高不下、甚至还在不断上升的原因之一。糖尿病患者缺乏糖尿病知识，会严重影响糖尿病的防治效果。因为糖尿病的特点是慢性终身性疾病，致病因素复杂，治疗上需要患者主动配合，并要长期地支持，但事实上却并非如此，有50%～80%的糖尿病患者缺乏糖尿病的基本知识。这是糖尿病控制不良的一个重要因素。糖尿病防治教育的提出，就是根据这种现状而采取的应急措施。

1995年世界糖尿病日的主题定为"糖尿病和教育"，口号是"降低无知的代价"。瑞士一位著名的糖尿病教育专家说："糖尿病及其并发病的治疗效果如何，很大程度上看对糖尿病患者的教育。"可见糖尿病防治教育在糖尿病防治中的重要性。教育形式有多种，主要为集体教育和个别指导。前者有集中授课办班、开研讨会、看录像、讲学等，后者主要是针对个别患者进行具体指导。其他的形式还有编辑出版科普读物、影视资料、开设热线咨询电话、个别指导示范、解答问题、举办糖尿病儿童夏令营等。各种方式有各自教育的优点，正确的教育方式，应是采取集体与个体相结合的方式，不能以一种形式替代另一种形式。

糖尿病医疗费用的计划

糖尿病的治疗是一个长期的过程，需要各方面的巨大投入，医疗费用的支付就是一个应该慎重考虑和做好计划的问题。应当承认的是，糖尿病是否得到良好的控制，与支付医疗费用的能力有直接关系，任何品种的药物都买得起，任何检查项目都做得起，无疑将会得到比较理想的治疗。事实上，绝大多数患者还达不到这样的经济实力。因此，在治疗中学会"量体裁衣"，根据自己的经济收入，科学、合理地计划医疗费用的支出，使有限的医疗费用、发挥出最佳的经济效果。

首先可以了解一下用于糖尿病治疗支出的费用都有哪些，这些费用包括：降血糖药物的费用，糖尿病并发症危险因素的治疗费用，降血压、降血脂等用于治疗急、慢性并发病的费用，许多监测项目的费用，还要最后留一部分用于其他意外事件的医疗费用。这五部分费用并不一定是平等支出。哪一部分占多大比例，要根据自己的情况来决定。切不可顾此失彼，随便放弃那一部分投入。比如，有的患者，舍得大把大把地花钱买各种药吃，却总是舍不得在监测方面做投入，这样就做得很不合理，影响对病情的了解，治疗也失去针对性。

由于医疗消费是被动消费，所以，在计划医疗费用的花销时，可参照一下医生的意见。在就诊时，应主动把自己的经济情况告诉医生，医生会根据具体情况合理地安排检查项目、治疗内容。如果医生为您开出的处方或检查项目，所需费用使您难以承受，请直接与医生讲明，也许有可能替代的价格低一些的药物和检查项目供你使用。但千万不可自作主张自己换药或放弃检查监测。

影响糖尿病疗效的其他因素

在糖尿病治疗过程中，有一些人为因素在干扰着治疗。糖尿病的整个防治过程必须在医生的指导下进行，即使已经接受了系统的糖尿病防治教育的患者，也要接受医生的指导。首先找一名可以信赖的专科医生为你治病。在糖尿病的准确治疗、深入的生活方式指导方面，非糖尿病专业的医生较之专业的糖尿病医生，肯定是有很大差距的。当然，医生的品德，态度和蔼，热情、耐心、认真也是应该考虑的。能否找好医生，也与患者自身的糖尿病知识水平有很大的关系，所以一定要接受糖尿病防治教育。

其次，要尽力争取家人和朋友及社会人的关怀与鼓励。糖尿病防治绝不仅仅是患者个人的问题，而是全社会共同的责任。糖尿病防治教育不仅仅是针对糖尿病患者的，同时也是针对患者的亲属、朋友和社会公众的。这样，才能营造一个良好的对糖尿病防治有益的家庭与社会环境氛围。

还有一项人为因素也对糖尿病的治疗起反作用，那就是患者本人不正确的医治观。第一种是"有病乱求医"的盲目态度。产生这种态度的直接原因是缺乏糖尿病的防治知识，急于祛病的心理。虽然到目前为止，糖尿病仍然是不能根治的终身疾病，但如果能正确对待，仍然是可以控制的疾病。第二种是"今朝有酒今朝醉"的不管不顾的轻率态度。这种态度在年轻的患者中表现得较为突出。一来因年轻体质好，二来因患病初期没有明显的不舒服表现，觉得是医生小题大做。世上的许多事，都是从无到有，从轻至重，从小到大地发展着。如果由于这种轻率，长此下去，最后导致过早发生冠心病甚至心肌梗塞、脑中风，导致失明、尿毒症等等，那时再去挽救就已经太迟了。第三种态度就是侥幸态度。这种态度同样会造成难以挽救的后果，因此也是要不得的。

糖尿病患者应保持一个乐观的、既来之则安之的心态，既然得了糖尿病，就要面对它，不要害怕它，因为糖尿病是可控制的疾病；但也绝不能轻视它，要认真地对待治疗中的每一个环节。此外，还要有一个清醒的头脑和科学的态度。不要受那些糖尿病"去根"、"特效"的广告的欺骗，最后一点，也是比较难做到的一点，而且是必须做到的，就是持之以恒。因为糖尿病还没有根治的办法，需要终身治疗，也就需要终身的坚持。

糖尿病九条防治总则

（1）需医生监控：需要请一位专科医师指导。

（2）需必要支持：争取社会和家人的支持，营造一个有利于糖尿病康复的环境。

（3）端正医治态度：放弃"有病乱投医"的盲目态度；放弃"自暴自弃"的轻率态度；放弃自认为强壮，疾病找不到头上的侥幸态度。

（4）保持科学态度：乐观、重视、科学、坚持。

（5）费用落实：降血糖药物费用；并发症危险因素的治疗费用；治疗急、慢性并发症的费用；各种监测的费用；其他可能发生的意外事件的医疗费用。

（6）要勤奋：勤学习，勤观察，勤看医生，勤记录。

（7）各方面兼顾：控制血糖，降压降脂，并发症的防治。

（8）目的不忘：有效控制血糖，防止或延缓并发症的发生、发展。

（9）善待自己：提高生活质量，延年益寿。

五、糖尿病的膳食注意

糖尿病人不宜过多食用木糖醇

糖尿病病人因不能食用糖类，而将木糖醇来代替蔗糖。木糖醇在某种意义上讲可起到增加甜度的作用，但食用过多不利于糖尿病的治疗，而且还可引起血中甘油三酯升高，使冠状动脉粥样硬化。

木糖醇在代谢初始，可能不需要胰岛素参加，但在代谢后期，就需要胰岛素的参与。所以，木糖醇不能替代葡萄糖，也不能避免发生代谢紊乱，更不能降低血糖、尿糖和消除糖尿病的"三多"表现。因此，糖尿病患者不宜多食用木糖醇。

糖尿病患者不能吃糖

食物中所含的碳水化合物根据其分子结构可分为单糖、双糖、多糖三大类。其中单糖、双糖吸收得快。多糖必须经过消化道各种酶的作用转化成单糖，才有可能被肠道吸收，所以吸收较慢。

正常人由于胰腺分泌的胰岛素可随肠道吸收的葡萄糖量而增减，控制血糖的高低。但糖尿病人则不然，他们由于胰岛素分泌不足或相对不足，造成糖代谢紊乱，使全身的细胞不能充分利用葡萄糖，而血液中的葡萄糖又难以变成糖元贮存于肝脏，因此使饭后血糖增高，持续升高时间延长。如果主食在限量之内选择含糖低的粗粮或米、面等含多糖的甜食物，吸收慢，可使血糖上升缓慢，相对控制病情，如果吃糖果等含单糖的甜食，吸收快，使血糖迅速上升，上升到一定程度，即随尿液排出。尿量和尿糖都增加，体内电解质也随之丢失。而且长期高血糖可刺激胰岛，使之功能减退，胰岛素分泌减少，加重病情。

所以，糖尿病病人不宜吃糖，只有当预防低血糖时例外。

糖尿病患者不宜吃水果

水果中含有果糖和葡萄糖等单糖，消化吸收快，容易使血糖升高。所以一般来说糖尿病病人不宜吃水果。

但是，由于水果中含有丰富的维生素、无机盐和纤维素，对增强机体抵抗力、维持机体正常的生理功能和排泄功能有着极其重要的作用。因此糖尿病病人在病情较轻和较好的情况下，可适当吃些水果。但应控制量并选择含糖分较低而多渣的水果。因为多渣水果含丰富的纤维素，可使胃肠吸收葡萄糖速度减慢。一般来讲水果的甜度越大含糖越高。如含糖在 3% 以下的有西红柿；含糖在 6% 以下的有西瓜；含糖在 12% 以下的有杏、柑桔、樱桃、葡萄、苹果、梨、枇杷等。

吃水果的时间应选在两餐之间，或胰岛素的作用最强和体力活动量较大的时候。必要时可适当减少主食量。

糖尿病患者日常膳食注意事项

饮食治疗是糖尿病治疗中一项重要的基础治疗，而且应坚持一辈子。饮食治疗得当，轻症病人可不必打针服药，重症病人也能较好控制和稳定病情。因此日常膳食应多加注意。

总热量的摄入量应根据病人的体重及活动量而定。一般中等强度活动量的成年人每天每千克体重供给 14.6 万焦耳热量。活动较少者可减少到 12.5 万焦耳。肥胖者应控制在 10.6 万焦耳。儿童、孕妇、乳母可酌情增加。每天进食的总热量由三大营养素提供，它们之间较合适的比例为碳水化合物占总热量的 55% ~ 60%，蛋白质占总热量的 15%，脂肪约占总热量的 25% ~ 30%。根据这个比例计算出每日应进食的各类食物量，分早、中、晚 3 餐进食。

碳水化合物主要存在于粮食中，应多选择含糖较低而含纤维素较多的粗粮，既使人有饱腹感又不致引起血糖过高，如燕麦、荞麦、小米等。不宜选择含糖分高的山芋、土豆、红薯、鲜藕等。水果越甜含糖越高，不宜多吃，如梨、柑桔、葡萄、柿子等。可选择一些低甜度的。蔬菜所含糖有限，又含有丰富的维生素、无机盐和纤维素。进食标准量的主食吃不饱时，可用蔬菜补充。

副食中应选择含蛋白质较高的食物，如黄豆、豆制品、瘦肉、鱼、鸡蛋。应少吃动物脂肪，因其含有较高的胆固醇和饱和脂肪酸，易导致动脉硬化。可选择植物油。

使用药物或注射胰岛素的病人，饮食要严格定时定量，以避免药物反应。

应供给充足的维生素，尤其是 B 族维生素在糖代谢中起到重要作用，而且可减少限制谷类食物造成维生素缺乏。

老年糖尿病对饮食的要求

老年人糖尿病主要是饮食控制加适当的运动疗法，大部分病人病情可以得到控制，在控制不理想的情况下，加服降糖药物，仅少数特别严重的需用胰岛素治疗。所以，老年糖尿病饮食控制是本病康复的首要任务。

饮食控制是长期的，无论病情轻重，有无并发症，是否用降糖药物都应严格执行。

1. 饮食控制方法

首先根据年龄、性别、每日活动量，确定每日所需总热量。然后，在总热量的基础上，再确定营养成分比例和餐饮热量分配。

每日所需总热量：通常休息状态下，成人按每日每千克体重给予热量 104. 5 ~ 125. 4 焦耳，活动量较大的每日每千克体重给予 146. 3 ~ 167. 2 焦耳，可根据身体胖瘦适当增减。

食物成分分配比例：

蛋白质：每日 1 ~ 1. 5 克/千克体重

脂肪：每日 1 ~ 1. 2 克/千克体重

碳水化合物：总热量中减去蛋白质、脂肪的热量，不足部分由糖来补充。

计算方法：

总热量 = 体重 × （104. 5 ~ 209 千焦）

蛋白质 = 体重 × （1 - 1. 5 克）

脂肪量 = 体重 × （1 - 1. 2 克）

糖 = 总热量 - 脂肪 - 蛋白质。

按照我国人民生活习惯，平常进食含糖主食（米、面）量每日250～500克，而糖尿病病人应控制主食部分，也就是控制糖的热量供给。一般粗略计算，每日将米、面食物控制在250～300克左右。这样能量不足部分可由辅食来补充，可给瘦肉、鱼蛋类、豆类、奶类、蔬菜、植物油等。

举例：一患者体重70千克：

每日总热量 = 70 × 167.2 = 11704（千焦）

蛋白质 = 70 × 1.5 = 105（克）

脂肪 = 70 × 1.2 = 84（克）

注：每克所产生能量（千焦）：糖16.7、蛋白质16.7、脂肪37.6，由此计算70千克体重的糖尿病患者每日主食为406克，约为400克，蛋白质105克，脂肪85克。可给瘦肉、鱼、蛋适量，豆类50克，蔬菜500～1000克，植物油30～50克。

热量，餐次分配：按患者生活习惯及病情而定，通常情况下为：早餐为总热量的1/5，中餐为2/5，晚餐为2/5。若用大量胰岛素治疗的病人，睡前可加缓冲饮食（苏打饼干）。

2. 糖尿病人用餐注意

（1）病人每日所用的食物种类及分量，应尽量按照计算供给，不可过量。除计入主食量外，禁食糖类、蜜饯、果酱、蜂蜜、藕粉、百合、杏仁茶、甜点心、土豆、芋头、山芋、荸荠、藕等。

（2）每日食物包括主食、鸡蛋、豆腐、牛奶、瘦猪肉、鱼、植物油、各种蔬菜、汤等。折算方法：1只鸡蛋相当于肝、鱼、虾、牛肉50克，或豆腐100克；瘦猪肉100克相当于豆腐250克；米饭50克相当于馒头75克或生面条75克，可相互换算选用。

（3）各种蔬菜亦含糖分，每日选用其中1～2种。各类蔬菜及水果的含糖及每日用量如下：

含糖 1% 者：日用 600 克，如芹菜、莴笋、瓠子。

含糖 2% 者：日用 300 克，如黄韭芽、水芹菜、菜梗、小白菜、鸡毛菜、茴香菜、生菜、豌豆叶、豆苗。

含糖 3% 者：日用 200 克，如冬瓜、青菜、黄瓜、菜瓜、菠菜、胡萝卜、茭白、韭菜、苋菜、油菜、乌菜、龙须菜、黄芽菜、空心菜、茄子、西红柿、马兰头、金花菜。

含糖 4% 者：日用 150 克，如青萝卜、青蒜、甘蓝菜、菜花、萝卜叶、绿豆芽、雪里蕻、咸菜、春笋。

含糖 5% 者：日用 125 克，如冬笋、红萝卜、小葱、卷心菜、荠菜、草头、芸扁豆、豇豆、丝瓜。

含糖 6% 者：日用 100 克，如黄豆芽、白萝卜、青豆芽、芦笋、桃子、杨梅、苹果、香瓜、西瓜等。

3. 饥饿难忍时辅食的添加

患者饥饿难忍时，可给以去除糖分的食物填肚子。

（1）煮 3 次菜：取碳水化合物含量少的蔬菜，洗净切碎，放在水中煮 15 分钟，换水再煮沸为止，如此煮 3 次，以减少碳水化合物，再加盐少许即成。

（2）洋菜冻：取琼脂 1 克，水 200 毫升，糖精 1 小粒，混合煮沸至完全溶化，拌匀凉冻即可。

（3）去油肉汤：肉汤冷后，捞去表面油脂即成。

（4）焖南瓜：南瓜切块，放锅内焖熟，加少许食盐即可。

4. 经饮食控制、药物治疗

血糖、尿糖正常连续 1 个月以上，饮食控制可适当放宽。同时要经常检验尿糖、血糖，如有升高，立即转入饮食严格控制。

六、糖尿病的自我保健与护理

糖尿病患者的必备物品

糖尿病患者除了要积极配合医生进行治疗外，还要学会如何进行自我护理，自我护理需要准备一些必备物品，这些必备物品包括：有关糖尿病知识手册及中国食物成分表；简单的食物衡器和量器；一套检查尿糖、尿酮体所需的物品，如班氏液、酮体粉、试管、酒精灯及尿糖试纸等；常备食品，以备发生低血糖时之用；一本记录检查结果、病情变化及体重变化用的笔记本；胰岛素依赖型糖尿病人需准备一套注射胰岛素所用器具，如注射器、针头、消毒盘、消毒用棉签、酒精及消毒设备；胰岛素的冷藏处。

讲究清洁卫生

清洁卫生与健康有着必然的联系，一个人要想有健康的体魄，清洁卫生是免不了的。糖尿病患者体质较弱，抵抗力较差，特别容易并发各种急性和慢性感染，尤其是呼吸系统的感染，如感冒、肺炎、肺结核等，以及皮肤感染，如毛囊炎、疖、痈等，女性患者则容易合并泌尿道感染、肾盂肾炎等。因此，清洁卫生对糖尿病患者来说更为重要，糖尿病患者要积极预防各种感染，以防止病情加重。

实际上，有许多疾病是从呼吸道传染的，所以糖尿病患者要尽量避免到人多拥挤的公共场所。住室和办公室内要尽量保持空气流通。要经常做一些室外活动，如晒晒太阳，特别是清晨时去公园或花草树木多的地方散散步，多呼吸些新鲜空气。勤洗澡、勤换衣服，并注意食物的清洁卫生，养成饭前、便后要洗手，生吃瓜果要洗净的良好生活习惯。糖尿病妇女要坚持做到每晚睡前用专用的盆清洗外阴部，还应避免不洁性交。

养成良好的生活规律

生活的规律性，对糖尿病患者的病情稳定起着推动、促进作用。每天的工作、学习、吃饭、活动、休息和睡眠等日常生活起居，都要渐渐摸索出一套比较适合的规律，做到合理安排，定时定量。

充足高质量睡眠对于血糖的下降能起一定的作用。因此要保证好睡眠质量，除夜间正常睡眠外，如有条件，午睡半小时到 1 小时也是有益处的。失眠时，可以在晚上临睡前用温水洗脚、洗澡，可有一定帮助。当然，睡眠并不是唯一的休息方式，参加文体娱乐活动等对身体也是有好处的。

长年坚持体育锻炼和各种有益的活动；糖尿病患者多见于脑力劳动者，更不应该放弃体力活动。但不能过于劳累，要掌握住活动时间和活动量。

每天三餐或加餐要尽量做到定时、定量。活动量较大时，饮食量也要随之相应增加。

工作和学习的时间和量要安排得适度，有规律，不可做突击性的工作和学习。

要掌握好饮食、用药和体力活动三者之间的关系，根据具体情况，灵活调整关系。

吸烟对糖尿病危害大

吸烟有损于健康，这已不可否认。对糖尿病患者的危害主要有下列方面：

烟碱可使心跳加快，血压升高。烟碱可以刺激肾上腺素的分泌，有对抗胰岛素的作用，使血糖升高，病情加重。对冠状动脉的血充量，起初因烟碱量小而使其突然增加，以后就逐渐减少，从而影响心脏本身的营养，在糖尿病的基础上容易发展成冠心病。吸烟可加大咽喉炎、支气管炎的发生率，此外口腔癌、喉头癌及肺癌的发生也与吸烟有关。较大量烟碱对中枢神经系统起抑制和麻痹作用。

注射器具的常用消毒方法

家庭用的注射器具常用煮沸消毒法，方法是将洗干净的注射器、针头、注射器、针头、镊子放入小煮沸器或小钢精锅内，加水煮沸。

蒸气消毒法是把洗过的针头、镊子、注射器用干净的纱布包裹起来，再把它放进钢精锅内，最后把钢精锅放在蒸笼里蒸。烧开后再蒸25~30分钟即可。如有条件，以高压蒸气消毒最为理想。每次注射都要更换针头和注射器，且每次取出针头、注射器的动作要迅速，并将钢精锅盖紧，以减少空气中的细菌污染。

如何配制班氏液和酮体粉

1. 班氏液配制方法

取硫酸铜17.3克，枸橼酸钠173克，无水碳酸钠100克（或用结晶碳酸钠200克），蒸馏水1000毫升。

先将枸橼酸钠与碳酸钠溶于700毫升蒸馏水内，可加热助其溶解。再将硫酸铜溶解于100毫升蒸馏水中，然后将硫酸铜溶液倾入已冷却的枸橼酸钠和碳酸钠溶液内，并加蒸馏水使溶液总量为1000毫升，用滤纸过滤备用。

为了测试一下调配好的药液的药性，可取出一些药液，并向其中滴入2滴糖水，如果药液呈现赤红色，即可说明调配的药液合格。

2. 酮体粉配制方法

取亚硝基铁氰化钠结晶1克，无水碳酸钠20克，硫酸铜40克研磨均匀，但不宜过细。以上三种化学药物研碎，混匀即可。

检查和分析尿糖的方法

有以下几种检查尿糖方法可供选用：

（1）取 1 毫升班氏液（必须原色——蓝色不变方可使用），点燃酒精灯，用木夹夹住试管在酒精灯上加热煮沸，加入尿液 2 滴，置酒精灯上煮沸 1～2 分钟，煮时要不停摆动试管，以防液体喷溅出管外，并注意不要将火烧到液面以上试管，防止将试管烧裂。

待冷却后分析结果如下：

蓝色（原色不变）：（－）说明无糖；

绿色：（±）含糖极微量，＜0.5％克；

绿色及淡黄色沉淀：（＋）含糖微量，约 0.5％克左右；

黄绿色：（＋＋），含糖少量，约 1％克；

黄色：（＋＋＋），含糖中等量，1％～2％克；

红色及棕色：（＋＋＋＋），含糖多量，约 2％克以上。

（2）用滴管先吸取班氏液（蓝色药液不变）20 滴，放于玻璃试管内，再滴入 2 滴尿液，放在杯子中煮沸。煮沸 5 分钟后，观察试管内液体颜色的改变。分析一下颜色变化原因。注意杯子里的水要适量，小心别把杯子烧裂。

（3）另外有一种试纸法可检查尿糖，它操作简单，定性准确，是一种颇受欢迎的检查方法。使用方法是将试纸浸入尿液中，湿透（约 1 秒钟）后取出，在 1 分钟内观察试纸颜色，并与标准色板对照，即能得出测定结果。在使用时应注意把试纸全部取出后，须立即将瓶塞盖紧，在阴凉干燥处保存，以防变质。

检查和分析尿酮体的方法

在对糖尿病酮酸中毒的诊断和治疗中，尿酮体检查可算一个重要指标，通常有以下几种方法：

1. 乙酰乙酸（双醋酸）法

取新鲜尿液5～10毫升，置于玻璃试管中，加入几滴10%氯化高铁溶液，至尿中磷盐类完全沉淀为止。用滤纸过滤，过滤后的尿液中再加几滴10%氯化高铁溶液。如呈现紫红色，即为阳性反应。

2. 酮体试纸法

用亚硝基铁氰化钠等试剂作为酮体试纸，将其浸入新鲜尿中后当即取出，3分钟后在白色或白光灯下与标准色板比较，判定结果。

3. 酮体粉法

取配制好的酮体粉1小匙，放在反应板的小孔中，加新鲜尿3～4滴，以浸湿粉末为度，12分钟后观察颜色变化。在2分钟内如变成紫色，为酮体阳性反应。1分钟后只有一点紫色沉淀则为弱阳反应；如果一滴入就变成紫色，为强阳性反应；颜色不变为阴性。

气候变化对糖尿病的影响

人体内肾上腺素分泌受天气的变化，如雨、雪，气温骤然上升、下降的影响而增多，导致肌肉对血中葡萄糖的摄取减少，又因糖尿病患者体内胰岛素绝对或相对不足，使之与肾上腺素的对抗作用减弱，因而可导致血糖增高，病情加重。特别是在冬季，天气突然变冷时，糖尿病病情往往不易控制。此时，要注意及时增加胰岛素或口服降糖药的用量，或及时减少主食量。当然，在天冷一段时期，身体会渐渐适应，病情一般可以渐渐稳定些。但总的来说，糖尿病冬天的时候较夏天难于控制。

情绪变化对糖尿病的影响

患者的情绪对糖尿病的发展有着很大影响。悲愤、恐惧、焦急、狂喜、激动等情绪突然变化，可使交感神经兴奋性增高，体内肾上腺素及肾上腺皮质激素分泌增多，不仅使血糖增高，而且导致脂肪分解加速。这样血中脂肪酸增多，产生酮症。这一点，对青少年起病的Ⅰ型糖尿病患者影响更为显著，对于Ⅱ型糖尿病人也有一定影响。所以，糖尿病患者一定要始终保持乐观情绪，遇到什么不如自己意愿的事情，思想上要冷静，心胸要宽阔，情绪上要稳定，这样才能避免病情加重。

糖尿病患者的性生活

据统计，50% ~ 60%男性糖尿病病人有程度不同的阳痿，他们多少对性生活有些疑虑。

阳痿是指阴茎勃起功能障碍，即患者有性欲的要求，但阴茎不能勃起，或不能持续地勃起而影响正常的性生活。大多数糖尿病性阳痿者早期性欲尚存在，久之逐渐丧失，这个过程一般约6 ~ 24个月。糖尿病病人的阳痿有80%是器质性的，也有精神性的。阳痿患者有无夜间或凌晨阴茎勃起是鉴别器质性与精神性阳痿的一个重要体征，即有夜间勃起者为非器质性。

糖尿病性阳痿的原因尚未阐明，一般认为是骶髓植物神经病变及血管病变所致，前者可引起血管舒缩功能障碍，后者可导致阴茎的动脉阻塞。

在人类，大脑皮层深深地影响性生活，由于精神或肉体方面刺激，可激发性行为。性生活包括兴奋、持续、高潮及消退四期，而其对机体的总的生物效应是交感神经兴奋性增强的代谢增高。交感神经兴奋时，其末梢可释放大量去甲肾上腺素，同时，肾上腺髓质也分泌肾上腺素及去甲肾上腺素。肾上腺素有兴奋心脏的作用，能加强心肌收缩力，加速传导，加快心率，虽稍能扩张冠状血管，改善心肌血液供应，但其不利的一面是它能提高心肌兴奋性，增加心脏耗氧量。如分泌过量，可引起心律失常，严重的可致心室颤动，甚至死亡。同时肾上腺素能使糖原分解，血糖增高，脂肪分解加速，细胞耗氧量增加。另外，去甲肾上腺素对冠状动脉以外的血管都有强烈收缩作用，可使收缩压及舒张压均升高，分泌过量时也可出现心律失常。

综上所述，可见，对一个糖尿病并发心血管病变患者，频繁或过度的性生活显然是不利的。当然，对无阳痿、病情不严重的糖尿病病人有一定间隔的性生活并非是禁忌的。

药物使用不当对糖尿病的影响

糖尿病患者如不适当地采用氢化可的松等类激素药物时，可使病情恶化，以至危及生命。因为这一类药物有对抗胰岛素的作用，可促进葡萄糖异生及蛋白质的分解代谢，并可抑制葡萄糖进入细胞内，因此致使血糖升高。所以，糖尿病患者一般不要用氢化可的松类激素药物，但当患者同时合并风湿性或类风湿性等疾病需要采用激素时，在应用的同时要加大胰岛素或口服降糖药的剂量，以防止糖尿病恶化。

药物使用不当对糖尿病病情起着恶化作用。例如口服降糖药或胰岛素用量不足，可使血糖、尿糖得不到满意控制，反之，如用药过量，则易产生低血糖。轻易放弃糖尿病的基本治疗方法，急于求成，看见什么广告、偏方都以身试用，这样必然会恶化病情，出现反复，有的可因用药不当而出现毒性反应甚至引起中毒。

糖尿病昏迷

糖尿病是一种由于体内胰岛素绝对或相对分泌不足而引起的以糖代谢紊乱为主的全身性疾病。病情严重时，常并发酮症中毒、高渗昏迷等。

糖尿病临床表现为，多饮、多食、多尿和消瘦，检查有尿糖、血糖增加。

当患者出现昏迷症状时，可有两种情况，一是由于治疗用药不够，或病人还患有其他疾病，使血糖急剧增高而引起的昏迷，叫高血糖昏迷，如糖尿病酮症酸中毒时所致的高渗昏迷等；二是由于治疗糖尿病过程中使用降血糖药过量，如使用胰岛素过量而出现昏迷者，又叫低血糖性昏迷。低血糖性昏迷常见肌力弛缓、体温下降、呼吸平顺、皮肤潮湿、呼吸无特殊气味；高血糖性昏迷的病人，则见呼吸深而快、口渴、皮肤及口唇干燥，呼出的气体有类似苹果的甜味。

本病急救措施有以下几点：

（1）最好先辨别昏迷的性质，区别是高血糖性昏迷还是低血糖性昏迷，两者不要弄错弄混。

（2）如果患者意识清醒并能吞咽时，对于低血糖性昏迷最有效的办法是让患者多喝糖水或吃糖块、甜糕点等，而对高血糖性昏迷患者则应喝加盐的茶水或低盐番茄汁等。

（3）若患者意识已经丧失，应将病人放平，解开衣领，保证呼吸道畅通。

（4）当一时很难判断出病因时，则不要轻易采用任何急救措施，因为高血糖和低血糖两种原因引起的昏迷，其治疗方法是完全不同的。

（5）患者如果不能迅速恢复知觉或仍不省人事，则要拨打120电话，呼叫急救医生到家就诊或送往医院抢救。

（6）当病人脱离危险，恢复神志后，应积极治疗糖尿病，调节饮食，合理使用胰岛素，或口服其他药物，使体内代谢转为正常，避免糖尿病性昏迷的再次发生。

糖尿病与寿命

每个糖尿病患者包括他们的亲戚朋友都非常关注一个问题：那

就是糖尿病患者的寿命。随着医药事业和内分泌专业的不断发展，治疗糖尿病的各种新型胰岛素和口服降糖药物都陆续问世，胰岛素泵和胰岛移植等新的治疗方法也给糖尿病患者带来了新的希望，今后也还会有更多更有效的方法来战胜糖尿病。因此，不要惧怕糖尿病，只要充满战胜疾病的信心，长期坚持合理治疗，使病情得到理想控制，那么糖尿病患者是基本上可以和健康人享受同样寿命的。有许多老专家、老教授虽然患有糖尿病，但由于治疗和调养得当，享有80岁以上高龄并不少见，但有的患者得了糖尿病不去认真治疗，生活上毫无规律，导致多种并发症，尤其是心血管和肾脏等并发症越来越多、越重，这样自然会累及到寿命。

糖尿病患者的门诊治疗

糖尿病患者在病情得到控制后，就可以出院了，但千万不要因为怕麻烦而放弃基本治疗或出去乱投医，这样会加速病情的恶性发展。为了随时了解病情变化，在治疗上有个连续性，以便在医生指导下根据病情及时修改和制订新的治疗方案，定期去医院门诊检查是必不可少的。

有些长期用胰岛素治疗的患者，主要是 I 型糖尿病患者，为了到医院作空腹血糖、尿糖检查，往往在去看病的当天清晨，不按时注射胰岛素或不按时进餐。这样，当在门诊完成血糖、尿糖等有关检查后，常常要等到上午 10 点甚至中午，才能注射上胰岛素和就餐。这样，又促进了病情恶化，严重时还可导致酮症酸中毒。因此，这一类患者应当于就诊的当天清晨照常注射胰岛素治疗，按时吃饭。但要准确记住吃早饭的时间，到门诊后化验早餐后 2 小时血糖、尿糖，同样可反映病情变化。当然，也可以于午餐前注射胰岛素，化验午餐后 2 小时血糖、尿糖。对于那些不需胰岛素治疗的 II 型糖尿病患者，则可作空腹血糖、尿糖检查。

除了要做这些常规检查外，还应定期检尿常规、眼底、心电图等，以有利于早期发现糖尿病合并肾脏、眼底及心血管等病变，达到早期预防和治疗。

七、婴幼儿糖尿病

小儿糖尿病

在健康状态下，葡萄糖为肠道所吸收，并作为糖原贮存在肝脏等处，在需要时再分解成葡萄糖以供使用。小儿糖尿病是由分解葡萄糖的功能减弱，在肝脏以及肾脏和心脏里积存多量的糖原和异质糖原，或者不能转化糖原所引起。症状有肝脏肿胀，或者因低血糖而引起痉挛，也可使心脏发生异常。

一直很健康的儿童，突然大量饮水，尿的次数和量也增加，没有精神，体重也下降，嘴唇和皮肤干燥。在这个过程中，光是昏昏沉沉地睡觉，很快就会陷入糖尿病性昏迷而导致危笃状态。此症状是由胰脏所分泌出来的胰岛素的激素停止分泌所致。应立刻送往医院，由专家制订治疗方案。

小儿低血糖症

血液中的葡萄糖减少，即可出现低血糖症状，手足震颤、焦躁、面色变红、出冷汗或者呕吐，严重时，意识蒙眬，并发生痉挛。在发作严重时，容易与癫痫和热性痉挛相混淆，轻症时容易与中毒症混淆。反复发作以后，可损害脑功能。

在发作时，要立即让小儿喝糖水，若能恢复精神，则该病恢复的可能性较大，应请专科医生进行详细检查。

儿童糖尿病

近些年来，儿童糖尿病患者越来越多，占全部糖尿病患者的5%，且每年以10%的幅度上升，特别是 II 型糖尿病患儿增多。

糖尿病患者出现"年轻化"的趋势，主要与儿童长期超量吃糖和高脂肪食物从而导致肥胖有关，饮食不当是罪魁祸首。现在很多孩子喜欢到洋快餐店，吃一些像炸薯条、汉堡包等高热量、高油脂而又难消耗的食物，再加上娇生惯养，吃得多，活动少，体重上升特别快，结果容易出现血糖过高的现象，从而引发糖尿病。

另外，喝牛奶也会增加某些儿童得糖尿病的危险。在以前的研究中，发现某些儿童喝牛奶引起他们对胰岛素的免疫反应。但是，这其间的联系被打破。I 型糖尿病的典型特点是"自体免疫"反应，即身体的免疫系统攻击了产生胰岛素的胰腺细胞。芬兰赫尔基大学的研究人员研究了亲属有糖尿病的儿童。这些儿童在断了人奶之后，或者喝牛奶或者不喝牛奶。在 3 个月大的时候，喂牛奶的婴儿对牛胰岛素产生了很高的免疫反应。这就是说，儿童期喝牛奶，会在高危险儿童的一生中增加患糖尿病的危险。

八、糖尿病保健器材的运用

近年来，国内外对糖尿病的针灸研究从临床实践到基础研究进展迅速。大量的研究资料表明，针灸对 2 型糖尿病及其并发症的疗效具有客观性和科学性，针灸对血糖浓度的影响表现为双向调节功效，对全身有整体调节作用；由于针灸有通经活络、活血化淤的作用，能改善血液的浓粘凝聚状态；在治疗糖尿病神经病变及血管病变方面，如脑梗塞、心绞痛、肢体疼痛、下肢闭塞性血管病变、皮肤病痒、植物神经功能紊乱等病变亦具有重要的实用价值，早期治疗效果更为显著。即使对于必须服用降糖药物的患者，配合针灸也可以加强其协同作用，减少药物用量，并改善全身状况。针灸可作为糖尿病的基本疗法之一，普遍应用于糖尿病的早期防治及其并发症的预防和治疗。

灸法

取穴大椎、足三里、太溪、胰俞、肺俞、脾俞、胃俞、膈俞、肾俞。

配穴上消加鱼际；中消加中脘；下消加关元、气海。

操作方法：将上穴分为 3～4 组，每日选 1 组，每穴用艾绒隔姜灸 5～10 灶，或用实按灸，悬灸亦可，以皮肤红润为度，切忌灼伤皮肤引起感染。

灸法的注意事项：灸时易合并皮肤感染，所以各种灸法切忌火力太重，均以皮肤红润为度，严防灼伤皮肤导致感染。可采用各种针灸综合疗法或针灸中药合治，并配合饮食控制，对治疗前已服用降糖药或注射胰岛素者，仍应按原量服用，待病情改善后，再逐渐减量以至停用。

耳针的保健方法

取穴胰、内分泌、肺、胃、肾、膀胱、三焦、渴点、饥点。

操作方法：每次选 3～4 穴，常规消毒后针刺，中等或轻刺激，留针 15～30 分钟，隔日 1 次。

耳穴压丸法：耳郭局部消毒，将王不留行子或塑料珠黏附于适宜的胶布中央，再贴敷于耳穴上，给予适当按压耳郭，有发热、胀痛感。一般每次贴压一侧耳穴，两耳交替，也可两耳同时贴压。患者于贴压期间自行按压数次，每次每穴 1～2 分钟。每次留丸 3～5 天，7 次为 1 疗程。

体针的运用方法

取穴足三里、三阴交、胰俞、脾俞、膈俞、肾俞。

上消多饮、烦渴口干，加肺俞、少商、金津、玉液、承浆、意合、阳池，可清热保津；中消多食易饥、便结，加中脘、胃俞、大横、腹结、内庭、丰隆，清胃泻火；下消阴虚为主，见多尿、腰痛、耳鸣、心烦、潮热盗汗，加关元、太溪、然谷、照海、复溜、太冲，滋肾阴；下消肾气虚为主，见神倦乏力、少气懒言、腹泻头涨、肢体困重，加胃俞、天枢、气海、阴陵泉，健脾利湿。

操作方法：背俞穴针向棘突，进针 1～2 寸。依据病情把穴位分成两组交替运用，补泻兼施，以针刺得气为主，留针 15～30 分钟，间歇行针，每日或隔日 1 次，12 次 1 疗程，每疗程间隔 3～5 天。

电针疗法

取穴足三里、三阴交、胰俞、肺俞、脾俞、肾俞。

操作方法：每次选 2～3 穴，针刺得气后接电针仪，电流强度以患者耐受为度，通电 15 分钟；隔日 1 次。

皮肤针的操作方法

取穴胸 6～12 夹脊，腰 1～5 夹脊。

操作方法：每次用皮肤针轻或中度叩刺 5～10 分钟，隔日 1 次，10 次为 1 疗程。

揭开"甜蜜的杀手"之谜

糖尿病给人类带来了严重不幸，这已经引起了世界各国政府的重视。2006 年，经过许多国家提议，世界卫生组织已经将每年的 11 月 14 日命名为"糖尿病日"。11 月 14 日是胰岛素的发现者、诺贝尔奖金获得者、加拿大的 Banting 医生的生日。早在 1991 年，国际糖尿病联盟已经将该日命名为"糖尿病日"。国际糖尿病联盟是非政府的国际组织，而世界卫生组织则是联合国的组成部分，各国卫生部的联盟。显然，从国际糖尿病联盟到世界卫生组织对"糖尿病日"的命名，体现了从民间到政府，糖尿病都受到了高度的关注。

古代关于糖尿病的记载，以中国为世界之先。早在公元前 500 年，"黄帝内经"就有关于糖尿病症状详尽的记录。在汉朝医书"金匮"上就有了"消渴"的名词，意思是多饮、多尿、多食。在西方国家，关于糖尿病的记载则比中国晚了许多年。直到公元前 30 ~50 年，罗马帝国时，Cornelius 才对于糖尿病的症状做了详细的描写。Aretaeus（公元 30 ~ 90 年）第一个提出 Diabetes 作为糖尿病的名词，其意思是"尿病"。公元 1675 年，英国人 ThomasWillis 发现了糖尿病病人的尿是甜的，就在 Diabetes 这个词的后面加了一个形容词 Millitus（甜蜜的意思）。

从此，英文中就有了固定的糖尿病名词：DiabetesMillitus，中文翻译为糖尿病，并一直使用至今。

伴随着人们生活水平的日渐改善，糖尿病这个"甜蜜杀手"也正以惊人的速度向我们袭来。糖尿病是一种常见的以糖代谢紊乱为特征的慢性代谢性疾病，被称为文明社会的"富贵病"，其死亡率和致残率高。在发达国家，糖尿病是造成人们失明的第一位原因，美国接受截肢手术的患者中约有一半是糖尿病病人。75% 左右的糖尿病病人是死于心血管疾病。而心血管疾病患者中合并糖尿病的不在少数。如我国 2006 年完成的中国心脏调查发现，在因急性心肌梗死、冠脉综合症入院的患者中，四分之三患者有血糖异常，其中大约三分之一是已经确诊的糖尿病病人，三分之一是未经诊断的糖尿病病人，还有三分之一是所谓的糖尿病后备者即空腹或餐后血糖受损者。

明其危害，观其类型，提高安全指数

糖尿病是危害人体健康的一种比较严重的内分泌代谢异常性疾病，糖尿病发生后，引起糖、蛋白质、脂肪、水和电解质等一系列代谢紊乱。糖大量从尿中排出，并出现多饮、多尿、多食、消瘦、头晕、乏力等症状，如果得不到很好的控制，进一步发展可以引起全身的各种严重的急、慢性并发症，从而影响到机体的许多脏器，使眼、心脏、肾脏、下肢、足、血管及神经等发生病变，还可因糖尿病酮症酸中毒、高渗性昏迷等糖尿病的急性并发症而直接威胁病人的生命。

糖尿病的三大危害

直接导致代谢紊乱症

血糖升高导致渗透性利尿使病人出现多尿、口渴和多饮。病人体内葡萄糖不能利用，蛋白质和脂肪消耗增多，引起乏力、体重减轻。为了补偿损失的糖分，维持机体活动，需多进食物多饮水，形成典型的口渴、多饮、多尿、多食、体重下降，即所谓的"三多一少"表现。1型糖尿病病人起病较急，病情较重，症状明显或严重，有的病人甚至以糖尿病酮症酸中毒并昏迷作为首发症状而就诊。2型糖尿病病人起病缓慢，病情相对较轻，"三多一少"的症状不典型，仅表现为某些不明显的症状如乏力、口渴，甚至无任何症状，只是在查体时发现血糖高，有的病人在糖尿病早期还可出现餐前发生低血糖，尤其是午餐前的低血糖。

导致急性并发症

糖尿病酮症酸中毒和高渗性非酮症糖尿病昏迷为糖尿病的急性并发症。一些病人以此为首发症状。长期血糖控制不当，容易引起许多并发症，在国人十大死因当中，有半数死因和糖尿病有关。当血糖过高时，容易导致急性酮症酸中毒、高血糖高渗透压性非酮症性昏迷；前者常常发生在1型糖尿病病人，而后者则常发生在2型糖尿病病人。这种急性的严重高血糖可以直接导致患者死亡或残疾，需要引起患者及其家属的高度重视。因为，这种高血糖只要及时被发现并处理得当，患者完全可以恢复正常，不仅生命得以挽救，还可以使患者少受痛苦和节约大量的医疗费用。

导致慢性并发症持续高血糖得不到良好的控制，会引起糖尿病慢性并发症，如糖尿病视网膜病变、糖尿病肾脏病变、糖尿病神经病变、动脉粥样硬化、糖尿病足等，最终导致失明、肾功能衰竭、糖尿病胃轻瘫、尿潴留、心肌梗死、脑卒中、截肢等致残、致死的严重后果。糖尿病的症状严重时，会出现严重的视力障碍和神经症状。所谓视力障碍，是看东西不清楚，又称视物模糊。长期的高血糖则可导致患者严重的眼底病变即糖尿病视网膜病变，眼底病变轻者可无任何不适，重者则可失明。糖尿病是发达国家致盲的第一位原因。糖尿病可引起神经病变。周围神经病变通常以下肢病变更为明显，最常见的是对称性远端为主的麻木和感觉异常、感觉减退。部分患者可以出现痛性神经病，即顽固的以下肢疼痛为严重表现的神经痛。糖尿病亦会引起自主神经病变，可以影响到多个系统，如消化道、泌尿生殖系统、心血管系统等。严重的心血管自主神经病变的患者甚至可以发生猝死。糖尿病初期症状非常轻微。即使病情已达某一程度时，往往也没有很明显的自觉症状，所以，大多在定期性的身体检查中，才被发现出来。不过，被诊断为糖尿病时，很少能看出有任何特别的症状，只是在尿液中检查出糖分或者血液中葡萄糖增高而已。

<h2 style="text-align:center">糖尿病是富贵病并不完全正确</h2>

谈起糖尿病，一般人就说"这是个富贵病、文明病"，意思是说，人们不富裕，文明程度不高就不得糖尿病，而富裕了，文明程

度高了就无法避免糖尿病。这种想法有一定道理，但又并不完全正确。流行病学调查结果表明，糖尿病患病率急剧增高的地方，往往是迅速发生从穷到富变化的发展中国家，这些地方的经济开始起飞，生活水平迅速提高，但文化程度相对滞后，保健意识比较欠缺。从这个角度来看，糖尿病是一种在开始富裕，但富裕程度还不够；走向文明，但文明程度还不高之处易于爆发性流行的一种"欠富裕、不文明病"。

探其成因，加强督导促进生活幸福

糖尿病是遗传因素和环境因素长期共同作用的结果。由于 2 型糖尿病的遗传相当复杂，至今还未搞清楚。国外有学者提出"节俭基因"学说。这种学说认为，人类在多少年以前长期处于食品匮乏阶段，人体内有"节俭基因"。这种基因的作用就是使人善于积攒能量，以度荒年。具有这种基因的人能够挨过饥荒而幸存，以达到个体生存、种族延续的目的。久而久之，在贫困国家和地区的穷人中，有这种基因者的比例就越来越高。这在贫穷时期固然是件好事，可一旦经济迅速发展，生活水平快速提高后，如果没有相应的文化水平的提高和保健意识的增强，好事就会变成坏事。生活可以在一二十年发生巨变，节约基因可不会迅速消失，那是个几代人才能逐渐改变的事。结果是还没吃上几年饱饭，肥胖、高血糖、高血压、高脂血症、糖尿病、冠心病、脑卒中就接踵而来，给人类带来巨大的灾难。

身体十大信号早知道

口甘、口黏

甘，甜也；口甘，即口中有甘甜味道。口黏为脾胃湿热的征象，湿热性消渴患者往往以口黏为先兆。

口干患者可因血糖升高引起血浆渗透压增高、多尿而出现口干。

阳痿糖尿病典型症状出现时，男性患者易有阳痿，而且是十分顽固的阳痿。

屡发疮疖，此起彼落，为糖尿病的较早信号。糖尿病在出现典型症状之前，不少患者多先有顽固的、此起彼落的疮疖史。

肥胖

肥胖是引发高血压、冠心病和 2 型糖尿病等多种疾病的危险因素。体重递增是糖尿病发作前的信号，但糖尿病一经典型发作即逐渐转为消瘦。

不明原因的乏力

乏力是糖尿病的一个极为重要的信号，尤其对于平时身体健康、饮食好的人更要引起警惕。

尿浊

小便浑浊，尤其是尿滴在地上发黏，但尿常规正常。

早发白内障

白内障一般为老年性眼病。如中年白内障而视力明显减退，且经治疗无效的，应警惕隐性糖尿病的潜在。

血脂高，动脉硬化

糖尿患者往往同时伴有血脂高、动脉硬化，而且发展速度较快。故中年以上出现不明原因的血脂高、动脉硬化、速度发展较快的冠心病，都应警惕糖尿病的潜在。

易感染性糖尿病病人容易发生感染，如皮肤感染、上呼吸道感染、肺部感染、尿路感染、外阴感染等，尤其是患有肺结核的，则旧病复发且进展迅速，治疗无效。

做好五件事逐步实现"五项达标"

糖尿病病人最终要通过实现五个目标，让糖尿病病人和非糖尿病者一样健康长寿。短期目标是做好五件事，控制好患者的体重、血糖、血压、血脂和血黏，即"五项达标"；中期目的是不得慢性并发症；最终目的是让糖尿病病人像正常人一样生活，享受和正常人一样的寿命。

糖尿病治疗应力求达标

所谓达标，指的是达到治疗的目标，即控制血糖至正常或接近正常水平，血压正常，血脂正常。还应尽可能使患者体重达到正常范围。

糖尿病病人从治疗效果及可行性来看，第一步，应使尿糖正常，尿糖能够反映血糖，但尿糖与血糖可不一致。其原因是：

1. 尿糖受着尿量的影响，尿量多，尿糖就相应减少。

2. 老年人及一些患者肾功能下降，可出现血糖高而尿糖正常或不高。

3. 有的人可尿糖高而血糖不高——肾糖阈值下降。

4. 从时间上，尿糖与血糖可不平行。血糖测定是点的概念，如7：00 的血糖。而尿糖反映的是留尿前一段时间的血糖水平。

5. 尿糖不能确切地反映血糖值。

6. 尿糖不能反映出低血糖。

分步治疗，严控血糖

第一步，使空腹血糖正常；第二步，使餐后血糖正常；第三步，使全天血糖正常。

对于非胰岛素治疗的糖尿病病人而言，空腹血糖正常，餐后血糖不一定正常；餐后血糖正常，空腹血糖大多正常。空腹血糖加餐后血糖基本上能代表全天血糖。对于胰岛素治疗的糖尿病病人，则并非如此。这些病人尤其是 1 型糖尿病病人，应做全天的血糖监测。

1 次或 1 天血糖正常还不能说明一段时间内血糖都控制好了，还应查糖化血红蛋白。血糖反映的是抽血当时的血糖水平，从时间上讲，是个点的概念。尿糖反映的是一段时间如早晨 7 点至 9 点，尿糖不可能反映几点几分的血糖。而糖化血红蛋白反映抽血前 2～3 个月的平均血糖水平。如一次血糖高,而糖化血红蛋白正常,说明患者这 2～3 个月平均血糖控制还可以,这一次血糖水平高很可能是吃得多了或临时有些其他的原因。如血糖和糖化血红蛋白都高,则说明患者这段时期血糖控制都不好。如单次血糖正常而糖化血红蛋白明显增高,则说明患者此次抽血前较注意控制血糖,最近 2～3 个月血糖控制是不满意的。另外,测定糖化血红蛋白可帮助鉴别应激性高血糖和慢性高血糖。

在一些特殊情况时,患者血糖可以升高。如无糖尿病的患者并发脑卒中(脑中风)时,可有一过性的高血糖,这种称之为应激性高血糖,随着应激因素的去除,患者血糖正常,这种高血糖患者不能诊断为糖尿病。如去除应激因素后,患者仍有持续性的高血糖,说明患者很可能原有糖尿病或糖尿病的基础,这次外因加重或诱发了糖尿病。这种患者应按糖尿病处理。应激性高血糖的患者血糖高,但糖化血红蛋白正常。血糖和糖化血红蛋白均高说明患者原有糖尿病。

糖尿病治疗的目的不仅仅是控制血糖,还应使血脂正常、血压正常、体重正常或接近正常。对于有些患者,体重正常很难做到。但对于肥胖患者,如加用磺脲类降糖药,很可能会增加体重和胰岛素抵抗,容易引起高血压、冠心病、脑血管病等。肥胖患者在体重不减的情况下,降糖效果也不会很理想。

糖尿病十误区

荀子云:"学不可以已。"学习是无止境的,必须活到老,学到老。作为糖尿病病人,则必须加强糖尿病及其并发症科学知识的学习,因为只有这样才能减少因为对糖尿病无知而将要付出的代价。但事实上,许多患者在得了糖尿病许多年之后,仍然对糖尿病知识一无所知。许多人不知道怎样合理监测、怎样正确治疗自己的糖尿病。另外，社会上还经常可以看到大量假医假药的欺骗宣传，也常常使糖尿病病人误入歧途。糖尿病病人亟待走出传统认识误区。

误区1　糖尿病病人便秘很常见

对于糖尿病病人来说，便秘虽很常见，但绝非小事一桩，也许隐藏着巨大的危害。便秘时会导致某些毒素被吸收，并且用力排便时，血压较平时水平可高一倍，收缩压可达200mmHg以上。假如糖尿病病人合并有视网膜病变（如微血管瘤或新生血管），这时由于脆弱的血管不能耐受巨大的压力，一旦血管破裂则引起视网膜出血，久而久之可导致失明。如合并有冠心病或脑出血、动脉粥样硬化等，平日心脑供血不足，加上便秘造成心脏巨大负荷，耗氧量增加，使心脏缺血、脑缺血，可诱发心绞痛、心肌梗死或脑梗死等。

发生便秘后如单纯依赖泻药，虽能取得一时之疗效，解决一时的痛苦，但容易使肠黏膜应激性降低，一旦停药，仅靠肠道里的食物残渣的刺激，将很难恢复自身的排便功能，造成对泻药的依赖。另外，还可以引起腹泻、失水、丢钾及维生素的缺乏，而失钾本身就会使肠蠕动迟缓，加重便秘，所以不能常用泻药。

为预防便秘，应养成定时排便的习惯，建立排便的条件反射，增加食物中的膳食纤维素，必要时可补充膳食纤维制品；适当进行体力劳动和锻炼，多饮水或服用中药等。

误区2　我父母都没有糖尿病，我也不会有

我们所说的糖尿病一共有四种类型，即1型糖尿病、2型糖尿病、妊娠糖尿病和其他特殊类型糖尿病。四种类型中只有特殊类型糖尿病的病因目前已基本清楚，其余三型的确切发病机制仍不十分明了，但可以肯定的是，它们都与遗传因素有关系。在现实生活中，经常可以看到一个家族中有多人患糖尿病的现象，说明遗传因素在糖尿病的发病中起着重要的作用。但同时我们也注意到同一家庭中并不是所有的人都会一致性地患病，说明在决定是否发生糖尿病的机制中还有其他因素在起作用。一般认为糖尿病的发病是遗传因素和环境因素共同作用而引起的。目前已公认的主要环境因素包括：病毒感染、肥胖、高龄、体力活动减少、出生时体重过重（4千克以上）或过轻（2千克以下）及精神过度紧张等。

在不同类型糖尿病的发病机制中，遗传因素的作用也是不一样的。据近来对孪生儿的研究表明，1型糖尿病中共显性为50%，而2型糖尿病中共显性则高达90%以上，也就是说，如果双胞胎中一人患2型糖尿病，则另一个发生2型糖尿病的机会可高达90%以上。可见遗传因素在2型糖尿病发病中的作用比在1型中更大。妊娠糖尿病的发生虽然主要是因为妊娠期间机体分泌过多雌激素、胎盘泌乳素及糖皮质激素，但遗传因素也起一定的作用，因为发现这种类型糖尿病患者常有糖尿病家族史。

所以，对于遗传因素在糖尿病发病中的作用，正确认识是："遗传"是指遗传糖尿病的易感性倾向，而非疾病本身。如果有糖尿病家族史，说明遗传易感性高，容易发生糖尿病，但不能说没有糖尿病家族史者就终生不患糖尿病。另外，在临床上经常遇到下一辈人比上一辈人先发病的现象，这是因为环境因素不同，所以发病有早晚；还有的是因为上一辈人因种种原因早亡等。因此，某一阶段没有糖尿病家族史不能说明从此便没有糖尿病家族史，更不能说明没有糖尿病家族史者就一定不会得糖尿病。

误区3 胰岛素千万不能打，会成瘾

胰岛素不是毒品，使用胰岛素不仅对身体无害，对糖尿病病人还会有益。胰岛素是人体内的固有成分，是人体能量代谢的必需激素。我们每天吃进的食物被组织细胞利用，必须经胰岛素的中介作用，否则会导致物质代谢紊乱。第一次将胰岛素用于临床治疗糖尿病的医学家曾获得诺贝尔医学奖，为人类防治糖尿病做出了巨大的贡献。时至今日，我们每年都会在他的生日那天（世界糖尿病日）举办各种活动来纪念他。由此可见，胰岛素时至今日仍发挥着重要作用，其地位是其他降糖药所无法取代的。

糖尿病的发生是因为胰岛素绝对或相对不足。是否需要胰岛素治疗取决于患者自身胰岛素分泌水平能否满足人体的需要。1 型糖尿病病人由于胰岛 B 细胞受到攻击而全部或部分遭到破坏，单靠内源性胰岛素的分泌已不能满足物质代谢的需要，不补充外源性胰岛素就不能正常生活，但这与"成瘾"完全不是同一个概念。2 型糖尿病病人并不是绝对不能打胰岛素，如果经过较长时间的治疗后，一方面由于口服药物的继发性失效，另一方面由于胰岛 β 细胞的进行性衰竭，其分泌的胰岛素同样不能维持人体需要时，也必须给予外源性胰岛素治疗，才能控制病情的恶化。过去将 1 型糖尿病称为"胰岛素依赖性糖尿病"，将 2 型糖尿病称为"非胰岛素依赖性糖尿病"，是基于过去的认识和从治疗的角度来区分的。现在看来是不准确的，也给糖尿病病人造成认识上的错误。实际上现在接受胰岛素治疗的患者中，2 型糖尿病占绝大多数。

另外，注射胰岛素也不是病情恶化的象征。对于部分新发病的血糖明显升高的患者而言，胰岛素有利于使自身胰岛 β 细胞得到"休养"，对胰岛素的长远控制有利。

糖尿病并发症是糖尿病残废和死亡的主要原因。糖尿病病人病情的轻重很大程度上就是是否合并并发症及其严重程度。通过应用胰岛素，控制好血糖，是降低糖尿病并发症的重要途径。

误区 4　糖尿病病人只要控制好血糖就行了

糖尿病给人最直接的印象就是血糖升高，患者大多以控制血糖为首要任务，并且在他们看来，只要控制好血糖，就可远离并发症了，其实并不尽然。

随着对糖尿病研究的不断深入，我们认识到糖尿病并发症的发生发展不仅仅归因于长期高血糖，还与血脂紊乱、高血压、吸烟、个体差异等多种因素有关。再如糖尿病足发生的基础为周围血管病变和神经病变，这两种病变与血压、血脂的异常及吸烟关系最为密切。所以只强调血糖的控制是不够的，还应注重降压治疗、纠正血脂紊乱，并坚决戒烟。

误区 5　糖尿病治疗的最终目的是为了降低血糖

我们以最常见的 2 型糖尿病为例。首先，单纯降低血糖无法控制 2 型糖尿病的死亡率。研究发现，92% 的 2 型糖尿病患者存在胰岛素抵抗，可以说，胰岛素抵抗才是导致大多数 2 型糖尿病患者发生糖尿病的根本原因。因为胰岛素抵抗，机体对自身胰岛素敏感性降低，使血中的糖分无法正常进入机体细胞被摄取利用，影响糖的代谢，从而导致血糖升高，引起 2 型糖尿病。胰岛素抵抗又会加重胰岛 β 细胞功能的逐渐衰竭，最终无法避免注射外源性胰岛素。其次，糖尿病是一种慢性、全身性、代谢性的疾病。它不仅表现为高血糖，还可表现为高血压、血脂紊乱及肥胖症等等症状和体征（这就是为什么人们常见上述多种病症集于一身的原因）。这样就极易引起动脉硬化、心脑血管疾病、神经、肾脏及眼底并发症。研究显示，这些并发症如中风、心梗等正是糖尿病患者死亡的主要原因。还有研究显示，这些糖尿病并发症也是糖尿病患者医疗费用增多（经济负担加重）的主要原因。而减少糖尿病并发症的发生，单纯地降低血糖（即使血糖控制良好）是远远不够的。

因此，糖尿病治疗的最终目的是为了减少糖尿病并发症，降低死亡率。

误区 6　用血糖仪测的血糖不准

血糖仪是每一位糖尿病病人掌握自己病情信息的主要工具，病人和医生根据所测血糖值来调整饮食、运动及药物治疗方案，从而使血糖得到很好的控制，减少并发症的发生。

　　家用血糖仪小巧、便于携带且操作简便，其体积约与一部手机类似，无论在家或外出，随时随地都能测血糖，只要一滴血，不到1分钟就可知道血糖结果。

　　目前，市售家用血糖仪有许多品牌，但究其工作原理基本可分为两类：一类利用葡萄糖特异性酶反应；另一类为电化学反应。购买时可根据自己的需要选择，需要考虑的除功能、操作方法、试纸成本、维修保养等以外，还要注意不同品牌或不同机型之间试纸是不能通用的，一定要选择试纸能够长期供应的机型。使用前应由专业人员给予必要的培训，因为操作正确与否，直接影响测量结果。

　　有的患者自己感觉血糖偏低，而用血糖仪检测却正常，感觉用血糖仪检测的不准，这是为什么呢？这里有几种可能性。一是你的血糖仪可能已经损坏、脏了或电压太低。你应该进行修理、清洁和换电池。二是如果你已经长期患有高血糖，那么你需要花几个星期的时间来适应正常的血糖，你的身体可能向你输送了虚假的信号。三是如果你的血糖从高水平迅速下降到正常水平，血糖下降的速度过快，这时你会感到低血糖的状态。这种情况通常是在注射大剂量的普通胰岛素之后发生的。根据上述种种理由，不要猜测你的血糖是高还是低，要始终对它进行测量。四是生化检测存在系统误差及操作误差。不同地区、医院所选用的生化仪的型号、生产厂家及所选用的试剂、血样本处理方法以及人为操作等因素的差异，均可影响测试结果。尤其是采血至测定时间过长，会使血中葡萄糖分解而造成所测数值偏低，暑天尤为明显。五是与正常人一样，糖尿病病人的血糖也受诸如饮食、运动、情绪及药物等的影响，一天24小时的血糖值总是在不断变化着，甚至在某些时段有很大的波动。所以，在进行血糖值比较时，如不是在同一时间，其结果也就缺乏可比性。

　　最后，血糖仪使用不当也会造成误差，这种情况最为常见，比如未按使用说明的标准步骤进行操作，血量不充分，或因血量不够而过分挤压局部，导致组织液混入，或消毒皮肤的酒精未干，或血糖试纸受潮、失效等等。

为了使测得的数据更准确，病友们除了要掌握正确的方法外，还要有一台好的血糖仪。不同厂家生产的血糖仪的生产技术、检测原理以及方法均不同，故系统误差也不一样。所以任何血糖仪的测试结果都应该与医院生化仪的测试结果进行比较，而不能用两种不同型号的血糖仪互相比较。

总之，能用血糖仪监测病情变化是科技水平和医疗水平进步的具体体现，只要能正确掌握有关知识，血糖仪就能成为控制病情的好帮手。

误区7 常吃糖易得糖尿病

糖包括单糖、多糖和双糖。多糖类碳水化合物，多吃些是不会引起糖尿病的。高碳水化合物饮食能提高人群的糖耐量，反而是有助于防范糖尿病发生的一道有益屏障。糖果、白糖、红糖、冰糖等单糖与双糖，经常吃既可促使肥胖率增高从而使糖尿病增多，又将会使许多隐性糖尿病病人迅速转为显性，从而增加糖尿病的发病人数，这在老年人群中尤为明显。

应该强调的是，老年人属于糖尿病高危人群，年龄越大越容易罹患糖尿病。

有不少老年人本来就是隐性糖尿病或轻症糖尿病病人，这类患者没有什么明显症状，空腹时做尿糖检查也往往正常，若不查餐后血糖根本不知其患有糖尿病。此种情况下如果大量摄入单糖、双糖或输入葡萄糖，就会迅速演变为显性糖尿病。

如再不注意，或者未能及时发现和正确处理，则会进一步演变成糖尿病高渗性昏迷，危及生命。所以老年人要尽量少吃糖和甜食。

误区8 水果是糖尿病病人的禁区

糖尿病病人可以吃水果。糖尿病饮食治疗的关键是合理控制总热量。只要把水果中所含有的糖量计算在全日需要摄入的碳水化合物总量中，且是在两餐之间食用，一般对血糖的影响不大。北京医院曾做过一项试验，发现一部分糖尿病病人吃西瓜后出现血糖降低，而另一部分糖尿病病人吃西瓜后血糖升高。为什么会出现两种截然相反的结果？这与糖尿病病人每天饮食中的总热量是否充足有关。

糖尿病病人对水果的正确认识是：只要病情控制良好，完全可以在两餐之间少量吃一些水果；而在血糖控制不良时，只是暂时不要食用水果，并不是绝对不能食用。还需注意进食水果的种类，水果中的香蕉、葡萄含糖量高，不宜食用。西瓜、苹果、猕猴桃、梨等水果均可食用，黄瓜、西红柿等更不会引起血糖的升高。

误区9　糖尿病病人只要血糖降至正常就可以了

有些糖尿病病人认为只要血糖降至正常，就可以"万事大吉""高枕无忧"了。这是一种错误的认识。

老年糖尿病多为2型糖尿病。这种糖尿病与机体代谢紊乱有关，往往合并有高脂血症、高血压、高尿酸血症、高黏血症、脂肪肝、动脉粥样硬化症等，现在将上述一系列病症统称为"代谢综合征"。对上述病症要综合观测、综合分析、综合评判、综合治理。

糖尿病病人不能只关注"血糖""尿糖"，不能误认为只要"血糖"降至正常就可以了，而应该全面、综合地观测血脂、血黏度、血压、心肺功能、肾功能等情况，并进行综合、全面的治疗，尤其是控制好血糖、血压、血脂和体重，才能取得满意的效果。

误区10　糖尿病病人吃得越少越好

许多糖尿病病人常常为了使自己的血糖下降，盲目地缩减饮食量，整日饥肠辘辘，备受饥饿的折磨。他们不吃米、面食，仅以蔬菜及部分动物类食物充饥，或仅以少许玉米面、南瓜粉等，代替主食裹腹。更有甚者，每次备膳总要用秤来称准进食的量。曾有一个患者告诉我，他每顿吃50克面条，哪怕多一根也要丢弃，严格程度让人叹为观止。他们固执地认为，得了糖尿病就应该少吃，吃得越少越好。

正如汽车要跑起来需要油料一样，人体犹如一台每时每刻都在不停运转的机器，机器要运转，就要给它提供运转的动力，这些动力来源于我们一日三餐吃进的食物。这些食物中的营养素可分为三大类：蛋白质、脂肪、碳水化合物。这三大营养物质进人体内后，根据新陈代谢的需要，各自发挥不同的功用。一般地说，每个人要维持正常的新陈代谢，对三大营养物质的摄取都有一个基本需求量。机体随着活动量的增加，对营养物质的需求量也随之增加，否则机体就会动员自身储备的能量物质，如消耗脂肪或肌肉组织。久而久之，机体就会变得消瘦，严重者会出现营养不良。

患了糖尿病，表明体内的糖代谢过程出现异常，但并不意味着体内的糖真正过量。适当地减少饮食，尤其是减少碳水化合物的摄取，这是有效控制糖尿病的重要举措。然而，这种限制应该建立在保证基本能量需求的基础上。例如，一个从事轻体力工作的糖尿病患者，若体形正常，以 70 千克体重计算，一天所需的热量大约为 9.627千焦。若粗略地换算大米或面粉类食物，前者是 575 克，后者为 750 克。当然，在实际饮食中还要减去蔬菜类所占的份额。如果患者属于肥胖体型，需要减轻体重，则可以考虑减少热卡的摄入量。在此基础上，血糖仍不能得以控制，就需依赖降糖药物。而不是进一步缩减饮食。如果不能提供获得基本热量的膳食，必然会导致营养不良，会出现头昏、眼花、无力等症状，严重者还会因肝脏、胰腺功能障碍而加重病情。

其实，糖尿病病人只要合理调配好自己的饮食，并且治疗得法，就可以像正常人一样工作和生活，而不必去做"苦行僧"。

自测糖尿病

请选择最符合或接近你实际症状的答案

1. 你近来嗓子发干，饮水多而口干，小便增多吗？A. 是　B. 不是

2. 你身体本来肥胖，餐后 3～4 小时即感到饥饿、心慌、手抖、乏力吗？A. 是　B. 不是

3. 你皮肤患疖肿、化脓性感染持久不愈、局部药物治疗效果不佳吗？A. 是　B. 不是

4. 你全身性皮肤发痒，尤其是女性阴部，瘙痒难忍吗？A. 是　B. 不是

5. 你原患的肺结核突然恶化，用药效果不明显吗？A. 是　B. 不是

6. 你的肩部、手足麻木、下肢脉管炎、足部溃疡、感染和组织坏死吗？A. 是　B. 不是

7. 你年纪尚轻已有白内障，视力减退得迅速吗？A. 是　B. 不是

8. 你尿中有蛋白，身体浮肿，甚至出现尿毒症吗？A. 是　B. 不是

9. 你的父母或兄弟姐妹中有糖尿病病人吗？A. 是　B. 不是

10. 你常有空腹饥饿感吗？A. 是　B. 不是

11. 你什么也未干，身体也觉得疲倦吗？A. 是　B. 不是

评分：选 A 得 1 分，选 B 得 0 分，将得分加起来：

10 分及以上：你患糖尿病的可能性极大，应马上到医院进行检查。

7～9 分：可能属于轻度糖尿病，应到医院进行检查，并注意节制饮食，改善生活方式。

6 分及以下：存在糖尿病的可能性，但可能性不大，要注意饮食，调整生活方式，定期到医院进行体检。

第七章 "早"字当头，糖尿病的防治

糖尿病的发生率正呈明显的上升趋势。由糖尿病而引发的各种急慢性并发症已经严重地影响了人类的生存质量，甚至威胁人的生命。由于糖尿病是一种终生不能治愈的疾病，患了糖尿病，虽然可以采用规定饮食、口服药物和注射胰岛素等进行治疗，但是终究不如"未雨绸缪"。在人群中若能积极开展糖尿病的防治工作及健康教育、活动，做到早发现、早诊断、早治疗，这对减少因糖尿病并发症而致残、甚至致死现象的发生，将具有非常重要的意义。

未雨绸缪，筑牢三级防线

糖尿病的三级防护也称糖尿病的三级预防。无论从患者的健康角度，还是从医学经济学的角度，糖尿病诸多慢性并发症防治的根本出路是建立、构筑牢固的三级预防防线。

一级预防

也称初级预防，最为重要，是在高危人群中预防糖尿病的发生和发展。树立正确的饮食观并采取合理的生活方式，可以最大限度地降低糖尿病的发生率。糖尿病是一种非传染性疾病，其发生虽有一定的遗传因素，但起关键作用的还是后天的生活和环境因素。改变人群中与 2 型糖尿病发病有关的因素，如过度营养、肥胖、久坐的生活习惯和缺少体力活动等。

现已知道，热量过度摄入、肥胖、缺少运动是发病的重要因素。低糖、低盐、低脂、高纤维、高维生素，是预防糖尿病的最佳饮食配伍。

对体重进行定期监测，将体重长期维持在正常水平是至关重要的。体重增加时，应及时限制饮食，增加运动量，使其尽早回落至正常。

要使运动成为生命的一个重要组成部分，养成终生运动的习惯。运动不但可消耗多余的热量和维持肌肉量，而且能提高充实感和欣快感。当然运动要讲究科学和艺术，要循序渐进、量力而行、照顾兴趣、结伴进行，以易于获得效果和便于坚持。要戒烟和少饮酒，并杜绝一切不良生活习惯。双亲中患有糖尿病而本人又肥胖多食、血糖偏高、缺乏运动的高危人群，尤其要注意预防。

对于1型糖尿病，预防的主要措施是尽可能地避免上呼吸道和肠道的病毒感染，以及及时地诊治自身免疫性疾病。但实际上，预防1型糖尿病是很困难的。所幸的是我国糖尿病病人中，95%以上都是2型糖尿病。

糖尿病病人对于2型糖尿病，一级预防的主要对象是：从体力劳动转变为相对静止生活方式的人群；既往有妊娠糖代谢异常及分娩巨大婴儿史的妇女；有高血压、血脂异常或早发冠心病的人群；体重明显超标者以及有糖尿病家族史者。

其预防的具体措施有以下几个方面：

1. 尽量避免高脂肪饮食，饮食热量满足工作、生活的需要即可，
2. 食物成分要做到合理。
3. 尽量避免和减少服用对糖代谢不利的药物。
4. 增加体力活动和运动，纠正和预防肥胖。
5. 精神放松，保持良好的心理状态。
6. 同时，要加强对糖尿病高危人群的预防和监护。

二级预防

二级预防是早期发现糖尿病患者并进行积极的治疗，预防糖尿病并发症。应该将血糖测定列入中老年人常规的体检项目。即使一次血糖检查为正常者，仍要定期测定血糖。凡糖尿病蛛丝马迹，如有皮肤感觉异常、性功能减退、视力不佳、多尿、白内障、中青年即发生牙齿松动等症状者，更应仔细鉴别，以期尽早诊断，早期治疗。一旦确诊糖尿病，就应树立终生作斗争的观念，要综合运用饮食、运动、药物的手段，将血糖长期而平稳地控制在正常或接近正常的水平。理想血糖控制的标准：空腹血糖<6.0毫摩/升，餐后2小时血糖在<7.8毫摩/升以下，反映最近2-3个月血糖水平的指标糖化血红蛋白在<6.5%。

二级预防的主要措施是：

1. 通过健康查体及早发现糖尿病。

2. 注意对尚未被诊断为糖尿病的高危人群的筛查。

3. 对IGT人群进行运动、饮食治疗，并定期复查血糖，追踪观察。

4. 尽最大可能控制好血糖、血压，纠正血脂异常。

5. 努力使体重控制在正常或接近正常的范围内。有效的达标治疗是防治糖尿病并发症的关键。

三级预防

目的是预防或延缓糖尿病慢性并发症的发生和发展，减少伤残和病死率。糖尿病病人很容易并发其他慢性病，且易因并发症而危及生命。因此，要对糖尿病慢性并发症加强监测，做到早期发现、早期诊断和早期治疗，并提高患者的生活质量。

主要措施是：

1. 对已确诊的糖尿病病人通过糖尿病教育、运动疗法、饮食疗法、药物治疗、血糖监测等综合治疗方法，使血糖长期稳定地控制在正常或接近正常水平。

2. 减少有害因素如吸烟、饮酒、纠正高血压、血脂异常及血液高凝状态。通过以上努力防止或减少糖尿病并发症的发生。

3. 对已确诊的糖尿病病人应定期查眼底、尿微量蛋白、心血管及神经系统功能状态，及早发现并发症，并有效治疗。

糖尿病病人不可不知的"256"方案

饮食治疗对病人非常重要，每个病人每天每餐的饮食一定要有规律，花样、品种可以常换，总热量和三要素的分配量不宜变动太大，过多过少都不利病情的稳定。饮食规律的摸索需要一个过程，病人应在医生的帮助下，结合自己的条件和习惯，找到适合自己的饮食规律。

两个治疗目标

"2"是两个治疗目标。

1. 长寿：使生存时间延长。

2. 健康：使生存的质量提高。

五种指标

"5"是五种指标。是评定治疗效果优、良、可、差的标准。能达到优良方可达到两个治疗目标。5种指标是：

1. 血糖。

2. 糖化血红蛋白。

3. 血脂。

4. 体重。经过治疗，五种指标逐步趋向正常为优良，对5种指标应有全局观，临床上常有病人为了使血糖降低，很少食用粮食，靠吃牛奶、鸡蛋、鸡鸭鱼肉，血糖虽有所降低，但血脂增高，使本来就超标准体重的胖人更胖，导致病情发展，心、脑、肾等血管并发症过早出现。也有的患者为了使血糖降低，食量一减再减，什么都不敢吃，体重不断下降甚至体重已到消瘦程度，仍然严格限食，使体质下降，失掉正常生活和工作的能力，这是不应该的。应尽早向专科医生请教，掌握好五种疗效评定指标。

六项治疗措施

"6"是六项治疗措施。其中饮食和运动是基本措施。

饮食

一般轻体力活动的病人，每天所需总的热量按标准体重计算为30～40千卡/千克体重，1千卡等于4.184千焦。偏胖者选用低限量，偏瘦者选用高限量，体重正常者选用适中量。根据活动量的大小，总热量还可增减，检验总热量是否得当的标准是体重，只要体重在向正常方向发展，则为得当。

三要素的分配比例应为：碳水化合物占总热量的55%～65%，脂肪和蛋白质占35%～45%，体重偏胖者应选高限碳水化合物、低限脂肪和蛋白质，体重偏瘦者相反，体重正常者选两者之间。蛋白质的分配为：偏胖者每日每公斤体重0.8克，偏瘦者1.2克，正常体重者1克，肾功能正常者可多用谷豆类蛋白质；肾功能已不正常者，不仅要限制谷豆类蛋白，总的蛋白质应用也要大大减少，以利保护肾脏。

饮食治疗对病人非常重要，每个病人每天每餐的饮食一定要有规律、花样、品种可以常换，总热量和三要素的分配量不宜变动太大，过多过少都不利病情的稳定。饮食规律的摸索需要一个过程，病人应在医生的帮助下，结合自己的条件和习惯，找到适合自己的饮食规律。

心理治疗

一旦发现自己患糖尿病后，会产生一系列问题，造成心理不平衡，加快病情发展，需在医生指导下及时解除存在问题，逐步学会排忧解难，使心理经常保持或尽快恢复到平衡状态，有利病情稳定。

运动治疗

总体上讲，运动有利于降糖、调脂和改善血流变、提高免疫力、增强体质、促进长寿健康。但要在短期内选择适合自己的运动方法和运动，也不简单，需要在医生指导下逐步摸索。

气功也属于运动疗法。国内曾经有学者研究气功辅助治疗以控制和缓解高血糖。通过放松入静，调息运气，动静结合，可以调和全身气血，疏通全身经络，改善微循环。若能与修身养性结合，可以稳定情绪，提高睡眠质量，消除疲劳，防止感冒，对于血糖控制、预防和治疗心、肺、肾、眼、周围神经、自主神经系统病变有辅助作用。

以上 3 种基本措施能用好，对病情较轻的患者可以使病情稳定，5 种指标达到优良水平即可。

若经过努力，病情不能稳定，可依次选择以下 5 种措施：

口服降糖药

现有的磺脲类（优降糖、达美康、美吡达、糖适平等）；双胍类（二甲双胍）；格列奈类胰岛素分泌刺激剂；α - 糖苷酶抑制剂；胰岛素增敏剂等 5 大类降糖药，只要使用合理，绝大部分病人很快见效。若服用不得法，则病情不能控制，症状加重。对于口服降糖药治疗效果差者，可以加用或改用胰岛素。

中医辨证施治

中医中药总体上来讲，降糖作用较弱。一些患者经过中医中药治疗后，糖尿病的症状会好转，但是，血糖下降则不明显。有时因为患者自觉症状好转，反而不监测血糖和调整治疗，以致于耽误了病情控制。中医中药治疗或中西医结合应用于某些糖尿病并发症如糖尿病眼底病、下肢血管病等，疗效较好。

胰岛素治疗

使用胰岛素，尽管有不少问题，但好处远远大于坏处，应该用则用，不必害怕而耽误病情。在病情相对稳定的基础上，有条件者应该学习和掌握血糖监测技术和学会根据血糖改变来调整胰岛素剂量。

在防治本病中不能赶时髦，也不要以为药物价格越高效果越好，应该是适合自己的药则为最好。有很多新宣传的药物不一定都适合自己，应在医生指导下认真摸索防治自己疾病的规律。至于对市场上宣传的新产品，一定要了解清楚新药的成分、功能、主治，没有"成分"的新药最好不用，因为有的新药中把功能和主治往往宣传的名不符实。现在治疗糖尿病的药物、食品很多，用前最好找可靠的医生了解，特别是宣传过好而价格很高的药，患者不要轻易拿自己做实验。临床医生应告诉患者，让其知道，影响血糖升高的因素很多，若疗效不满意时请医生耐心帮助分析，寻找影响因素，不能只一味自己加药，随便换药。

养成良好的卫生习惯防患于未然

糖尿病病人应养成良好的卫生习惯。患者因血中所含糖分较高，故很容易遭到很多感染病菌的侵袭，最常见的是皮肤的感染。糖尿病病人的皮肤受到侵害时，很难迅速愈合，严重的时候，可能由小伤口引致组织坏死，而需利用外科手术加以切除。

预防手脚受伤

脚是身体一个很重要的部分，因为我们全身的重量都要靠它来支撑，尤其糖尿病病人应该注意脚的清洁并避免鞋子的不适与刺激。

有许多糖尿病病人即使在手脚受伤后，仍未注意清洁与照料，以致引起组织腐烂、坏死，最后造成必须切除肢体方能挽救生命的悲剧。脚部组织的坏死除了感染以外，局部的血管硬化也是原因之一，通常坏死的发生多半是缓慢的而少有症状的。开始时，可能在稍走一段路后，就因疼痛而无法继续行走，这种情形可能维持数月或数年，到后来愈发严重，即使晚上睡觉时也会发生脚部疼痛和痉挛，如果病人能在就寝以前先走动一下，将可减轻上述症状。对于轻度下肢血管病变者，经常性走路可以促进侧枝循环的形成，有利于改善下肢的缺血。所谓侧枝循环，指的是主要的血管堵塞后，其周围形成了小的血管网，即所谓的旁路，是血液可以通过这些侧枝循环而营养周围组织。通俗地说，就像河流中断了，但河水可以通过边上的小溪绕过堵塞的这段而并入前方的河流。中度或重度的下肢血管病变则需要内科药物治疗、外科手术治疗或血管介入治疗。血管介入治疗指的是在狭窄的血管部安装支架或用球囊扩开闭塞、狭窄的血管等。

糖尿病病人应随时注意脚部有无任何异样发生，当发现脚趾麻木、发痒、刺痛或脚部冰冷或对冷天特别敏感时，则应注意，这是脚部血液循环不良的征兆。睡觉时将腿伸直或穿袜子保暖，这有助于脚部的保护。

若能采用毕格尔氏运动法，对脚部血液循环极有帮助。这个运动可分为三个动作，第一个动作是病人躺在床上，患肢向上举，离床面 60~90 度，停留至脚尖发生苍白或局部缺血时，30 秒~2 分钟，赶快将脚放下。接着做第二个动作，将脚垂至床沿下，直到脚底发热或充血（2~5 分钟）为止，然后脚踝部分向上下左右活动约 3 分钟，脚部就会出现红润的颜色。第三个动作，病人平躺床上，用电毯或热水袋温暖脚部，但要小心，避免烫伤，可以用手来感觉电毯或热水袋的温度，用手感觉到温暖即可。此动作需时约 5 分钟，整个运动约需 10 分钟即可完成。病人最好能每天都反复做这个运动 1 个小时，有益于脚部的血液循环、并能避免脚部发冷及组织坏死。

糖尿病病人脚部护理 16 注意

1. 不可用剪刀剪、用刀子刮或用其他尖锐的东西来挖除鸡眼或胼胝。用手指甲或尖锐的东西来刮鸡眼或胼胝上的粗皮是不明智的，这会伤到下面或旁边完好的皮肤。

2. 不可乱使用治鸡眼的软膏，这类治鸡眼的软膏大都含有水杨酸或其他腐蚀性的化学物质，它们会破坏、刺激皮肤而引起感染。

3. 不要使用碘酒。碘酒具有强烈的刺激性，会对皮肤产生化学性的伤害。

4. 不要光着脚走路。光脚走路会增加皮肤受感染的机会，同时也容易因碰到硬物而受伤害。

5. 不要用针挑水泡。脚有时会因鞋子的磨擦而起泡，这时不可随便用针将它挑破，这样会使患处受细菌侵袭。

6. 不要将热水袋或其他保温的东西直接放到脚上。病人脚的某些部位有时会失去知觉，热水袋热时，病人无法察觉，因而引起烫伤，这是很危险的，故一定要先用布或毛巾将热水袋等包好，再给病人使用。

7. 坐着时不要跷起二郎腿。这个动作十分妨碍脚部的血液循环。

8. 不要在高温的热水中洗澡。太热的水容易伤害到糖尿病病人的皮肤。

9. 不要穿太紧或刚刚好的鞋子，鞋子最好比脚长一点点，这样比较舒服。

10. 不要穿带金属的鞋。鞋底中间常用一根金属来支持，这常会造成鸡眼的产生，故最好选用皮底或软的厚橡胶底鞋子。

11. 不要乱用泻盐洗脚。泻盐会使皮肤干燥、脱皮，因此不要随便使用，但若是医生的指示，则要确实遵照医生所开的剂量实行。

12. 不要在皮肤上涂石膏。如果必须在皮肤上涂上石膏的话，则须先在皮肤上垫上一层棉花保护。

13. 鞋带不要绑得太紧。鞋带绑得太紧时，会妨碍血液的循环。

14. 遵从医生的指示，而不要听信亲友的道听途说。只有医生的指导才是可信赖的，亲友一知半解的知识常会贻误病情。

15. 糖尿病未加以良好控制时，病人易得龋齿齿槽脓漏，患者对疾病的抵抗能力减低。此外，组织细胞的活力也减低，因此牙龈的健康不易维持，遂产生龋齿齿槽软组织的吸收，进而引起牙周病。但若糖尿病的情况受到良好的控制，则病人牙齿和牙龈的健康将和正常人一样，毫不受影响。事实上，有的糖尿病患者因常找医生，故其牙齿反而受到较好的保护。

16. 糖尿病病人最好戒烟、少饮或不饮酒。因为抽烟极易加重眼底、动脉和肾脏的并发症。酒精会增加热量，还会引起昏迷，这种昏迷和糖尿病的昏迷是很难区分的。

糖尿病病人应该重视感染，在生活上要养成良好的习惯，这样才能长期有效地控制糖尿病的病情。由于皮肤是抵抗外来感染的第一道屏障，故要注意足部的清洁，养成每天用温水洗脚的良好习惯，要用干净的毛巾轻轻擦干足部。对皮肤干燥者可涂些湿性药液比如甘油洗剂、硼酸软膏等。同时要修剪好趾甲，趾甲不宜留得太短，以防嵌甲发生。最关键的是一旦发生感染，应尽早请医生检查治疗，切不可因小失大，贻误了治疗时机。

糖尿病病人细节决定健康

一个健康人，包括糖尿病病人的防治工作要从小事做起，如定期做一个全身医学体检、听听糖尿病预防教育讲座、请医生量量血糖、看健康教育影视片、与医生聊聊自己的小问题、请人消毒一下房间、去注射疫苗等等。合理饮食、适量运动、戒烟限酒、心理平衡，这是世界卫生组织推荐的健康"十六字诀"，同样适合于糖尿病病人，值得大力提倡。

在糖尿病病人的检查项目中，有些是反映代谢指标的，如血糖、血脂。有些是反映并发症的，如眼底、肾脏、神经、心脏血管等。原则上，反映代谢指标检查的密度高，而反映并发症的指标检查频度低。具体如下，括号内是比较理想的控制水平。

需要每个月检查的项目：空腹血糖（4~6 毫摩尔/升）、餐后血糖（5~10 毫摩尔/升）、血压（小于 130/80mmHg）、体重（BMI 处于 21~25kg/m2）和足（无畸形和皮肤受压破溃、无感染）。

需要 3 个月左右检查的项目：

HbA1c（小于 7%）。

需要半年左右检查的项目：胆固醇（<5. 17 毫摩尔/升）、甘油三酯（<1. 7 毫摩尔/升）、高密度脂蛋白胆固醇（>0. 9 毫摩尔/升）、低密度脂蛋白 – 胆固醇（<2. 0 毫摩尔/升）、尿微量白蛋白（<20μg/mL）。

需要每年检查的项目：

眼底、心电图、神经系统、肝胆超声、血液学检查（肝功能、肌酐、尿素氮、血常规）、胸部的 X 片。

当然，有的病还需要进一步的其他检查，如心电图异常的病友有可能还要接受心脏超声和/或动态心电图检查，血压高又不稳定的病友可能需要接受血压监测。

现代糖尿病治疗的目的是全面达标。知道了为什么要检查和检查什么，知道了多久去检查，就可以做好计划，就有利于治疗达标，同时计划体检能够少花钱而提高治疗的效果。

把握好体检的细节问题

在经济迅速发展、生活节奏越来越快的今天，为健康投资成为时尚。定期的体检已经成为许多人的计划。对于糖尿病病人来说，全面的体检除了应该包括对自身一般情况的了解外，还应该侧重于解决以下几个问题：

1）你的糖尿病现状如何，比如有否糖尿病并发症如眼底、肾脏、神经并发症；有否合并其他问题，如高血压、血脂异常等。

2）你目前的治疗是否到位，血糖、血脂、血压、体重控制是否达标。

3）你的治疗是否需要调整。

4）根据你的检查结果来制订你的随访计划，也就是多长时间需要看医生和需要检查的项目。

5）根据个人具体情况，决定体检内容和时间。

掌握十大举措与健康结伴而行

糖尿病病人所要面对的将是漫长的人生路途，长期与糖尿病相伴，有医务人员在身边的日子毕竟是太少，而大部分岁月则是自己或家人照顾自己，因此，患者及其亲属接受必要的糖尿病知识教育是非常重要而且是必不可少的。

端正对疾病的态度

既不要被疾病所吓倒，又应该认识到它可能给人体带来的危害，这样才能配合医生的治疗。在配合治疗过程中，病人应该学会做许多事情，最重要的是要掌握控制饮食的方法，并学会做尿糖定性试验及记录化验结果，掌握病情变化规律，以便医生根据病情特点，帮助你更合理地安排饮食及治疗方案，并在适当的时候加以调整。

积极配合医生治疗

糖尿病的治疗是一个漫长的过程，要想取得最后的胜利，你需要在接受糖尿病教育的同时，积极配合医生的治疗。

患者及其亲属接受必要的糖尿病知识教育是非常重要而且是必不可少的。获得糖尿病知识的途径有：

1. 门诊、住院期间医护人员传授。

2. 糖尿病书刊、报纸、宣传资料。

3. 医疗机构组织的专门治疗糖尿病教育课程、活动。

4. 亲戚、朋友、患者交流。

控制体重

糖尿病和肥胖是密切相关的。研究发现：肥胖者糖尿病发病率约为非肥胖者的 3～5 倍。肥胖会导致胰岛素受体数量减少，或是胰岛素与受体结合后细胞内反应的缺陷，进而产生胰岛素抵抗。因此控制体重减轻肥胖，可以减少糖尿病的发病率。

合理饮食

合理的饮食对于预防糖尿病具有重要意义。合理饮食，以维持正常生理需求，有利于控制体重，防止肥胖。合理饮食，以维持血脂和血糖的稳定，延缓各种急慢性并发症的发生。合理饮食，对胰岛功能的维护和恢复具有重要意义，利于减少糖尿病的发生和发展。

减少感染

病毒感染可以引起或诱发糖尿病，如风疹病毒、柯萨奇病毒、巨细胞病毒、腮腺炎病毒、脑炎、心肌炎病毒等。感染时，尤其是严重的感染是一种应激状态，可以使体内应激激素出现动员和"处于战备"状态，如此可引起或加重严重的高血糖。感染加重糖尿病，糖尿病使得感染难以控制，互为加重病情的因素。增强体质，可以提高自身的防御功能，减少感染，有利于预防和控制糖尿病。

慎重用药

对于多数病人来说，药物治疗是必要的，目前主要是口服药物及胰岛素治疗。口服药物治疗适合 2 型糖尿病病人，但常常是在饮食和运动治疗的基础上进行的。胰岛素治疗适合 1 型糖尿病病人。1 型糖尿病病人一经诊断，将终生依赖胰岛素治疗；部分 2 型糖尿病病人在一定时候也需要胰岛素治疗。正确使用胰岛素治疗对这些患者都有重要意义。

降糖药及胰岛素的使用应在医生的指导下进行，对于并发症的治疗更是如此。

避免紧张

精神因素在糖尿病的发生发展中起着重要作用。研究认为，伴随精神的紧张、心理的压力以及情绪的激动，会使交感神经过度紧张，儿茶酚胺及其他升血糖相关的激素分泌增多，使血糖升高，诱发糖尿病，所以要避免过度精神紧张以及长期的精神刺激。

减少烟酒

吸烟有害于身体健康，更不利于糖尿病的预防。烟草中含有大量的尼古丁，它可以刺激肾上腺素分泌，这是一种使血糖升高的物质，同时吸烟对心血管系统以及神经系统产生不良影响。因此，有学者认为，吸烟、高血压和血脂异常是发生糖尿病血管病变的三大主要危险因素。吸烟对糖尿病病人的最大危害是它加重了血管并发症。临床上所见到的糖尿病合并严重下肢动脉闭塞症者，基本上都是常年吸烟的"瘾君子"。

饮酒对预防糖尿病也是有严重危害的。酒精对机体代谢的影响是多方面的，就糖类代谢而言，与机体的营养状况有关。营养状况佳者，饮酒可能使血糖升高；饥饿和营养不良者，饮酒无升血糖作用，甚至使血糖降低。长期大量饮酒可引起糖耐量降低、血糖控制不良和血脂上升，并可引起酒精性低血糖和酮症酸中毒。摄入过量的酒精，可使肝脏负担加重，轻者合并脂肪肝，重者可发生肝硬化。酒还能促进肾上腺素分泌增多，使血糖升高。

防治高血压

大约有一半左右的糖尿病病人合并高血压。高血压是糖尿病病人合并心血管病的最重要的危险因素。高血压促使或加重了糖尿病眼底、神经和肾脏的并发症。血压越高，高血压时间越长，糖尿病的血管并发症越严重。高血压患者通过服用降压药物，控制好高血压，则可以避免高血压的这些影响。糖尿病病人及早地防治高血压，至关重要。

血糖监测

血糖监测对于每个糖尿病病人来讲非常重要，糖尿病治疗的目的是控制高血糖稳定，使血糖达到或接近正常水平，同时又不发生低血糖。血糖监测是保证降糖治疗的重要手段，又是确保降糖安全的重要措施。同时，血糖自我监测可以给糖尿病病人带来更多的自由。学会血糖监测，能够使患者更好地调整降糖治疗，而又不发生低血糖。建议每一位糖尿病病人都能进行自我血糖监测。

血糖缘何居高不下？

一位患者如此问：半年前我被发现有糖尿病，当时医生给我开了一些刺激胰岛素分泌的降糖药，服用一段时间后，血糖仍然降不下来。有人说我有胰岛素抵抗。我今年50岁，体形较胖，做办公室工作，饮食控制较好，每天主食5两，活动量不大。请问什么叫胰岛素抵抗？血糖迟迟偏高应加服什么药物？生活方式上应注意什么？

医生建议该患者停用刺激胰岛素分泌的药物，改用胰岛素增敏剂，列洛1片，一日1次，同时增加活动量，每天早晚各散步半小时，坚持已经基本做到的饮食控制。两周后，患者血糖明显下降，以后血糖控制都较为满意，空腹血糖 6～7mmol/L，餐后血糖 8～9mmol/L，糖化血红蛋白在7%左右。医生又嘱患者加用二甲双胍0.5，一日3次口服。患者的血糖继续下降，空腹血糖5~6mmol/L，餐后血糖7~8mmol/L，糖化血红蛋白在6.1%~6.5%之间。

什么是胰岛素抵抗？

胰岛素是人体内唯一的能使血糖降低的激素。胰岛素抵抗指的是正常量的胰岛素起不到正常的降低血糖的作用，也就是体内对于胰岛素的降血糖作用产生了抵抗，体内组织对于胰岛素的作用不敏感。

体内分泌的胰岛素是2型糖尿病发病的主要因素之一。对一个正常人来说，我们吃进的食物经过消化分解变成葡萄糖，当血糖升高的时候，胰腺就开始分泌胰岛素进入血液，将血糖很快降低到正常范围。对于糖尿病胰岛素抵抗的患者来说，由于身体对胰岛素的敏感性下降，所以同样的胰岛素却无法产生降血糖的效果，通俗比喻就是"人浮于事，人不顶人用"，因此就形成了高血糖、糖尿病。对于这种患者，单纯地应用促胰岛素分泌剂，有时效果不是很好。

胰岛素抵抗不但是2型糖尿病的根本原因之一，它还与高血压、高血脂、血液黏稠度高、血脂代谢异常有关，是动脉硬化的病理基础。严重的动脉硬化可以形成局部的狭窄，动脉血管壁上可以有脂质形成的斑块或钙化的斑块。在动脉狭窄的基础上，如果斑块破裂，则可以急剧地堵塞血管，这就造成了心脑或下肢等血管的梗死。血管梗死就是由于血管堵塞造成该血管供血的组织坏死。若发生在心脏，就是心肌梗死；发生在脑组织就是脑梗死。严重的要害部位的急性血管梗死可以致命或致残。引起糖尿病病人残废和死亡的最主要的原因是糖尿病并发症，尤其是血管并发症。国内外的临床研究均已经证实，大约四分之三以上的糖尿病病人是死于心血管并发症。防治心血管病是降低糖尿病病人死亡率的关键。胰岛素抵抗既是2型糖尿病发病的病理生理学基础，又是动脉粥样硬化的一个基础因素。

用药要对症

糖尿病的药物治疗应针对其病因，即减轻胰岛素抵抗和改善胰岛 β 细胞功能。以往的降糖药只有磺脲类的促胰岛素分泌剂和双胍类的促使血糖代谢降糖药。近十多年来，随着科学技术的进步和人们对糖尿病发病机制的深入了解，胰岛素增敏剂已经开始普遍地应用于临床。所谓胰岛素增敏剂，顾名思义，是增加胰岛素敏感性的降糖药，也就是通过减轻胰岛素抵抗而发挥降糖作用的一类药物。这类药物的代表药物是罗格列酮和吡格列酮。格列酮类药不仅能降糖，还能改善血脂代谢和体型，还有轻微的降低血压的作用，尤其适应于肥胖、高血压、脂代谢异常的糖尿病病人。

列洛的化学名叫盐酸吡格列酮片，是格列酮类的一种药物，可从身体的各方面来增加胰岛素的敏感性，全方位地降低胰岛素抵抗，使人体自身分泌的胰岛素能够充分地发挥降糖作用。葡萄糖能够在周围组织得到成分利用，血糖水平明显下降。如此，能使糖尿病病人达到长期稳定和全面地控制血糖的目的，防止糖尿病慢性并发症的发生和发展。

二甲双胍能够在不刺激胰岛素分泌的基础上，促进糖尿病的分解代谢和提高周围组织对于胰岛素的敏感性，同时还可以抑制食欲。与胰岛素增敏剂合用，可以提高降糖的效果。

饮食 + 运动仍然是降糖基石

糖尿病药物治疗必须以饮食控制、运动治疗为前提。对所有糖尿病人来说，只要改变饮食结构，控制每日进食的总热量，就可以减轻餐后的高血糖，从而减轻胰岛 β 细胞的负担。饮食控制主要包括避免进食糖及含糖食物，减少进食高脂肪及高胆固醇食物，适量进食高纤维及淀粉食物，进食要少食多餐。

　　适当的运动对所有的人都有益，对于糖尿病人来说更显重要。有规律、适度的运动可以在一定程度上提高胰岛素的敏感性，降低血糖，还可以减轻体重，纠正血脂紊乱，降低血压，增强心肺功能。

　　运动和饮食治疗可谓糖尿病治疗的两大基石，在此基础上，适当的胰岛素增敏剂类药物能够帮助 2 型糖尿病病人达到长期有效地控制血糖的目的。胰岛素增敏剂可与饮食控制和体育锻炼联合应用，以改善和控制血糖。

　　糖尿病病人应注意的十一小忌

　　一忌不控制饮食。

　　二忌不良生活习惯，如吸烟、饮酒。

　　三忌不活动。

　　四忌不检查、不复查。

　　五忌病急乱投医，到处看病又不遵医嘱。

　　六忌得了病无所谓，依然故我，我行我素。

　　七忌偏听偏信，信巫不信医，信病友而不信医务人员。

　　八忌只相信降糖药物而不相信非药物的降糖方法。

　　九忌太多地依赖旁人，不知道没有人比你了解你的病情，没有人能代替你观察你所有的变化和代替你接受治疗。

　　十忌口渴而不饮水。糖尿病病人任何时候不应限制饮水（有心脏、肾脏病者除外）。

　　十一忌时好时坏。血糖高就治疗，血糖一正常就自行停止治疗。

　　就绝大多数患者而言，糖尿病是一种终生的、可影响全身各个脏器和组织的、可防可治的慢性疾病。不少患者得了糖尿病后有许多顾虑，认为糖尿病是不治之症，这是不正确的。造成糖尿病病人残疾或死亡的主要原因是糖尿病并发症。糖尿病并发症是可以预防、可以治疗的。及时发现和有效地治疗糖尿病并发症就可以降低糖尿病的致残率和死亡率。患者应该注意到从小事着手，控制糖尿病，防治并发症，这有利于糖尿病的控制及其并发症的防治。

健康投资，省钱安心保治疗

糖尿病的治疗说难可真难，因为到目前为止还不能根治；说不难也不难，因为如能早期发现，认真治疗，把血糖、血压、血脂及血液黏稠度等控制在理想范围，则糖尿病的症状完全可以消除，糖尿病的急、慢性并发症也就能被阻止，患者完全能过上正常人的生活，享受应该享受的寿命。但要控制好病情，一天或两天，甚至一月或两月可能很容易做到，如一年乃至几十年就难了。所以糖尿病的治疗，考验的是患病者的毅力和"财力"。毅力的取得来自健康的心态，对病情满不在乎不行，对病情太在乎也不行。而财力来自于每一位患者的健康投资，加强预防投入的合理性。

不让"钱"给你带来负担

糖尿病病人激增给社会带来的负担

用于糖尿病治疗的费用可能给患者本人、家庭、工作单位以及国家带来沉重的经济负担。我国目前有关糖尿病的卫生经济学资料尚不完整，但国外资料提示了令人震惊的结果，如美国 2000 年以后直接和间接用于糖尿病防治工作的费用已超过 1200 亿美元。在中国，如果每人每年直接的医疗费用为 2000 元，4000 万患者也得耗费 800 亿人民币。加上资源和劳动力的浪费，这笔开支也相当惊人。可以说，糖尿病正在每年每月吞噬着我国改革开放带来的巨大成果。所以尽早发现糖尿病，正确有效地对待糖尿病，尽量减少糖尿病及其并发症带来的危害，是每一个糖尿病病人以及从事糖尿病防治工作的医务人员应尽的义务和职责。

旧的医疗体制给患者带来的负担

目前我国在深化医疗体制的改革中，加快了由计划经济向市场经济的转变，在医疗体制转换过程中，不可避免地会出现暂时的、局部的、与全局利益不协调的现象。医疗市场的竞争正日趋明显，个体诊所、个体医院逐渐增多，正规大医院之间的竞争也日趋激烈，国内各药厂、合资药厂、国外大制药公司治疗糖尿病的药物层出不穷，各保健品生产厂家也大力推出、宣传各式各样的治疗糖尿病的产品。由于一些单位及个人竭力追求经济效益，加重了糖尿病病人和全社会的负担。

1. 某些人利用患者求医心切和对所患疾病又知之甚少的特点，利用各种广告媒介做虚假或夸大其词的宣传，甚至国内某些大型报刊也为其刊登似"能根治糖尿病"之类毫不科学的广告。各种新疗法、新药物、祖传秘方、食品、保健品、仪器纷纷向糖尿病病人扑来，大有铺天盖地之势，那"药到病除"、"包治包好"、"无效退款"的极端夸大之词，迷惑了许多糖尿病病人。

2. 在医疗卫生行业中也有种种不正之风。个别医务人员，夸大疾病的严重性，诱导患者接受种种不对症、不必要的检查，劝说患者接受尚无必要甚至是不合理的治疗。选择药物不是根据患者的具体病情，经济承受力，逐级用药，而是盲目追求所谓新药、贵药、进口药，以谋取经济利益。

3. 有些患者误认为价格贵的药品、进口药、新药就一定是好药，疗效一定好，于是不根据自己病情的需要而去盲目追求、使用，既加大了经济负担，又不利于疾病的治疗。

把钱花在刀刃上

糖尿病病人应合理安排治疗费用

病人患上了糖尿病就必须接受长期治疗的事实，这不仅会给人带来巨大的身体痛苦，还会使病人从此背上沉重的经济包袱。其实，如果病人能选用一种适合自己病症的治疗手段，并通过正规的连续治疗与定期的血糖复查，完全可以达到逐步减药或停药的理想治疗效果。即使对于多数患者而言，不能够停药，但也可以通过合理用药、合理检查而减少医疗花费。事实上，糖尿病病人常年正规就医者为数不多，达到长期理想控制水平的病人更是少数。出现这种就医不足的原因之一就是患者的经济考虑。因而，就医生而言，选择病人经济能力可以接受的医疗方案，降低医疗费用，无疑可以改善病人的最终预后。

对糖尿病预防的投入

预防糖尿病发生所投入的费用，特点是"无本万利"。有人认为无任何经济投入，仅减少高热量饮食、忌嗜酒、多运动、避免肥胖就可以减少或延缓糖尿病发生。这种无投入、高收益的治疗对糖尿病病人虽为时过晚，但对于糖尿病病人的子女尚可防患于未然。

糖尿病病人用于预防和延缓并发症发生所用的医疗花费，包括获取糖尿病知识、长期控制血糖的诊疗、检验和药物的花费，按省级医院水平中等程度糖代谢紊乱患者每月随诊一次计算，糖尿病病人年花费下限为每年500元，上限为每年7000元左右，月平均费用为300元以上，如并发高血压、血脂异常时，相应级别费用增加1/3~1/2。这种医疗消费，多数病人是能够支付的。

理智选购保健品

要明白保健品不是药品，不能代替药物治疗

药品是指一类用于预防、治疗、诊断疾病的物质。每一种药品都有规定的适应证、用法和用量。保健品是一类经过科学验证的、有特定保健功能的食品，它们适合于某一特定的人群食用，具有一定的调节机体功能，但不以治疗疾病为目的。

因此，要搞清楚保健食品不是药品，它们不受药品管理法的约束，保健食品具有某种功效，不指明（也不应该指明）用于哪种疾病。以糖尿病保健品为例，它们只能起调节血糖的辅助作用，不能取代药物的治疗。糖尿病病人应该在药物治疗等基础上，在医生的指导下，根据自己的实际病情选用保健品，千万不能听信那些"可以根治糖尿病""药到病除"等违反科学规律的任意夸大的宣传。

购买时要认清卫生部有关保健品的批准文号和规定标志

国家卫生部规定，保健品配方的组成及用量必须具有科学依据，具有明确的功效成分。经审查合格的保健食品，有关部门将发给《保健食品批准证书》，批准文号为"卫食健（XX）第 X 号"，获得（保健食品批准证书）的食品才准许使用卫生部规定的保健食品标志。因此，购买时要认清卫生部批准文号和规定标志，这才是获得货真价实的保健品的基本保证。一般应到大医药商店或医药公司购买，千万不要道听途说，购买来路不明的"保健品"，以免造成损失导致伤害。买来后应该仔细阅读保健食品标签和说明书，看清标明的功效、成分的名称、含量以及与保健功能有关的原料名称，做到合理使用保健品。

当前，市场上可供糖尿病病人选用的保健品大致可分为膳食纤维类、微量元素类、中药制剂类，生物制品类、食品类等。

膳食纤维类

主要含有纤维成分，包括可溶性纤维和不溶性纤维。可溶性纤维广泛存在于水果、蔬菜和紫菜、海带等海藻类食物中，在肠道内它们能减慢葡萄糖的肠道吸收，降低餐后血糖，同时还能与胆汁酸结合，有助于降低胆固醇。不溶性纤维主要是纤维素，广泛存在于谷类、豆类、种子的外皮以及植物的皮、茎、叶中。它们不能被吸收、产热少，但是可以延缓胃排空，保持饱腹感。在肠道内它们能阻止食物与消化液接触，延缓葡萄糖吸收，以降低餐后血糖，同时还能保留水分，促进排便。市场上销售的有南瓜粉、南瓜茶、荞麦、魔芋制品及富纤饼干等。糖尿病病人在控制一定总热量摄入的前提下，可适当增加纤维食品的比例。

微量元素类

有报告称，某些微量元素如铬的缺乏与糖尿病发病相关，若能适量食用，则有利于调节血糖和血脂。但是，至于铬缺乏的定义和补充铬的合适量，均缺乏标准。就绝大多数糖尿病病人而言，并不需要补充铬。

中药类

降糖中药保健品主要用于初发、轻型糖尿病病人，同时配合饮食、运动疗法等。口服降糖药时若能辅助一些中药保健品，则能更好地控制血糖。

生物制品

某些生物制品是应用现代生物技术从一些植物内提取一些具有调节血糖作用的有效成分。如市售的"苦瓜口含片"，其主要成分是从苦瓜粉中提取的总苷，具有一定的调节血糖作用，最好能在医生的指导下使用。但是，将"苦瓜含片"称之为"植物胰岛素"，是没有道理的。胰岛素是一种特殊的蛋白质，口服没有效果。

无糖食品

市场上专为糖尿病病人供应的"无糖饼干""无糖糕点"等各种"无糖食品"，实际上是添加了甜味剂的普通食品，厂商往往以甜味来改善糖尿病病人的口味。糖尿病病人食用这类"无糖食品"，须计入一日摄入的总热量，并适当减少主食的摄入量。

其实，一个家庭在健康投资方面并不需要花费很多钱，而是要从小事做起，如订阅一份健康知识报刊，如果每月或每周有一份饮食或健康的杂志送到手中就能及时提醒你关注自己的健康状况，改善自己不良的生活习惯，并让你有效吸取专家们的建议和忠告，吸取别人的健康心得，何乐而不为呢？

多数糖尿病病人学习科学的治病知识，坚持饮食控制和适量运动,适当地服用药物或用胰岛素,定期复查,只要治疗达标,不出现并发症,所花费的医疗费是有限的。国内外的调查均证实,糖尿病的医疗费用80%是花在了治疗糖尿病并发症上。

老年糖尿病病人,不妨订一份健康报,那里的论点和知识比较严谨、可信,从而给老人的精神世界以良性刺激,这样做,对老人的身心健康十分有利。

如果您连自己这点时间也抽不出来,那么您至少应该留心平常所接触到的报纸杂志中的有关健康的内容。

如果您连这点时间也没有,那么,给您一个忠告就是,到正规医院找糖尿病专科医生看病,认真听取医务人员的意见。

长期以来,糖尿病病人普遍存在的投资问题表现在:一是舍不得,保健意识淡薄,即认为这个病花这个钱不值得;二是少数已经富裕起来的人,盲目投资,轻信广告,乱吃所谓的"保健品",甚至追求所谓根治糖尿病的"灵丹妙方"。不但浪费了钱,还对健康非常不利。

第八章　饮食调配，营养全面助健康

　　食物疗法是糖尿病的基础治疗之一。本章向糖尿病病人介绍饮食疗法的作用，让患者理解食物疗法的原则，正确掌握调养方法，科学地安排营养配餐，不断提高自我调节能力，并根据个人嗜好，自由地选择不同的食物，扩大饮食范围，可以吃得"随心所欲"些。食物疗法可使糖尿病病人达到营养平衡，改善机体营养状态，增强机体抗病能力。

根据饮食新疗法订一份"新菜单"

　　三餐食谱内容应搭配合理。餐餐粗、细粮搭配，主、副食搭配，既有含碳水化合物、膳食纤维的食物，也有含脂肪和蛋白质的食物。这样不仅有利于减缓葡萄糖的吸收，增强胰岛素的释放，同时也符合营养配餐的要求。

　　采用低脂食物

　　低脂食物帮助胰岛素增强功能。高脂血症，尤其是高甘油三酯血症可以损害胰岛分泌胰岛素的功能。血液中脂肪过多，或是身体中积存过多脂肪，胰岛素不仅分泌下降，而且作用也下降，以致无法把糖分送达细胞内，糖分就会在血液中累积。

　　治疗糖尿病关键的第一步就是少食用脂肪。以前的糖尿病饮食疗法却未注意到这点，菜单中包含了许多高脂肪的食物，例如奶油、肉类、油等，而使患者身体累积了过多脂肪，导致胰岛素无法发挥作用。应该采用低脂的蔬菜性食物，避免动物性食品与油脂。

脂肪的含量应少于每日总热量的30%。每1克脂肪提供9卡热量。最好以多不饱和脂肪取代容易阻塞动脉的饱和脂肪，用单不饱和脂肪或复合式碳水化合物取代更佳。

采用复合碳水化合物会缓缓地释放糖分，使身体慢慢消化、吸收。豆类、蔬菜与谷类所含的淀粉即为复合碳水化合物，其中包含的糖分是串连方式结合，因此在消化过程中，这些糖分会缓慢分解，并且一次一点点地进入血液中，而非一次即大量涌入，身体即可依赖这些天然糖分补充消耗的能量。相反地，方糖、巧克力棒，或是汽水却会迅速进入血液。

研究人员曾经对包含大量蔬菜、谷类与豆类的食谱进行研究，并且建议病人不要食用动物性食品与油脂，结果发现这种饮食方式的确能够控制血液中的血糖含量，并且不必减少病人的饮食量。

其他的研究结果也发现，同时采用以植物性食物为主的食谱，并且配合适当的运动计划，不仅可以有效降低血糖含量，同时可以大大减少眼疾、肾脏病和神经失调等并发症发生的概率。

食用富含纤维的食物

纤维可以使糖分的吸收维持缓慢而稳定的状态。纤维指的是植物所含的粗糙细胞，谷类外皮即含有丰富纤维，全麦面包与黑面包亦保留了这些成分，豆类及蔬菜也含有大量纤维。但是白面包与大米则不然，它们的纤维含量极低，至于肉类食品则根本不含任何纤维。

食物中的天然纤维对糖尿病病人好处很多。建议每天40克的摄取量。全麦、大麦、燕麦、豆类、蔬菜、水果都是极佳的纤维来源，也提供必需的养分。

纤维对糖尿病的好处之一是降低胆固醇含量。因为纤维会在消化道里产生胶体，它们可能使食物里的糖（能量）较慢被吸收，使胰岛素提升，血糖维持较正常的浓度。

纤维能产生饱腹感。对那些正在控制体重且限制热量的 2 型糖尿病病人而言，纤维能提供饱感，纤维食物还含有丰富的维生素及矿物质。

摄取适量蛋白质

蛋白质的总摄取量应占总热量的 12% ~ 20%。每 1 克蛋白质相当于 4 卡热量。最好摄取植物性蛋白质（来自蔬菜），喝 6 ~ 8 杯白开水。

糖尿病病人同样也要摄入脂肪，但只在必要时摄入，而不是任意滥用，这也是糖尿病饮食治疗所提倡并应重点防范的关键。由于富含蛋白质的食品大都富含大量的脂肪，在选用这一类食品时，必须注意脂肪的含量。选择蛋白质食物尽可能选择低脂肪肉类，如瘦牛肉、羊肉、猪肉、鱼和海产品，鸡肉和无皮的禽肉。其他：兔肉、鹿肉等。

蛋类的选择

虽然蛋黄含有较高的胆固醇，禽蛋仍属于低脂食物。除非患有高胆固醇血症，患者每日都可选用 1 个禽蛋。

豆类的选择

豆类是极好的蛋白质来源，常被称为"植物肉"。同时它更大的益处是含脂肪很少，并富含碳水化合物和膳食纤维，因此鼓励患者经常食用。但是，对于老年患者和肾脏功能受损的患者，不宜过多地进食豆类。豆类的蛋白质属于植物蛋白，过多地食用豆类对于正常人不成问题，而对于肾功能下降的糖尿病病人，则可能增加肾脏负担，促使肾功能下降。

硬果和种子类食物的选择

这类食物也含有较高质量的蛋白质，但是含脂量更高，患者应尽量少吃或不吃。

奶和乳制品的选择

常见的奶及其制品大部分富含脂肪，但是目前市场上已逐渐拥有许多低脂的乳制品可放心选用，如脱（低）脂牛奶、加甜味剂的脱脂酸奶等。

控制总热量

首先强调对每天总热量的限制，以维持理想体重或标准体重为原则。如一个中等活动量的成年人，平均每日每千克体重需热量25千卡。不过具体要视每个病人的情况和活动量来灵活掌握，对劳动强度大，处于成长期的青少年、孕妇、乳母或合并有其他消耗性疾病的人应适当提高热量。而对超重和肥胖的人则应减少热量才能达到减量和治疗的目的。

减少胆固醇量

每日的胆固醇摄取量应少于200毫克，大约一个鸡蛋的含量。这表示需削减动物内脏及蛋黄的摄取量，并且限制肉类及乳脂肪的用量。

避免食用的食品

动物脂肪、内脏、含咖啡因的食物、盐、香烟和酒等。

三大营养物质比例要合理

糖尿病病人实际上与健康人一样，摄入的主要三大营养物质即脂肪、蛋白质和糖比例要合理，否则会在肝脏互相转化。一般在总热量中脂肪占25%～35%，蛋白质占10%～20%，糖占55%～60%。蛋白质过多对糖尿病并无好处，临床和实验研究表明，高蛋白质饮食可引起病人肾小球滤过压增高，而有滤过压增高的病人容易发生糖尿病肾病，因此，美国糖尿病学会建议糖尿病病人每日蛋白质摄入量限制在每千克体重0.8克。但对发育成长期的青少年、孕妇、乳母则应适当放宽对蛋白质的限制。

坚持少量多餐，定时定量定餐

由于大多数 2 型糖尿病病人的胰腺尚有一定功能，多数人空腹血糖并不高，但是经过进食负荷后，血糖升高，不易控制，因此进餐的数量和时间就显得非常重要。进食合理，有利于血糖控制；相反，进食不规律就可能使糖尿病恶化。

进食的时间和餐次与糖尿病的治疗密切相关。如果属于未用任何药物，单纯饮食治疗的患者，为了减轻进餐对胰腺的负担，将全日碳水化合物均匀分开摄入，一日供给三餐或多餐，定时定量。这样既可避免过多食物增加胰岛的负担而出现血糖上升过高的现象，同时又可避免因进食间隔过长而出现低血糖症状。

对用胰岛素或口服降糖药者，则要确保准确时间进餐。在药物作用最强的时间，还可以有加餐。除 3 次正餐外，应有 2~3 次加餐。加餐时间可放在上午 9~10 时、下午 3~4 时及晚睡前半小时，简便方法可由正餐中匀出 20~25 克（半两）主食作为加餐食品。晚睡前的加餐，除主食外尚可配牛奶 1/2 杯或鸡蛋 1 个或豆腐干 2 块等富含蛋白质的食物，以延缓糖的吸收，防止夜间出现低血糖。

三餐食谱内容应搭配合理。餐餐粗、细粮搭配，主、副食搭配，既有含碳水化合物、膳食纤维的食物，也有含脂肪和蛋白质的食物。这样不仅有利于减缓葡萄糖的吸收，增强胰岛素的释放，同时也符合营养配餐的要求。

需要特别注意的是：患了糖尿病并不需要完全改变正常生活所需的热量、碳水化合物、蛋白质和脂肪，它只是影响进餐的时间和食物量的安排。换句话说，饮食内容和习惯必须适应自己的生活模式，并且必须随着用药的种类、时间和剂量进行调整饮食，而不应根据进食习惯去改变用药。花样翻新变换着吃，让营养更丰富。

有人说，一旦戴上"糖尿病"这顶帽子，就如同戴上了紧箍咒，吃的方面受到种种限制，有时吃了一个苹果，也要有许多担忧。所以，糖尿病病人觉得在吃饭这个问题上很苦。在摆满美味佳肴的宴会桌前，心理上有一种压抑感。糖尿病病人如何才能像健康人一样吃得随心所欲呢？

"总量控制、花样翻新"的八字原则

科学地讲，饮食治疗对糖尿病病人来说并不是单纯的限制糖类和油脂类，饮食治疗的目的在于：

1. 科学地安排饮食中各种营养成分，使体内营养全面、均衡，又能使血压、血脂达到或接近正常水平，以利达到防止或延缓各种急慢性并发症的发生、发展的目的。

2. 使肥胖病人减少热量摄入，以减轻胰岛素抵抗，增加人体对胰岛素的敏感性。增加消瘦病人的热量摄入，使体重增加至接近标准体重，增强体质，提高抵抗力。

3. 使成年人能从事正常的工作与活动，患病儿童能正常生长发育，保证生活质量。

根据以上目的，我们提出了"总量控制、花样翻新"饮食治疗的八字原则。简言之，这八个字的意思就是：医生帮助指导病人控制每日总热量，使每日总热量摄取保持一个标准体重下的恒定水平，以维持基本生命活动；同时饮食种类要经常更换，食品品种齐全，变着花样吃，以保证营养均衡，病人能够接受。具体来说，病人饮食应注意：

少量多餐

每天进食应不少于三餐，有条件者可安排在上、下午两餐之间及睡前加餐，这样既可保证营养物质的充分吸收利用，又可减轻胰岛的负担。

三餐的分配

早餐的量应少一些，因为人体的生理规律上午肝糖分解旺盛，若早餐量多，容易发生早餐后血糖过高。三餐的比例可为早餐 1/5、午餐2/5、晚餐2/5。如果在上、下午两餐之间及睡前加餐，应减少早、中、晚三餐的量，相应地补在两餐之间和睡前加餐。

进食时间要规律

进食时间规律可使体内胰岛素分泌规律化，有利于食物的消化、吸收和利用。而吃零食容易打乱饮食计划，增加饮食量，对控制血糖不利，所以糖尿病病人一旦制订了饮食计划，要严格执行，尽量不吃零食。

食品交换法，让食物更丰富

食品交换法的含义

糖尿病是需要终生治疗的疾病，其治疗主要包括饮食、运动、降糖药物三大措施。其中饮食治疗是基础治疗，不论何种类型，病情轻重、有无并发症，都需要饮食治疗，饮食疗法是糖尿病的基本疗法之一。适当控制饮食可减轻胰岛 β 细胞负担。无论对哪一型糖尿病病人，控制饮食都有利于病情的控制。但控制饮食并非饥饿疗法，而是要求合理地管理膳食种类和数量，既要保证儿童及青少年病人的正常生长发育，保持成年人正常体力和劳动力，又要最大限度地利于糖尿病病情控制。为了实现这一目的，糖尿病病人应该掌握一定的饮食治疗的具体方法，这对于保持糖尿病的理想控制是至关重要的。

患者应根据体重和工作量计算做出计划，知道自己"每天吃什么，吃多少最好"。

所谓食品交换法，就是将食物按照来源、性质分类，在两类食品中互相交换，使食谱丰富多彩，以调节病人的饮食。

食品交换法就像糖尿病病人的自选商场一样。如果把一天的总热量按要求分配成主食、蔬菜、蛋白质，肉（脂肪）类；计算每类食品的份数（热卡/90千卡）。食品按份分门别类地摆放；因为每份食品的热量都是90千卡，所以您可以像在自选商场购物从食品中挑选您的最爱了。

食品交换法的运用

国内常用的交换方法为：

1. 大米50克可与咸面包75克，生切面50克，玉米面75克，绿豆或红豆75克交换；

2. 牛奶250克可与奶粉30克，胶牛奶250克，豆浆35克交换；

3. 瘦肉类食物50克可与大鸡蛋1枚，豆腐干50克交换；

4. 烹调油9克（一小茶匙）可与花生米15克，芝麻酱15克，瓜子30克交换等。

需要注意的是，蔬菜类有含糖量高的，如土豆、蚕豆、南瓜、胡萝卜等含糖量在4%～10%左右；有的含糖量低，如各种绿叶蔬菜、竹笋等含糖量在1%～3%。

按照以上的方法，糖尿病病人也可以随心所欲地吃。

此外，要提醒爱吃零食的糖尿病病人，只要吃零食，就应将它计入全天食物量中，并在一天的主食中扣除吃零食的量。

学学粗算法，餐点要好好地吃

食疗粗算法适用于轻型或病情稳定的病人，其特点是根据病人的体力活动情况和病情，对每天膳食进行粗略计算。

糖尿病病人膳食的分类

具体可分为以下三种情况：

1. 普通膳食

适于一般健康情况良好、体重正常的病人，一般轻体力劳动者每日主食200～300克，重体力劳动者400～500克；副食中蛋白质约为30～40克，脂肪50～60克，其中2/3以上为植物油。

2. 肥胖者膳食

采用低碳水化合物，低脂肪饮食，一般轻体力劳动者每天可供给主食 200～300 克，蛋白质 30～60 克，脂肪 30 克左右。

3. 高蛋白膳食

适宜于儿童、孕妇、乳母、营养不良、消耗性疾病及合并有高脂血症患者。膳食中三大营养素的热能比例为蛋白质 20%～25%，脂肪 25%～30%，碳水化物 45%～55%。主食约为 250～400 克，副食中蛋白质 50～60 克，脂肪 40～50 克。

糖尿病病人进行饮食疗法的粗算法

1. 肥胖型病人凡体重超过标准体重 10% 以上者，每日主食控制在 200～300 克，蔬菜 500～750 克，其他含蛋白质丰富的食品，如豆类及豆制品、牛奶、禽类、鱼虾、肉类等，总的控制在 150～200 克，还有适当的烹调油。

2. 体重正常的病人主食控制在 250～400 克（重体力劳动 400～500 克），蔬菜 500～750 克，副食和烹调油同上。

3. 小儿、孕妇、乳母及营养不良的病人主食 250～400 克，蔬菜同上。副食控制在 200～250 克，注意选择牛奶、蛋类、鱼类和禽类。

4. 主食固定法。根据自己的职业性质和现有体重控制主食，并且保持相对稳定。主食 300～400 克，副食可以和家人共进，经常观察体重和血糖变化，禁用糖果、甜食。如发生低血糖可留出 50 克主食作为机动，在劳动或活动增加时，临时加餐一次。

按照以上的方法，糖尿病病人吃得自由多了。要提醒糖尿病病人的是：吃零食是不好的习惯。有的人吃零食是为了解决饥饿，但要记住，只要吃零食，就应将它计算入全天食物量中。比如在茶余饭后吃零食，那就应该在一天的主食中扣除吃零食的量。合理的饮食与药物一样是科学的治疗手段，大有学问，糖尿病病人一定要掌握它，而且要持之以恒。

食疗从菜篮子里的"降糖药"开始

我国自古就有"药食同源"的说法，其实，我们生活中常吃的许多蔬菜也或多或少具有调节血糖的作用，可以说这类蔬菜是菜篮子里的"降糖药"。糖尿病病人在一日三餐中，不妨多吃一些。现简单介绍以下几种。

苦瓜

苦瓜能清热解毒，除烦止渴。苦瓜中所含的苦瓜皂苷，有非常明显的降血糖作用，而且还有刺激胰岛素释放的功能。此外，苦瓜中还含有蛋白质、糖类、钙、铁、磷及胡萝卜素、B族维生素、维生素C等，其中大量的纤维素可以延缓小肠对糖的吸收，从而使血糖下降。苦瓜中维生素C的含量也高居各种瓜类之首，所以糖尿病病人经常吃些苦瓜，有利于控制血糖。

南瓜

南瓜，甘温无毒，有补中益气功效，是一种非常好的糖尿病病人食品。它的碳水化合物及脂肪含量都不高，果胶（一种水溶性多糖）占其重量的15%左右。果胶进入肠道后，能与人体内多余的胆固醇结合，从而防止胆固醇过高，预防动脉硬化，并能抑制人体对葡萄糖的吸收。南瓜中含有胡芦巴碱、腺嘌呤、戊聚糖、甘露醇等许多对人体有益的物质，有促进胰岛素分泌的作用。南瓜还含有较多的铬、镍微量元素，可降低血糖。南瓜又是高纤维食品，可以延缓小肠对糖的吸收，减轻胰岛 β 细胞的负担。

糖尿病病人每日口服30克南瓜粉作为辅助治疗，对改善症状有良效。

黄瓜

爽脆甘甜的黄瓜，含糖量仅1.6%，且它所含的葡萄糖、米糖、木糖等不参与通常的糖代谢，因此，糖尿病病人可以用它代替水果食用，并可从中获取维生素 C、胡萝卜素、纤维素、矿物质等。黄瓜中还含有丙醇二酸，能抑制身体中的糖类物质转变为脂肪，故身体肥胖的糖尿病病人及合并高血压、高血脂的糖尿病病人更应多食黄瓜。

胡萝卜

胡萝卜具有健脾化滞、养肾壮阳的功效，含胡萝卜素、维生素等多种成分，以及一种无定形黄色成分，人体摄入后，有明显的降血糖作用。

洋葱

早在 1923 年，科学家们便发现洋葱中含有降糖物质。在 20 世纪 60 年代，研究人员从洋葱中分离出了抗糖尿病的化合物，该化合物类似普通的抗糖尿病药物氨磺酰（甲糖宁），可以刺激胰岛素的合成和分泌。洋葱中还含有维生素 A、B_1、B_6、C 等。所含的前列腺素 A 和含硫氨基酸，有扩张血管、降血压、降血脂、防止动脉硬化的作用，对预防糖尿病的并发症很有益处。因此，洋葱可以作为糖尿病病人辅助治疗药物，特别适合糖尿病合并动脉硬化者食用。

莴笋、竹笋

这两种菜，糖和脂肪含量均很低，对糖尿病病人有益。竹笋属高纤维素食物，可延缓糖尿病病人肠道中食物的消化和葡萄糖的吸收，有助于控制餐后血糖。

空心菜

空心菜别名蕹菜。它的各种营养成分含量比西红柿高出许多倍，如维生素 A 高 6 倍、维生素 B_2 高 7 倍、维生素 C 高 2 倍、蛋白质高 4 倍、钙高 12 倍。同时还含有胰岛素样成分，其丰富的纤维素和胰岛素样成分可治疗糖尿病。

大白菜

大白菜含有丰富的维生素，所以能够清除糖尿病病人糖代谢过程中产生的自由基。

花椰菜

花椰菜含有丰富的铬。铬可以改善部分糖尿病病人的糖耐量，有助于调节血糖，降低患者对治疗药物和胰岛素的需要量。

豌豆苗

豌豆幼苗含铜、铬等微量元素较多。铜有利造血、骨骼和脑的发育；铬有利糖和脂肪的代谢，维持胰岛素的正常功能。它还含有胆碱、蛋氨酸等，有助于防止动脉粥样硬化。所以食用豌豆苗，对糖尿病、心脏病、高血压患者都有好处。

紫菜

在海藻中，紫菜的蛋白质含量位居首位，与俗称"旱田之肉"的大豆所含的蛋白质差不多。紫菜性寒，味甘咸，具有化痰软坚、清热利尿、补肾养心、降低血压、促进人体代谢等多种功能，可用于防治动脉硬化、甲状腺肿大。糖尿病病人一般吃豆制品较多，豆制品食物百利而有一害即排碘，糖尿病病人每天喝碗紫菜汤，可保证不缺碘。

银耳

被人们誉为"菌中明珠"的银耳，含有丰富的食物纤维，所含热量较低，糖尿病病人食用它，有延缓血糖上升的作用。糖尿病病人常吃银耳，对控制血糖有利。

黄鳝

黄鳝又名鳝鱼。从黄鳝中可提取分离出"黄鳝鱼素 A"和"黄鳝鱼素 B"，这两种物质具有显着的降血糖和恢复正常调节血糖生理机能的作用。它的蛋白质含量高，铁的含量比鲤鱼、黄鱼高 1 倍以上，也含有多种矿物质和维生素。因此，鳝鱼对糖尿病有良好的辅助治疗作用。

除以上介绍的这些蔬菜外，还有一些蔬菜也对糖尿病病人有益。如菠菜有促进胰岛素分泌的作用；食用菌类为高蛋白低脂肪食品，有降血糖、降血脂作用；西红柿含糖量低，还有抗癌、防癌作用；绿豆芽、黄豆芽、冬瓜、丝瓜等含水分较多，食后产热少，不易形成脂肪堆积，常食可减肥；韭菜、芹菜中含大量粗纤维，能促进肠蠕动，增加排泄，减少吸收等等。这些蔬菜也都适合糖尿病病人经常食用。

因病因人而施的营养配餐

糖尿病饮食治疗方案是根据患者的年龄、体重、血糖和血脂水平、胰腺功能、肝肾功能及有否其他疾病等多种因素来制订的。合理的饮食能减轻胰腺负担，有利于胰腺功能的恢复。合理调整饮食中的营养成分能帮助纠正血脂异常和保护心肾功能。合理的饮食不仅能控制体重，还能保证患病儿童正常发育和生长。饮食治疗可提高药物和运动治疗的效果，减轻和延缓糖尿病并发症的发生和发展。

老年糖尿病病人的配餐

视病情轻重制订节食方案

轻型病人往往肥胖，适当节制饮食是主要疗法。采取低热量饮食。如饿感强烈，可选食含糖量少的蔬菜充饥。中型和重型病人在药疗的同时，也要注意饮食节制。应按医生的规定，进食的量和时间要相对固定，宜少食多餐。

禁止食用含糖量高的甜食

糖和甜食，应列为不吃之列。水果要视病情而定，病情不稳定时或严重时不吃，控制得较好时，可少量吃，明显增高时，最好不吃。烟、酒等辛辣刺激之品也应停用。

坚持低糖、低脂、正常蛋白质的饮食原则

以"清淡饮食为主，以谷为养，果菜为充，肉类益之"，既可满足各种营养供应，又可保持大便通畅，但清淡不等于吃素。

要少食多餐

在睡前、起床后或二餐间老年人可适当吃少许食物作为点心。一般每日可安排五餐，每餐的量不宜太多，餐间不吃零食，特别是甜食，以免影响食欲，导致消化功能紊乱。

摸索出进餐与血、尿糖交化的规律

求得病情的稳定，维持和恢复胰岛功能。

食物要新鲜、水分要充足

对于已腐败、变质的鱼肉食品均不宜食用。老年人常吃些汤、羹、菜泥之类的食物，既补充了水分，又有利于消化。

普通老年糖尿病病人每天摄入的食物的量应该是：

主食（碳水化合物）供应量250～400g（5～8两），副食中蛋白质30～40克，脂肪5克左右。

肥胖糖尿病病人每日主食控制在150～250g（3～5两），脂肪25g，蛋白质30～60克，此为低糖、低脂正常蛋白饮食。

长期患消耗性疾病的糖尿病病人适于高蛋白饮食，每日主副食蛋白质总量不低于10克。

注射胰岛素的病人，主食可放宽到250～400g（5～8两），其他副食酌情供给。

总的来说，老年糖尿病病人要做到"一个平衡，3个兼顾"，即平衡饮食；兼顾控制血糖、血脂、血压、体重，兼顾并发症的防治，兼顾个人的生活习惯和饮食爱好。

儿童糖尿病病人的配餐

总热量适当。

儿童处于生长发育期，饮食量、胰岛素量和活动量三者之间应维持平衡，给予十分充足的营养，应按照年龄、性别、身高、体重以及活动量大小等来决定。

较胖的儿童热量要比正常儿童偏低，使体重下降到标准范围。

活动量大应适当增加热能摄入。热量和各种营养素的供给量要随着年龄的增长及时予以调整。

合理限制碳水化合物的量

由于多数人注射胰岛素治疗，碳水化合物不必过分限制，主要食用多糖类，如谷类、根茎类、莲子等含淀粉多的食物，仍应适当限制单糖和双糖等精制糖的摄入，可适当摄入部分粗粮，麦面作主食最好，二合面（含黄豆粉、玉米粉）也比较好。

脂肪量不宜过多

尤其要控制动物脂肪的摄入，以植物油为宜。对于肥胖的 2 型糖尿病儿童，应在保证营养需要的基础上给予减体重、限制脂肪饮食。

足够蛋白质

儿童正在发育成长，蛋白质一定要足够，越小的儿童蛋白质相对需要量越多，多选用乳、蛋、肉、禽、牛奶等优质蛋白质。

膳食纤维应丰富

适当增加富含纤维素的食品（如玉米、豆皮、麦麸等），可延缓食物的消化与吸收。膳食纤维丰富时，碳水化合物的限量还可以适当放宽。豆类、果类、麦麸等都有助于治疗，蔬菜宜用含糖量少的白菜、菠菜、油菜、西红柿、芹菜、黄瓜等。

维生素、微量元素和无机盐要充足

水溶性维生素及无机盐钾、镁、锌、铬等的需要量都有所增加。缺锌时可致胰岛素分泌减少。猪、牛、羊肉以及鱼类中含锌丰富，牡蛎、蛋黄、香菇酵母等含铬较多。

餐次安排要合理

为了防止低血糖和保持血糖稳定，饮食一要注意定时定量，每日应进食 5～6 餐，3 餐正餐、2～3 次加餐。从正餐中匀出少部分主食作为加餐用，以防止低血糖的发生及血糖的过度波动。全日热量可分为 3 次主餐和 3 次点心，早餐和午餐各占总热量的 25%，晚餐占总热量的 30%，3 餐间 2 次点心各占总热量 5%，睡前点心占总热量 10%，每日应定时定量进餐。

克服不良饮食习惯

不少儿童以肉食为主而忽略了主食，营养不均衡容易发生肥胖、胰岛素抵抗。含有单糖或双糖的食品，诸如纯糖等及各种糖果、甜食以及各种饮料和冷饮均在禁忌之列。可允许进食少量含糖低的水果，但代谢控制不良时不宜食用。如果爱吃甜食，只能采用甜味剂（甜叶菊或木糖醇）制作的食品。

妊娠糖尿病病人配餐

合理控制总热能

妊娠期糖尿病病人的进食量不应像其他类型糖尿病那样严格，可适当放宽，既要控制血糖，又要照顾到胎儿的营养需要，还要避免热能控制过于严格，造成饥饿性酮症。一般可在其他类型糖尿病饮食控制的基础上加 20%～30%，在妊娠前 4 个月与非妊娠时相似，妊娠中期、晚期热能按理想体重的 30～35 千卡/千克，多选用乳类、海带、瘦肉类、肝及绿叶蔬菜，要求整个妊娠过程中总体重以增长 10～12kg 为宜。

碳水化合物

应避免精制糖的摄入，保证碳水化合物摄入，过低则不利于胎儿生长，仍以五谷、根茎及豆类为主要来源。

蛋白质

妊娠时蛋白质量一定要满足，因为蛋白质不仅是维持子宫和胎盘正常发育的重要营养物质，而且对胎儿的正常发育也非常重要。食物中蛋白质的最好来源是牛奶、乳制品、禽蛋、鱼和豆制品。

脂肪

应尽可能适量摄入，占总热能的 30% 以下，特别是应适量摄入硬果类食品。

膳食纤维

有助于降低过高的餐后血糖，可适量增加其在膳食中的比例。水果则应根据病情的好坏适量选用。绿叶蔬菜因能提供大量维生素、矿物质和粗纤维，既能调剂孕妇的口味，适应孕妇的饮食习惯，又因含糖量低，故可不限量进食。

矿物质

1. 铁：铁是主要的。妊娠妇女需要更多补充铁，而胎儿也需要在肝脏内储存更多的铁，以备自身造血用。妊娠妇女需多吃一些含铁高的食物，如动物的肝脏，以补充造血物质。

2. 钙：每天应该保证 1200mg 钙的补充，因为钙对胎儿骨骼的发育作常重要，牛奶是钙的主要来源。

维生素

1. 维生素 D：妊娠时需要量增加，有条件时可饮用加入维生素 D 的牛奶。

2. 叶酸：妊娠时需要量比平时增加 2 倍，因此应多吃一些含叶酸较多而对血糖影响较小的食物；绿叶青菜（如菠菜和甘蓝菜）、豆类、动物肝脏、橙和全麦面粉等。

餐次安排

应少量多餐，每日 5 ~ 6 餐，定时定量进食能够有效控制血糖。适当加餐既能有效治疗高血糖，又能预防低血糖症的发生。即使有妊娠反应也要坚持吃早餐，轻度反应者可选食一些清淡无油的食品代替常规饮食。重度妊娠反应者需在医生指导下予以治疗。注射胰岛素者要增加 2 ~ 3 次加餐，尤其是临睡前的加餐必不可少，以防出现低血糖。加餐时间放在下午 3 ~ 4 时和睡前为宜。加餐食品除馒头、面包、饼干外，可加些蛋白质类食品如鸡蛋、豆浆、豆腐干等。

肥胖型糖尿病病人的配餐

控制总热量

在病情稳定的情况下，应严格限制每日的热量供应，使之低于消耗量，总热量负平衡，减肥。但营养素要平衡，即碳水化合物、蛋白质、脂肪的摄入要合理要平衡。保证机体需要。

蛋白质的供给

饮食中蛋白质的含量不要过分限制，按占总热量的20%左右供给，但也不可过高，以免增加肾脏负担。尽量选用精瘦肉、蛋、乳、豆制品等。

限制脂肪摄入

饮食中脂肪量要适当降低，以促进体脂消耗。忌用脂肪含量高的食物，包括花生、核桃、瓜子等坚果类。烹调方法以蒸、煮、炖、拌等少油为宜，忌用油煎、炸等烹调方法。

供给充足的维生素和无机盐

由于饮食总量受限，各种营养素的摄入也相应减少。为此，应尽量选用富含无机盐、维生素的新鲜蔬菜，必要时补充维生素制剂。

消瘦型糖尿病病人的配餐

增加热能摄入量

为保证消瘦型患者生命活动所需要的营养，达到标准体重，增强抗病能力，应给予足够的热量。

供给充足的蛋白质

消瘦型糖尿病病人糖原储备空虚，蛋白质分解、代谢增强，较易出现负氮平衡，为补充损耗，可酌情增加蛋白质的供给量。

限制脂肪摄入量

脂肪供给热能较多，但由于消瘦型糖尿病病人常伴有脂质代谢紊乱，脂肪氧化不完全，易产生酮体，出现酮症酸中毒，故应当限制脂肪的摄入量，烹调应选择植物油。

补充充足的维生素和无机盐

应注意补充维生素 A、B、D、C、K 及无机盐中的铁、钙。动物类食品与植物类食品同时选用，可促进铁的吸收利用。

无论是否用药、有否并发症、年老或年少，糖尿病病人都必须重视吃的问题。现代社会糖尿病发病率的增加，与人们生活方式的变化、与吃的不合理有明显的关系。长期的膏粱厚味、活动过少、日渐发福，这一切都给胰腺带来了沉重的负担。糖尿病病人的胰腺功能要较正常人更差，一旦得了糖尿病，就要终生谨慎，任何时候都不能放开"吃"。

青少年患者学会科学的"吃"，还关系到身体健康的生长发育和正常的生活和学习。无论何种糖尿病，吃得合理、科学都直接关系到治疗效果和糖尿病并发症的发生和发展。

总的来说，应该根据患者的年龄、胖瘦程度、工作性质、血糖、血脂、有否糖尿病并发症或其他疾病等多种因素来决定患者一天该吃多少。另外，糖尿病病人最好有较为固定的医生。

第九章　适当运动，长寿有方妙回春

生命在于运动，经常适度的运动，不仅是维持健康所必须的，也是促进糖尿病病人康复的一种重要手段。临床和实验均证明，运动可以改善机体代谢功能，提高机体对胰岛素的敏感性或降低对胰岛素的抵抗，增强肌肉对血糖的利用，改善血液循环，因而可以降低血糖。

运动计划是必要的一环

无论青年人、老年人、慢性病患者或健康人，几乎任何人都可以从适量的运动中获益。然而，对于糖尿病病人来说，运动有特别重要的意义。在制订了饮食计划和糖尿病药物治疗计划后，运动就成为实现有效控制糖尿病的一个关键部分。

糖尿病病人的运动因人而异

对于 2 型糖尿病病人，锻炼身体的近期效果是可以降低血糖，远期效果是可以减少降糖药物的用量。对于需用胰岛素治疗的 1 型（以往称胰岛素依赖型糖尿病）患者，有规律的运动亦可使血糖稳定下降并提高胰岛素的作用。

糖尿病病人可合并血脂异常和心脏血管疾病。运动可以使血甘油三酯和胆固醇下降，提高血液中高密度脂蛋白的含量，改善周围组织的血流和供氧能力，长期锻炼可减慢心率，增加心脏的泵血功能，有助于预防和减轻糖尿病的心血管并发症。

最适合糖尿病病人的运动是持续的、有规律的运动，如骑自行车、散步、慢走、跑步、打羽毛球、游泳、跳舞等。这些运动都是需要氧的，可以增强心脏和肺功能，调节血脂，增加能量消耗，降低血糖，改善血液循环，提高胰岛素的作用。

运动方式的选择因人而异，一般而言，糖尿病病人不宜参加剧烈的运动。

病情中等的糖尿病病人空腹运动时，由于血胰岛素水平低下，肝糖原输出增加，肌肉摄取葡萄糖减少，血糖上升，因此，这类患者宜在餐后参加适当的活动。餐前口服降糖药或用适当量的胰岛素，能阻止糖原分解，而又能促进肌肉利用葡萄糖。

对于 1 型糖尿病病人，运动可增加胰岛素的作用，使血糖下降，空腹或餐前运动时易发生低血糖反应，应根据饮食和胰岛素作用的时间来锻炼，宜在餐后活动。如属于计划外的运动，应根据运动量，在运动前加餐。

根据个人的体力、平时运动的习惯及爱好、对运动的熟练程度、气候条件等，来决定运动的量及时间。在日常生活中，可用简单的方法定量活动。运动方式的选择因人而异，一般而言，糖尿病病人不宜参加剧烈的运动。

1. 原地行走或跑步：每分钟 60~180 步，从 2~3 分钟逐渐增加，或每分钟步行 60~100 米，跑步每分钟 130~200 米。

2. 上下台阶：每分钟 22~30 次。

3. 骑自行车：每小时 15 千米。

4. 其他：游泳、划船、体操、乒乓球、太极拳。具体时间视体力而定。原则上活动应定时、定量，运动后稍感疲劳或心率较活动前稍增加为宜，不宜过度疲劳。为了使锻炼有效，每天至少要锻炼 3 次，每次至少 15 分钟。

根据饮食、运动和热量的关系，如要减肥，或减少饮食，或增加运动量。如饮食量不变，增加运动量，可根据此表大致估计不同运动、不同运动时间的耗能热量数。肥胖患者减轻体重后，即使体重并未降到正常，也会使降糖效果大大增加。

除获得运动带来的常见益处，如增进健康、控制体重、增强体力、降低血压和改善心境外，糖尿病病人还可以获得额外的健康益处。比如，运动可以使你的机体对胰岛素更敏感，有助于用少量的胰岛素来降低血糖水平。运动还有助于降低心脏病发作的危险。不过，由于运动对不同人的血糖会产生不同的影响，所以，无论采用哪一种运动方法，最重要的一条原则是先和医生商量后再决定。

做好运动前的准备工作

开始着手新的运动计划之前，一定要做好准备工作。做好精心的安排，比如运动前的检查、运动前的着装、运动时的饮食等等，尤其是要到医院做必要的检查，如血糖监测、尿常规、血压、心电图、肝肾功能及血脂等，根据检查结果制订运动强度。通常用心率反映人在运动时的运动强度，最简单的方法是用170减去年龄作为适宜心率。运动后即刻的脉搏可作为运动强度是否适宜的指标，如果脉搏超过指标，说明运动强度太大，心脏负荷重，对人体有害。如果脉搏率达不到指标，说明运动强度过小，则达不到预期效果。

运动前应做的准备工作

运动前的检查

糖尿病病人运动方案在实施之前，应该到医院进行一次全面系统的检查：包括血压、血糖、糖化血红蛋白、心电图、眼底、肾功能等检查。有时心功能检查也有必要。应该与医生制订合理的运动计划。

对所有接受运动治疗的糖尿病病人，都要进行全面的病史询问和检查。

1. 查血糖、尿糖、尿酮体，以了解自己的血糖水平，决定运动时如何调节饮食和用药，锻炼后再查血糖、尿糖，观察运动对血糖的影响；

2. 查心电图。如属老年人或肺疾患病人，有条件的应加测肺功能、测血压、查眼底。有严重的心肺功能障碍或眼底有出血等病史则不应参加运动，如运动后血压上升，眼底出血或心肌缺血，则应停止或减少运动。

运动前的准备

运动锻炼之前，要选择合适的鞋袜，要特别注意鞋袜密闭性和通气性。应选择安全的运动场地，寻找合得来的运动伙伴。避免单独一人运动。应该随身携带预备处理低血糖的食品，如糖块、饼干等。并携带糖尿病急救卡片。糖尿病病人锻炼时应穿合适的衣服，以防止身体曝晒、中暑或体温下降。着装的原则是：

炎热的天气——穿轻便的棉织品，它能吸收汗水并使潮气蒸发，从而保持正常体温。

严寒的季节——穿薄的多层衣服，多层衣服比单层衣服有更强的保温能力，而且在运动中感到热时，可以脱下几层衣服。外面穿棉织品不如穿皮革和羊毛制品。戴帽子、手套能防止身体热量丢失。

潮湿天气——多层衣服最好。棉织品吸水和透气性好，较为合适。

运动时穿合适的鞋也很重要，由于不少糖尿病病人合并有周围神经病变，致使足的感觉减退或足底皮肤增厚变硬，因此足部容易受损，锻炼时宜穿宽松、鞋底柔软舒适、鞋面通气好的鞋。

运动时间的安排

有人习惯于早晨空腹时锻炼身体，也有人主张晚上吃过饭后进行体育锻炼，到底什么时间锻炼身体最好呢？我们认为以早餐或晚餐后半小时或1小时后开始锻炼较为适宜。餐前锻炼身体有可能引起血糖波动，可能因延迟进餐造成血糖过低，也可能因没有服药而使血糖过高，所以最好把运动时间放在餐后。为避免对消化系统功能的影响，体育锻炼最好在进餐结束后半小时以上再进行。晚餐后的体育锻炼值得提倡，因为中国人多半进晚餐比较多，而且多数人晚餐后就是看看报纸或电视节目，体力活动很少，这对降低血糖和减轻体重十分不利。

糖尿病病人必须坚持"三定"的原则，包括定时定量的饮食、定时定量的运动或定时定量地使用降糖药物，这里特别要强调的是体育锻炼的定时定量，往往有人做不到，而只有做到这一点，才能真正达到体育锻炼的目的。

运动前的饮食

锻炼前1小时，应当适当进食一些食物、喝一点运动饮料来补充能量，这会在一定程度上提升运动质量。食物可以选择一些好消化、高营养的东西；如果没有条件饮用运动饮料的话，用白开水代替也是可以的。

控制食量

1个多小时的大运动量会使胃口大开，但无论如何，运动都不是大吃一顿的借口。如果认为运动后就可以增加热量的摄入，那么控制体重的目标就无法实现。

无论进行何种运动，都应该在每次运动前和运动后测试血糖水平。如果运动时间较长，运动中间也要测量。当然，在增减运动量之前，应该先和医生商量。对于怎样开始运动，对于如何平衡运动、饮食和药物治疗三者来实现有效的糖尿病控制，医生常常可以给一些有用的建议。

1. 运动前的热身。热身时间并不是上洗手间、喝水或和别人聊天。专家指出，确实需要一段时间来疏通筋络，只有当机体变热，血液循环加速，关节和肌肉得到充分的运动后，才会减少在运动中受伤的机会。

2. 运动后的调整。健身后的散热正如身体需要在健身前作热身一样重要，因为机体需要一段时间回复正常的稳定状态。不然的话，心脏就会负荷过重，肯定无益。专家建议在激烈健身后仍需要进行一些缓慢动作，从而缓慢有序地排散体热，让心跳回到每分钟120下或更低些。

应该采取什么样的饮食

应在开始运动之前1小时进食。这样是为了避免体力活动而导致消化功能紊乱。同样，要避免食用难以消化的食物，如多汁的蔬菜、油炸食品等。日常三餐和小点心能够使机体定时地、有规律地补充养分。

早餐和加餐时可食用：奶制品、谷类、水果、饮料。

午餐和晚餐食用：生的蔬菜、面包、奶制品、一个水果、至少有一餐保证有肉或鱼；如果有一餐保证有烹制的蔬菜，另一餐就要有含淀粉的食物。要摄入足够量的水果和蔬菜，因为它们所含的抗氧成分（维生素C和维生素E、胡萝卜素、多酚等）可以中和自由基，因为过量的自由基会侵蚀我们身体内部的细胞。

运动中的注意事项：运动前最好喝杯开水，排净大小便，同时还应想到携带一些糖果、饼干或巧克力，以备发生低血糖时用；做好运动的自我保护措施，如穿软底防滑鞋，戴护膝，保护脚跟等；运动中如有身体不适，如头晕、眼花、胸闷、心堵等，应立即停止运动；运动后，不宜停在风口处，有条件时应等汗慢慢干后再沐浴，既防感冒，又可消除疲劳。

适合于糖尿病病人的运动

选择体育锻炼项目时，必须考虑到患者的具体条件和可能，包括患者糖尿病的类型、病程、药物治疗方式、血糖控制水平、并发症情况、性别、年龄、体重、平时活动量的大小，以及锻炼场所的条件等。但对任何一位病人来说，都以选择适量的、全身性的、有节奏的锻炼项目为宜。

选择运动方式，首先基于个人喜好，因为只有选择个人爱好的运动方式，才有利于长期坚持。当然，也需要根据具体病情、患者的体力状况以及并发症的情况决定。运动项目品种繁多，各有特点，如与情趣相投的朋友一起打网球、羽毛球、篮球、乒乓球。与家人一起打保龄球、门球。在春天的早晨，迎着朝阳缓缓跑步。或在悠扬的音乐声中翩翩起舞或做健美操等。一般说来，快走、散步是最常见的比较适合广大糖尿病病人的运动方式，尤其对年长的糖尿病病人更为适合。所谓"练十练不如散一散"，强调的是任其自然的一种锻炼方式。

其次，患者应注意运动的方式及适宜的运动量，如剧烈的体育锻炼，过长的锻炼时间以及过度屈伸或倒立性运动就不适合老年或有并发症的患者，否则有可能引起脑血管意外、心肌梗死和眼底出血等情况的发生。

适合于糖尿病病人运动的项目很多，如散步、快走、慢跑、太极拳、游泳、跳舞、健身操等，可根据具体情况灵活选择，根本的一点是能够长期坚持，易施可行，能达到治疗目的。

如果按照运动强度分类，我们可以把糖尿病病人的运动项目分为轻微强度的运动项目、中等强度的运动项目和大强度的运动项目。

轻微强度的运动项目有散步、站立乘车、简单的家务劳动（如做饭、买菜、购物、清洁等），持续 30 分钟左右；步行、下楼梯、做广播休操、平地骑自行车等，持续 20 分钟左右。这种强度的运动和持续时间，相当于消耗 80 千卡热量。

中等强度的运动有慢跑、上楼梯、坡路骑自行车、滑冰、打排球、登山等，要持续 10 分钟左右。

大强度的运动包括长跑、跳绳、打篮球、举重、击剑等能持续 5 分钟左右，也相当于消耗体内热量 80 千卡。对于进行中、大强度运动的患者事先可做 5～10 分的准备运动，事后还需要 5～10 分钟的恢复调整。

大强度运动是只有患有糖尿病的职业性运动员才做的运动。对于绝大多数糖尿病病人，尤其是中老年患者，只能参加有氧的中等强度以下的运动项目。而对如此繁多的运动项目，患者一定要根据自己身体的实际状况和自己的兴趣爱好、条件来选择。走路是世界上最好的运动，因为从猿进化到人花了一百万年，整个人身体结构就是为步行设计的，研究证明只要步行坚持一年以上，动脉硬化的斑块就有可能自行消除，强度把握在"靶心率"的水平，"靶心率"简单的计算方法就是 170（常数）－年龄。每天运动至少要消耗两个 80 千卡热量，才能达到控制血糖和降低体重的目的，当然还要强调持之以恒。

糖尿病病人运动要领

1. 对于糖尿病病人，运动既是保健又是治疗。

2. 锻炼身体持之以恒方能收效。运动不仅需要体力，更需要意志和毅力。坚持锻炼，会感到体力和精神好转，生活质量提高。

3. 保持一定的运动量，适当改变运动方式，提高对运动的兴趣。

4. 观察运动的效果，如测体重、血糖等，看到运动的益处，更易坚持运动。

5. 与伙伴一起锻炼，更易坚持。

6. 决定采取运动疗法前，应向医务人员咨询，进行必要检查，老年患者更应如此。

7. 有严重的心肺功能障碍或眼底出血者不能参加运动，如运动后血压上升、眼底出血或心肌缺血，则应停止或减少运动。

8. 运动时着装应合适，防止身体曝晒、中暑或体温下降。

9. 运动可使血糖下降，运动前应适当加餐。有些患者经常加餐会使体重增加，对于这些患者，可采用减少口服降糖药或胰岛素量的方法以避免低血糖和体重上升。

10. 运动宜在血糖升高时进行。

11. 运动须定时。对于用胰岛素治疗者，应根据使用胰岛素的情况来决定运动的量和时间。进行计划外的运动前，应减少胰岛素。

12. 若一段时间未进行运动，恢复运动应循序渐进。

13. 运动适度，不要过于疲劳。如运动后血压上升，感到头晕或血糖上升，有尿酮体出现时，应减少运动量。

持之以恒进行有氧运动

所谓有氧运动，就是指能增强体内氧气的吸入、运动及利用的耐久性运动。在整个运动的过程中，人体吸入的氧气和人体所需要的氧气量基本相等，也就是说，吸入的氧气量基本满足体内氧气的消耗量，而没有缺氧的情况存在。

有氧运动的特点是强度低、时间长、不中断、有节奏，让人呼吸有点儿急促，又不至于气喘吁吁，有点儿出汗，又不至于大汗淋漓。

有氧运动对人体，特别是对糖尿病等慢性疾病患者十分适宜，是能保持身心健康的最科学、最有效的一种运动方式。与此相反，无氧运动则是指高强度运动，运动过程中氧气的吸入量不能满足人体的需要，人体处于缺氧状态，无氧运动对糖尿病病人来说不太适宜。衡量运动量是否适宜有很多种方法，用心率计算是比较简单而实用的方法。

那么怎样用心率来计算适宜的运动量呢？一般可在运动结束后立即数脉搏，可以数 15 秒，然后乘以 4 便得出每分钟心率。运动中的心率保持在（220 - 年龄）×60% ~85% 的范围之内，即可认为是运动量比较合适。比如一个 60 岁的人，他或她的运动后心率范围（220 - 60）60% ~85% = 96 ~ 136 次/分比较适宜。也有人主张用更为简单的方法，直接用（170 - 年龄）作为运动中适宜的平均心率，60 岁的人平均心率应在 110 次/分上下。

"持之以恒进行有氧运动"对糖尿病病人非常重要，否则可能"欲速则不达"，"适得其反"，甚至导致惨痛的后果。有一个极端的例子：一个老年糖尿病病人进行锻炼的方法完全违背了这三句话原则，他平常不活动，周一至周六都在家里不出门，锻炼就是每周日去爬香山。平常不活动，不是持之以恒；一天爬香山太累，不是量力而行；爬山时气喘吁吁，不是有氧运动，结果最后一次爬香山，因心肌梗死死于半山坡。我们一定要吸取这个惨痛的教训。

糖尿病的运动事项和禁忌症

糖尿病病人运动时宜从容和缓，不宜出现疲乏、大汗、呼吸急促的情况。如果出现疼痛现象，那是身体警告你某个部位出现问题的一种信号。一旦出现不适，必须立即放慢或停止运动。同时也要警惕出现血糖过低或过高的迹象，一旦有发抖、饥饿感增加、心跳加速等低血糖现象，应该立即停止运动，以免加剧身体的不适。

糖尿病的运动提示

不适合运动锻炼的糖尿病病人

1. 完全无胰岛素分泌的胰岛素依赖型糖尿病病人。这类患者体内无胰岛素分泌，运动后血糖上升，酮体产生增加，严重者可发生酮症酸中毒。

2. 有较为严重的视网膜病变者。由于糖尿病病人几乎均有微血管并发症，微血管网的扩张受限而通透性增加，运动后血压上升，血流加速，会发生或加重眼底出血。不可参与运动量较大的运动。

3. 有糖尿病肾脏病变者，运动后肾脏供血减少，加重肾脏损害。

4. 有严重高血压和缺血性心脏病者。运动后血压上升，心肌缺血加重，可诱发心绞痛或心肌梗死。此类患者在运动前，应先做严格的体格检查，进行运动试验，严格控制运动量和运动方式，严密观察运动反应的各项指标。这些患者可在医生指导下谨慎参加运动，运动量不宜太大。

5. 有急性感染者、肝肾功能损害者、心力衰竭者、严重心律不齐者或有急性心肌炎、肺心病、未控制的高血压者严禁运动疗法。老年人糖尿病并发症多，参加运动前应做有关心、肺、肾功能的检查，求得医生的指导。

6. 病情不稳定者。血糖大于 16.7 毫摩尔/升，尿酮体阳性者。

7. 严重的 1 型糖尿病。严重的 1 型糖尿病病人，因胰岛素绝对不足，运动可使血糖升高，脂肪分解增加而发生酮症酸中毒，使病情恶化。

8. 糖尿病合并感染者。

9. 心、肺、肝、肾功能衰竭者。

合理的实施方案

1. 运动强度。一般情况下，开始锻炼时应选择运动量小、活动时间短的运动，随着体质的增强，再慢慢增加运动量。如体重 60 千克的病人快步行走，每天 2～3 次，每次 15～30 分钟为宜。运动量以每次运动结束时脉搏数以不超过（170－年龄）这个数为合适。运动时宜从容和缓，不宜出现疲乏、大汗、呼吸急促的情况。如果出现疼痛现象，那是身体警告你某个部位出现问题的一种信号。一旦出现不适，必须立即放慢或停止运动。同时也要警惕出现血糖过低或过高的迹象，一旦有发抖、饥饿感增加、心跳加速等低血糖现象，应该立即停止运动，以免加剧身体的不适。

2. 不宜空腹运动，以免发生低血糖反应。也不宜于在餐后立即运动，因为餐后立即运动可影响食物的消化、吸收，所以一般应在餐后 1 小时运动较为合适。

3. 中等强度的运动一般可在每日三餐后 1 小时各活动 20～30 分钟。要补充适量的水分，人体在运动时是要不断消耗水分的，因此那些被消耗掉的水分必须及时得到补充，不然人体就会出现脱水现象。所以，健身前、健身时、健身后都必须喝水。一般来讲，常人平均一天需要喝至少 2000 毫升的水，假如健身，那当然就需要喝更多的水了。

运动过程中预防低血糖

糖尿病通常的特征是"高血糖"，但在某些因素的影响下（比如过度饥饿、进食过少、运动过度、使用降糖药物过量等）也会出现"低血糖"。如果糖尿病病人经常反复发生"低血糖"，会导致记忆力下降、智力减退、精神异常，甚至发生低血糖性周围神经病变。对于老年糖尿病病人来说，低血糖的危害并不比高血糖差，低血糖同样可以促发心脑血管意外，如心绞痛、心肌梗死、脑梗死等病变。

"低血糖"反应常常突然发生，早期出现饥饿感、头晕目眩、肢体软弱、心慌自汗、浑身颤抖、面色苍白等低血糖昏迷先兆；继而出现躁动、意识模糊、昏迷、阵发性抽搐等症状，甚至危及生命。出现"低血糖"反应时，应尽快让患者喝进糖水或果汁，最好是葡萄糖水，并及时送到医院治疗。

糖尿病病人如何预防"低血糖"发生呢？主要从合理进餐、安全运动及正确使用降糖药物三个方向综合治理，使血糖保持在正常"略高"水平，而不要苛求"偏低"，因为老年人肾功能普遍下降，排泄缓慢，易造成降糖药物在体内积蓄而发生"低血糖"。

主要可采取的措施如下：

1. 尽可能在餐后 1/2～1 小时参加运动，此时血糖较高，且不易发生低血糖。

2. 尽量避免在胰岛素或口服降糖药作用最强时运动，如短效胰岛素注射后 30 分钟～1 小时，应减少运动量。

3. 尽量避免在运动时需要剧烈活动的部位如大腿等注射胰岛素。可以选择腹部注射。

4. 尽量不空腹运动。如果空腹血糖 >6.7 毫摩尔/升（120mg/dl），可以空腹适量运动；如果空腹血糖 <6.7mmoL（120mg/dl），最好在运动前吃点食物，如喝一杯牛奶、吃几块饼干，吃后 10 分钟再开始热身。

5. 凡进行中等以上运动量且持续时间较长时，应在运动前或运动中适当加餐。

6. 有条件自我监测血糖的患者在运动前后各测血糖一次，就可以及时发现低血糖，并了解哪种运动形式、多大运动量可以降糖及降糖程度。

7. 若进行长时间大运动量的运动如郊游、爬山时，降糖作用可能比较持久，因此除运动中需要加餐外，运动后也应增加进食。

老年糖尿病病人的禁忌症

绝对禁忌症

老年糖尿病病人伴有下列情况者为绝对的运动禁忌症：

1. 各种感染；

2. 肝、肾功能衰竭；

3. 心力衰竭；

4. 轻度活动即发生心绞痛，新发的心肌梗死（4周内）；

5. 心室或动脉瘤；

6. 心律不齐，包括运动后室性早搏增多；2、3 度房室传导阻滞；不能控制的心房纤维颤动或搏动；

7. 最近发生的血管栓塞；

8. 由肺心病引起的严重换气障碍，未控制的高血压等。

相对禁忌症

老年糖尿病病人伴有下列情况者为相对禁忌症：

1. 代偿性瓣膜病；

2. 运动后未加重的心律不齐，左束支传导阻滞；

3. 装有心脏起搏器者；

4. 有严重静脉曲张，过去曾有血栓性静脉炎者；

5. 神经肌肉疾病或关节畸形而有加重趋势者；

6. 最近有暂时性脑缺血者；

7. 极度肥胖者；

8. 服用某些药物，如洋地黄制剂及 β—阻滞剂者。

糖尿病的运动疗法，指的是长期的、适度持续性的慢性运动疗法，应根据每个病人的病情和具体情况，要在医务人员监护下，备有抢救药物，制订抢救措施，严防意外发生。

第十章　对症下药，科学治疗有成效

就医与用药的目的在于控制糖尿病，防治糖尿病并发症。然而现实却是很多糖尿病病人用药不对症，剂量不合适，随诊不及时，甚至于随意停药，在药物治疗上存在盲目性等不科学现象。

该就医时应就医，门诊就诊明病情

初患糖尿病的患者往往有很多的忧虑，一方面非常着急，另一方面又不知道该如何看病，应该跟医生说些什么，医生嘱咐做检查时应该注意些什么问题，为什么要做这些检查？对于已经开始治疗的患者，应告诉医师自己的服药情况、服药后反应、体重变化、血糖和尿糖监测情况，目前有否其他疾患，以及发生高血糖或低血糖时可能有些什么因素等。

糖尿病病人门诊就诊时是否应空腹

糖尿病病人门诊就诊是否应空腹，取决于就诊属诊断性还是复查性。对于初次就诊的怀疑有糖尿病的患者，为了明确糖尿病诊断或了解患者的胰岛细胞分泌胰岛素的能力，应该在标准条件下，测定血糖。

所谓标准条件，指的是国际通用的 75 克葡萄糖耐量试验。

方法为：取空腹血测血糖，然后口服含 75 克葡萄糖的溶液，从服糖开始计时，测定服糖后 2 小时血糖，如空腹血糖≥7.0 毫摩尔/升或服糖后 2 小时血糖≥11.1 毫摩尔/升即可诊断为糖尿病；如服糖后血糖小于 7.8 毫摩尔/升或空腹血糖 < 6.0 毫摩尔/升，则可排除糖尿病。如服糖后血糖为 7.8 ~ 11.0 毫摩尔/升，则可诊断为糖耐量受损。如需同时了解胰岛 β 细胞的功能，可在测血糖同时加测胰岛素。当然，如要检测血脂、肝功能等，应取空腹血标本。

对于空腹血糖的正常值，目前还有争议。一种意见认为空腹血糖应小于 5.6 毫摩尔/升，另一种意见认为应小于 6.0 毫摩尔/升。两种意见都有各自的循证医学依据。但总体上说，还是以空腹血糖 6.0 ~ 7.0 毫摩尔/升作为空腹血糖异常（IFG），餐后或服 75 克葡萄糖后 2 小时血糖在 7.8 ~ 11.0 毫摩尔/升为糖耐量受损（IGT）较适宜。如果合并有空腹血糖受损和糖耐量异常，则称之为 IFG + IGT。IFG、IGT 和 IFG + IGT 这三种情况都是糖尿病前期状态，是一种正常血糖向 2 型糖尿病发展的过渡状态，也就是这些不正常的血糖状态容易转变为糖尿病，尤其是合并有 IFG + IGT 者。通过饮食调整和运动以及肥胖者的减轻体重，这种糖尿病前期状态是可以转变为正常的。预防糖尿病的关键就在于及早地发现这种过渡状态，并给予改变生活方式的干预。

如患者已确诊为糖尿病，不必每次就诊时都空腹。根据需要，可以查空腹血糖，也可以查餐后血糖。如患者正在服降糖药，不必每次来复诊时就停药或空腹，因为这样做的结果不能真实地反映患者平时的状况。例如，某患者平时 6 时喝牛奶，然后外出散步半小时，再服降糖药和进早餐，空腹和餐后血糖控制均较满意。因为要来医院看病，该患者 6 时起床后即赶往医院，7 时半在医院抽血，未进餐和服药。这时患者的血糖可能偏低也可能升高。按一般规律，未进早餐，7 时半的血糖可能较平时低，但也有可能因为赶路、乘车、排队甚至路上有些不愉快的事，加上未服降糖药，7 时半的血糖会升高。这天的 7 时半的血糖不能代表该患者平时 7 时半的血糖。医生如果根据这次血糖来调整用药，则很可能出问题。

此外，有的高血压患者，平时血压控制尚可，因为来医院复诊而停服早餐前的降压药，门诊医生测血压，发觉患者血压明显升高，即给予增加降压药用量，结果次日患者在服用平时药量的基础上，再增加剂量，从而引起上午血压偏低。患者如来门诊复诊，以保持原来的状态为好，便于医生根据患者的实际情况用药。对于接受胰岛素治疗者，更是如此。其他一些必须服用的药物，如抗心绞痛药物、抗心律失常药等，都不宜随便停药。

糖尿病病人门诊就诊时应该注意什么

1. 如实反映病情，不要出于对医师的感谢或不好意思说治疗效果不满意而隐瞒病情，也不要因为紧张而夸大病情。

2. 带好所有的检查结果，如果容易忘记所服的药物，可将药物随身带上就诊。

3. 如果需要检查空腹血糖，应该早一点去挂号并应该携带少量的食品，以免因为空腹时间过长而发生意外。对于长期用胰岛素且容易发生血糖不稳定者，不主张采取停用胰岛素检查空腹血糖的方法，可以检查餐后血糖＋糖化血红蛋白来了解患者的血糖控制情况。这些患者最好能进行血糖的自我监测，并在每次就诊时携带血糖监测结果。

4. 如果是准备检查餐后血糖，应该和平常一样就餐和用药。

5. 检查尿常规应该晨起排空膀胱，然后留第一次尿。

6. 有时因为匆匆赶路乘汽车、排队或者发生了不愉快的事情，血糖会升高，所以不要因偶尔的血糖变化而焦急。

7. 医生一般会隔一段时间复查 1 次血糖、糖化血红蛋白、血脂。血糖应该每 1 个月查 1 次，糖化血红蛋白每 3 个月查 1 次。平时无血脂异常者，半年检查 1 次血脂即可。如有血脂异常者，则应视情况进行复查，尤其是在调脂治疗过程中及更换调脂药物时，以 2~3 个月复查 1 次为宜。

就诊时怎样叙述病情

作为患者，需要从哪几个方面让医生了解自己呢？

述说第一次门诊就诊时病史，至少要明确：

1. 糖尿病病程，即患糖尿病多久了？

2. 目前有否糖尿病并发病，如眼底病、蛋白尿等，如果从未接受过这方面检查，也应该告诉医生，以便尽可能快地接受检查。

3. 有否高血压、血脂异常等伴随的情况或疾病。

4. 有否糖尿病家族史。

5. 有否心血管疾病等家族史。有否吸烟、饮酒等糖尿病并发症的危险因素。

6. 目前的治疗，如是否控制了饮食和每天参加运动、吃什么药等。另外，应该带上最近检查的化验单或者在家自测的血糖结果。

对于一个有 10 年、20 年以上病史的糖尿病病人，在这么漫长的治疗疾病的过程中，必然有许多次的药物调整和检查。但因为门诊就诊时间有限，根据卫生部的要求和许多大医院的实际情况，一个专科医生 1 小时内需要看 4~6 个患者，所以，花在每个患者的身上大约只能是 10 分钟左右的时间。如果患者及其家属能够做好准备，充分利用好这 10 分钟时间，还是可以说明许多问题的。如门诊患者中有的将自己服用的药物和近期的血糖监测结果列个单子，医生一看就明白，如此是医患都满意。切忌，一些患者花了许多时间讲过去的治疗，而不能较为详细地叙说目前的检查和治疗情况。

糖尿病病人出现哪些情况应看急诊

糖尿病病人由于血糖较高，容易引起或加重各种感染。在感染、外伤、手术、妊娠甚至情绪激动、饮酒等情况下，会使糖尿病病情加重，甚至出现酮症酸中毒、高渗昏迷等严重的急性并发症，这些又会导致心、脑血管等并发症的突发或加重。因此，糖尿病病人出现下列情况应及时看急诊：

1. 各种感染引起的高热，不能正常进食或恶心、呕吐等。

2. 不明原因或诊治不清的肢体麻木或运动障碍。

3. 尿酮体阳性。

4. 突发性头晕、头痛、意识障碍、胸痛、下肢疼痛、抽搐等。

5. 其他糖尿病并发症加重的表现和明显的有别于平时的严重不适感觉。

除了所谓的经典的糖尿病三多一少症状表现以外，患者应谈谈饮食习惯、体重有否变化，精神情绪、睡眠情况，最近有否特别紧张的事或情况，是否服用一些药物，以及有否糖尿病家族史和以往有否患其他疾病史，如胰腺炎、肝病、肺结核、高脂血症、高血压，女性有否难产或娩出大胎儿史等。

很多糖尿病病人并无不适感觉，有的是因其他疾病住院时才发现有糖尿病，如常见的老年人发生偏瘫（脑梗死）、中年人的胆囊炎或胆囊结石、皮肤感染、心脏病、高血压、牙齿不好等，女性患者可在分娩前发现尿糖阳性。有的因视力下降而发现有糖尿病。

对于已经开始治疗的患者，应告诉医师自己的服药情况、服药后反应、体重变化、血糖和尿糖监测情况，目前有否其他疾患，以及发生高血糖或低血糖时可能有些什么因素等。

正确就医，住院治疗掌控有序

由于对糖尿病的无知，有的患者放弃了积极的治疗，包括饮食、运动和药物治疗；不能坚持健康的生活方式，不能经常性地复查，以至不能尽早地发现糖尿病的并发症及有关问题，不能及早得到有效的治疗。许多患者在糖尿病病情轻的时候不注意、不检查、不治疗，到了病情严重、出现明显的糖尿病并发症时才求医；更有甚者，即使到了此阶段，也错误地认为没有好办法而放弃治疗，有的甚至不相信科学而相信游医巫术，最后发展至残废乃至死亡。

需住院治疗的情况

1. 发生危及生命的糖尿病并发症，如合并酮症酸中毒（血糖 > 14 毫摩尔/升即 250mg/dL、并有尿酮阳性或酮血症）、高血糖高渗性昏迷（意识障碍或昏迷）、血渗透压升高、严重的高血糖、一般超过 22.2 毫摩尔/升（400mg/dL）乳酸酸中毒等。这些急性并发症死亡率高，能否抢救成功与治疗是否及时直接相关。

2. 初发的需用胰岛素治疗的糖尿病病人。1 型糖尿病病人多为 30 岁以下，起病时体重下降明显，口渴、多尿等症状突出，血糖较高，终生需要胰岛素治疗。住院的目的是控制高血糖，消除症状，让患者掌握糖尿病知识，学会注射胰岛素并能根据血糖、尿糖检测结果调整胰岛素剂量。

3. 发病时血糖过高的 2 型糖尿病病人，尤其是消瘦明显的患者，如空腹血糖高过 13 毫摩尔/升、糖化血红蛋白高过 9%，宜先开始胰岛素治疗。在血糖控制良好且稳定一段时间后，再改用口服降糖药。如此对保护患者的胰岛细胞功能和稳定控制糖尿病以及防治糖尿病并发症，甚至节省医疗费用，都有好处。这种患者也宜短期住院，学会胰岛素治疗和自我监测血糖及根据血糖结果调整胰岛素用量。

4. 经过长期的 2~3 种以上的口服降糖药治疗，高血糖仍然不能控制的 2 型糖尿病病人需要胰岛素治疗时，也宜住院学会监测病情，掌握胰岛素治疗。长期高血糖、治疗效果差者，有时确实需要住院进一步检查和修改治疗方案。

5. 合并其他病变如肺炎、严重上呼吸道感染、急性胆囊炎、脑卒中（脑中风）、发热、腹泻、足溃疡、坏死等。

6. 需要行手术治疗的患者应该住院，即使是小手术，也应住院治疗、观察，这有利于控制糖尿病和手术后的恢复。

7. 合并有严重的糖尿病并发症者需要住院监测并加强治疗，如眼底出血、痛性神经病变、顽固性腹泻等。

8. 如有条件，新发现的患者宜短期住院，目的是为了全面检查、了解有否糖尿病并发症和其他病变；学会观察病情，掌握糖尿病基础知识；观察治疗效果。

9. 糖尿病治疗过程中频繁发生低血糖者。

10. 血糖、血压未得到良好控制的糖尿病病人。

住院治疗的好处

1. 可以系统检查、了解糖尿病及并发症的发展程度，制订合理的治疗方案。

2. 及时治疗各种急性并发症，避免患者发生危险。

3. 迅速控制过高的血糖、严重的感染等，减轻慢性并发症造成的损伤。

4. 接受关于糖尿病的教育，增强战胜糖尿病的信心。

糖尿病病人何时可以出院

1. 一般因糖尿病急性并发症入院者，并发症控制后，空腹血糖＜7毫摩尔/升，餐后2小时血糖＜10毫摩尔/升，可考虑出院门诊治疗。

2. 血糖控制虽然不理想，但无感染等并发症，慢性并发症不严重，在有详尽治疗方案的清况下，也可出院在门诊继续治疗。

3. 血糖控制不理想，但因工作或经济问题需出院的，应由医生制订好治疗方案再出院，出院后应严格按方案治疗并及时到门诊复查调整。

4. 糖尿病的各种慢性并发症目前尚不能治愈，一般控制稳定后，也可带方案出院治疗。

出院时应注意哪些问题

1. 要带医生制订的饮食、运动、药物治疗的综合治疗方案。

2. 带好相应的治疗药物，需要使用胰岛素的患者，应学会注射方法。

3. 索要出院小结，以备以后复查或下次住院时医生参考。

4. 出院后切记定期到当地医院复诊。有条件者应购买血糖仪，自己监测血糖并做好监测记录。

5. 必要时可请医生开具诊断证明。

即使糖尿病病人出了院，也应该有一个比较熟悉的、能够保持长时间联系的医生或护士朋友，相互了解、相互信任。一旦有事，可以及时联系。平时有问题，也可以咨询，而且知道什么情况下应该找医务人员，多长时间应该进行复查，复查什么等。糖尿病病人应该明确自己的治疗目标，比如血糖、血压、血脂应该控制在什么水平。经过努力达不到目标，就需要寻找专科医生提供帮助。

合理用药，口服降糖药的安全使用

目前，糖尿病已经成为一种常见病、"时髦病"，公众可以从广播、电视、报纸及书刊中看到、听到介绍糖尿病治疗的药物和方法。临床已经广为使用的降糖药有多种，这些药物有化学名、商品名，不同厂家生产的同一种药物还有不同的进入市场药品名，再加上中药，可谓品种繁多。

目前常用的口服降糖药的功效

磺脲类降糖药。磺脲类药物发展很快，种类较多，各种药物在吸收、作用时间、排除途径及其降血糖以外的作用上又各具特点。

通常将磺脲类降糖药分为第一代、第二代和第三代降糖药。

在我国，最常用的磺脲类降糖药为甲苯磺丁脲（D860）、格列本脲（优降糖）。近些年来，格列齐特（达美康）、美吡达、格列波脲（克糖利）、格列喹酮（糖适平，糖肾平）以及新型的长效磺脲类药物如格列美脲相继投入使用。正如服用其他药物一样，口服降糖药有其适应证和禁忌证，即什么样的患者可以用和什么样的患者不可用。

磺脲类药物主要用于：

1. 胰岛有一定的分泌胰岛素功能者；

2. 中年以上起病的2型糖尿病病人，单用饮食或饮食加运动治疗不能控制高血糖者；

3. 病程不足5年者则效果更好；

4. 2型糖尿病病人如用过胰岛素，但每天用量不足40单位即可控制高血糖者，可考虑换用磺脲类降糖药；

5. 部分患者单用口服药物不能控制高血糖，此时可采用胰岛素加磺脲类药物治疗；

6. 初患病时，体重偏瘦且空腹血糖已在13毫摩尔/升以上者。这些患者可以用磺脲类药物治疗，但是，一般更主张先用胰岛素治疗或联合用胰岛素和口服降糖药。磺脲类药物主要是通过刺激胰岛β细胞分泌胰岛素而起降糖作用，磺脲类降糖药并不等于胰岛素。完全没有胰岛素分泌能力的患者用磺脲类降糖药是无效的。糖尿病合并严重感染、酮症酸中毒、高血糖高渗性昏迷、严重的肝肾功能障碍或休克、急性心力衰竭、大出血、大手术等严重状态时，应不用口服降糖药。特别消瘦的患者宜用胰岛素治疗而不宜用口服降糖药。特别肥胖者在体重未下降前，用磺脲类药物治疗的效果一般不会很好。

磺脲类降糖药的副作用

食欲减退、恶心、呕吐、腹泻、皮肤搔痒，少数患者可发生胆汁淤积性黄疸。极个别患者服用第一代磺脲类药物后可发生骨髓抑制，这是很危险的。总体上说，这些副作用的发生率约为2%～3%。现在所用的第二代、第三代磺脲类降糖药引起的副作用很小，发生率更低。

因病因人施治用好糖适平

最近，我遇到了这样一个患者，男性，糖尿病病史25年，高血压病史20年。曾经有过心肌梗死。目前血压正常，并有背景性视网膜病变、尿微量蛋白尿。心电图为陈旧性心肌梗死。正在服用格列吡嗪缓释片5毫克，早上1次；拜糖平，50毫克，一日3次。血糖为空腹血糖4.0～5.5毫摩尔/升，三餐后2小时血糖为11.2～13.8毫摩尔/升。血脂和肾功能是正常的。

我考虑到患者有心肌梗死病史，而且最近的心血管造影还显示该患者有多支血管狭窄在75%以上。这样的患者血糖必须控制满意，否则很快就会再次心肌梗死。患者不愿意用胰岛素。因此，我给他增加了缓释片的量，由1片增加到2片，早上一次服用，结果餐后血糖仍然没有降低，在12.1～14.5毫摩尔/升，而次日空腹血糖为3.8毫摩尔/升。尽管这个血糖水平是属于正常范围的低值，还不算低血糖。但是，如此容易发生夜间低血糖，这是很危险的。严重的低血糖可以诱发心肌梗死。

我再次询问了病人既往服药史。我想，格列吡嗪缓释片因为是缓释剂，在控制餐后高血糖方面作用较弱。而这个患者过去服用优降糖时发生过严重的低血糖。我就给他用糖适平30毫克，一日3次；拜糖平50毫克，一日3次。结果，改药后第二天，患者的三餐后血糖都降到了 8 毫摩尔/升左右。空腹血糖则在 5～6 毫摩尔/升。这个血糖达到了满意的标准。

糖适平是第二代磺脲类药物，在 20 世纪 80 年代中期被引入了我国。我院参加了糖适平进入中国市场前所完成的临床药理试验，是属于在国内最早应用糖适平的单位之一。糖适平最大的优点有两个，一是很少引发低血糖。20 年前，我的一个周姓患者，只要服用 1 片优降糖就会发生低血糖，而停用优降糖，则会有高血糖。该患者还有蛋白尿，不过血肌酐是正常的。在改用了糖适平 1 片（30 毫克），一日 3 次后，一天测 7 次的血糖结果均为正常，血糖控制得非常满意。二是该药 90% 以上是从胆道排出的，可应用于轻度肾功能受损者和有蛋白尿者。我们对于血糖控制不满意的有白蛋白尿者，只要血糖不是太高（如空腹血糖不超过 10 毫摩尔/升）和血肌酐是正常的，给予糖适平治疗是很安全的，既不会加重肾病，也不容易发生低血糖，而且可以较好地控制好血糖，防止和延缓糖尿病并发症的发生和发展。该药的第三个优点是对体重的影响较小。众所周知，磺脲类药有时会使患者的体重增加，但相比于其他的磺脲类药物，糖适平几乎不增加体重。糖适平的弱点是降糖作用在磺脲类药物中不是最强的，但是，由于该药有以上这三个特点，临床上用途还是很广的。

双胍类降糖药

双胍类药物主要是降糖灵和甲福明（降糖片），由于降糖灵较降糖片更易产生副作用，尤其是引起乳酸酸中毒，一些发达国家已不生产此药。国内只有少部分不发达的地区尤其是乡村，仍然在应用降糖灵。由于二甲双胍更安全且价格便宜，目前不主张再用降糖灵。

双胍类降糖药主要用于：

1. 2 型糖尿病中的肥胖者单用饮食疗法不能控制高血糖，尤其是不能严格控制饮食者。双胍类降糖药治疗有助于抑制食欲、限制饮食，还可抑制肠道对葡萄糖的吸收、抑制脂肪的合成，既可降血糖又有利于减体重。

2. 一部分用胰岛素治疗者血糖很不稳定，胰岛素用量稍大可引起低血糖，用量稍小又出现高血糖，甚至严重的高血糖，此时加用双胍类降糖药有利于血糖下降且保持较稳定，有利于减少胰岛素剂量。

3. 与磺脲类药物合用可加强降血糖作用。

由于双胍类药物有效、安全和相对便宜，国际糖尿病联盟将该药作为治疗 2 型糖尿病尤其是体重超重或肥胖患者的一线治疗药物。

双胍类降糖药不应用于：

1. 糖尿病酮症或有酮症倾向的患者。

2. 肝肾功能有损坏者。

3. 有心力衰竭、呼吸衰竭等缺氧状态者。

4. 老年患者有感染等应激状态时不应用。

5. 1 型患者不应单独使用此类药。

6. 单用饮食治疗能够控制血糖者无必要用此类药物。副作用：主要在胃肠道，如胃肠胀气、腹胀、肠鸣和腹泻，这些是由于未吸收的糖类在肠内发酵、气体产生增加所致，可随着继续使用或减少双胍类用量而缓解。胃肠道反应常见恶心、厌食、腹胀、腹痛、腹泻，这些副作用与服药剂量有关，采取餐后服药可减轻这些副作用。这类药物一种突出的致命的副作用是乳酸酸中毒，用药剂量大、有肝肾功能障碍者、缺氧状态下、老年患者容易发生乳酸酸中毒。

如何避免双胍类降糖药的副作用？

年过 50 岁、超重的李先生服用双胍类降糖药感觉恶心呕吐，胃肠不适，一看药品说明书写着有此不良反应，便不敢继续吃了。他自我检测血糖控制正常，故自己把药停了。某晚李先生与朋友痛饮饱餐，夜里突然发生胸闷憋气，急送到医院急诊，被诊断为冠心病、急性冠脉（心肌缺血）综合征，经过抢救方避免发生急性心肌梗死。就诊时，李先生的血糖竟然高达 30mmol/L。医生说，这次急性冠脉综合征的发生与饱餐和高血糖都有关系，而自停二甲双胍则是发生高血糖原因之一。

莫因副作用自行停药

糖尿病是危害极大的慢性疾病，许多患者由于不能坚持科学治疗，不仅会影响疗效、转归，而且还促使病情加重，引起心、脑、肾、下肢等器官的血管病变，并最终导致糖尿病肾病、眼底病、神经病及下肢麻木、坏疽等并发症，促使心脑血管病的发生和发展。

对于糖尿病病人来讲，能否按照医生要求坚持长期服药，是否擅自增加或减少服药量和品种，是影响血糖控制的常见问题。很多糖友不能坚持服药的原因如本文前述的李先生，因为无法忍受或过于担心药品的副作用。

如何看待双胍类降糖药的副作用

任何降糖药物都有副作用，所不同的只是发生副作用的概率大小及其严重程度。在正常用法、用量下，药物引起对人体有害、不期望产生的反应即副作用发生的概率很低。但由于服药的人群很大，药物安全又是关系到生命安全的大事，即使这种很低的概率，也必须在说明书中交待清楚。有些病友读完了不良反应，便不敢吃药。其实，一是副作用发生的概率很低，例如某些调脂药物可引起百分之几的患者发生转氨酶升高。也就是说，百分之九十多的患者服这类药物是不会引起转氨酶升高的，是可以服用的。二是一些副作用在停药后即可消失，就如同某些调脂药引起的转氨酶升高在停药后即可消失。三是有些副作用是可以耐受的，在服药一段时间后，患者可以适应，如一些患者服用拜糖平后胃肠道胀气，在小剂量开始，逐渐增加用量后，患者可以适应。四是，更重要的，副作用的发生概率很低，但不服药造成高血糖的危害性是直接的，是百分之百的。

越是正规的大公司大药厂，其发布的说明书中各种副作用说明得越清楚。而国内的一些欠规范的小药厂，甚至一些非法药品，则往往过度地夸大疗效，而对于副作用则含糊其词，这是很可怕的。

双胍类降糖药是目前临床上应用最广的治疗糖尿病的药物之一，且发生低血糖的风险极小（单独用药不会发生低血糖）。其作用是促进外周组织对葡萄糖的作用，抑制肝糖原异生和肠道对葡萄糖的摄取，从而起到降糖作用。服用此药后，有少数病人出现胃部不适反应，能引起一过性恶心、呕吐、厌食、口中有金属异味、大便稀薄及腹泻等胃肠道反应，其原因可能是由于在胃内立即溶解，高浓度的盐酸二甲双胍附着在上消化道黏膜上，产生刺激作用导致消化道不适。这种副作用发生的概率也与药品的质量有关。目前不同品牌的二甲双胍价格差别很大，便宜的几分钱一片，贵的则需要 1 元多 1 片。总体上说，一些价格贵、质量好的二甲双胍疗效好，副作用发生得少。

不可一天一次，减少胃肠道副作用

双胍类降糖药服用后，有的病人出现胃肠道不适、恶心、腹痛、腹泻等症状，给病人带来痛苦，影响病人的生活、工作质量，即使这些不良反应消失，曾经有过的感受也会使患者不愿服用药物。为了避免或减少盐酸二甲双胍的胃肠道副作用，一种名为卜可（盐酸二甲双胍缓释片）的双胍类降糖药物推上市场，该药采用 TorontoInstituteofPharmaceuticalTechnology（多伦多药学技术研究所）的亲水性骨架缓释技术。研究表明，二甲双胍缓释片（卜可）的降糖效果及对 2 型糖尿病病人胰岛素抵抗和胰岛素分泌功能的影响与相同剂量的格华止相当，且卜可对患者胃肠道的副作用和腹泻发生率大约减少一半。另外，卜可与晚餐一起服用，一天只需服用一次，较原来一天三次服用大大方便了工作繁忙的上班族。使用卜可治疗的病人一般体重不会增加，甚至可能降低体重，还可减少血液中胆固醇、甘油三酯含量。众所周知，高胆固醇血症、高甘油三酯血症是引起动脉粥样硬化的危险因素。

无论是什么原因，没有控制好血糖的患者，都应该定期检测血糖，按时服药，注意营养饮食，避免不必要的并发症发生。

α-糖苷酶抑制剂

除了经典的两类降糖药物外，现在已经开发出了一些新的药物，如阿卡波糖，该药作用原理不同于传统的降糖药，它是通过抑制小肠绒毛膜上的α-糖苷酶的活性，影响复杂多聚糖和蔗糖的消化，延缓单糖尤其是葡萄糖的产生而起降低血糖作用。

这类药物降低餐后血糖的作用较为明显。健康人 100～200 毫克阿卡波糖可以明显抑制餐后葡萄糖、胰岛素和甘油三酯的升高。对于 2 型糖尿病病人，不管是否服降糖药或饮食控制情况如何，服用阿卡波糖均可改善糖尿病病情，同时不会引起低血糖。在与其他药物的比较研究中，阿卡波糖单独使用或辅助磺脲类药物使用的疗效与双胍类类似，明显优于安慰剂组。

阿卡波糖的用量必须个体化，根据临床经验，餐前 50～200 毫克可降低餐后血糖浓度。为减少胃肠不适，应从小剂量开始，逐渐增加到适当的剂量。

非磺脲类的胰岛素促分泌剂-瑞格列奈、那格列奈

这类药物是非磺脲类的胰岛素促分泌剂，直接刺激胰岛素第一时相分泌，口服后起效快，作用时间短，在餐前服用没有低血糖发生，肾毒性小。肥胖与非肥胖的病人均可以服用。药物的特点是饭前吃药，不吃饭就不吃药。药物作用时间短（4 小时），很好发生低血糖，对肾脏没有影响。这类药物的最大优点是快进快出，降低餐后即时的效果好，引起低血糖少。

胰岛素增敏剂－噻唑烷二酮类

该类药物主要包括吡格列酮和罗格列酮，通过激活核转运因子和过氧化酶增殖激活受体 γ（PPARγ），增加胰岛素介导的葡萄糖摄入和抑制肝糖生成，直接改善肌肉和肝脏的胰岛素敏感性。在体外抑制高血糖引起的胰岛素抵抗，减少大鼠胰岛的甘油三酯含量，改善 IGT 患者受损的 β 细胞对葡萄糖的反应，能够降低血甘油三酯和游离脂肪酸水平，具有降压和抗氧化性质和减少平滑肌细胞增殖的作用。还具有防止 IGT 转化为糖尿病和预防心血管疾病。

胰岛素增敏剂的降糖作用不同于传统的磺脲类药物，也有别于双胍类或 α－糖苷酶抑制剂（拜唐平类药物）。该类药物是通过提高胰岛素的敏感性、增强胰岛素的作用而降低血糖，即在降低血糖的同时，血液中胰岛素浓度并不增加，胰岛 β 细胞的负担不增加。这就有利于保护胰岛 β 细胞的功能。该类药物还有轻度的降低血压和调整血脂作用，可以在增加外周脂肪的同时，降低腹部脂肪的沉积，这种脂肪组织的转移对于降低心血管危险因素是非常有利的。该类药物的服法简单，如吡格列酮 15 毫克，每天一片即可，可以提高糖尿病病人服药的依从性。另外一个优点是基本上不发生低血糖。

缺点是一部分患者服用该类药物后会出现足踝部浮肿。合并心功能不全的患者不能服用这类药物。

血糖缘何居高不下？

一位患者半年前被发现有糖尿病，当时医生给他开了一些刺激胰岛素分泌的降糖药，服用一段时间后，血糖仍然降不下来。有医生说他有胰岛素抵抗。这位患者 50 岁，体形较胖，做办公室工作，饮食控制较好，每天主食 250 克。活动量不大。

我建议该患者停用刺激胰岛素分泌的药物，改用胰岛素增敏剂，列洛吡格列酮 1 片，一日 1 次，同时增加活动量，每天早晚各散步半小时，坚持已经基本做到的饮食控制。两周后，患者血糖明显下降，以后血糖控制都较为满意，空腹血糖 6～7mmol/L，餐后血糖 8～9mmol/L，糖化血红蛋白（HbA1c）7% 左右。我又嘱患者加用二甲双胍 0.5 克，一日 3 次口服。患者的血糖继续下降，空腹血糖 5～6mmol/L，餐后血糖 7～8mmol/L，糖化血红蛋白（HbA1c）6.1%～6.5%。

什么是胰岛素抵抗？

胰岛素是人体内唯一的能使血糖降低的激素。胰岛素抵抗指的是正常量的胰岛素起不到正常的降低血糖的作用，也就是体内对于胰岛素的降血糖作用产生了抵抗，体内组织对于胰岛素的作用不敏感。

胰岛素抵抗不但是 2 型糖尿病的根本原因之一，它还与高血压、高血脂、血液黏稠度高、血脂代谢异常有关，是动脉硬化的病理基础。严重的动脉硬化可以形成局部的狭窄，动脉血管壁上可以有脂质形成的斑块或钙化的斑块。在动脉狭窄的基础上，如果斑块破裂，则可以急剧地堵塞血管，这就造成了心脑或下肢等血管的梗死。血管梗死就是由于血管堵塞造成该血管供血的组织坏死。这种症状发生在心脏，就是心肌梗死；发生在脑组织就是脑梗死。严重的要害部位的急性血管梗死可以致命或致残。

糖尿病病人残废和死亡的最主要的原因是糖尿病并发症，尤其是血管并发症。国内外的临床研究均已经证实，大约 3/4 以上的糖尿病病人是死于心血管并发症。防治心血管病症是降低糖尿病病人死亡率的关键。胰岛素抵抗既是 2 型糖尿病发病的病理生理学基础，又是动脉粥样硬化的一个基础因素。

用药要对症

糖尿病的药物治疗应针对其病因，即减轻胰岛素抵抗和改善胰岛 β 细胞功能。以往的降糖药只有磺脲类的促胰岛素分泌剂和双胍类的促使血糖代谢降糖药。近十多年来，随着科学技术的进步和人们对糖尿病发病机制的深入了解，胰岛素增敏剂已经开始普遍地应用于临床。所谓胰岛素增敏剂，顾名思义，是增加胰岛素敏感性的降糖药，也就是通过减轻胰岛素抵抗而发挥降糖作用的一类药物。这类药物的代表药物是罗格列酮和吡格列酮。格列酮类药不仅能降糖，还能改善血脂代谢和体型，还有轻微的降低血压的作用，尤其适应于肥胖、高血压、脂代谢异常的糖尿病病人。

列洛的化学名叫盐酸吡格列酮片，是格列酮类的一种药物，可从身体的各方面来增加胰岛素的敏感性，全方位地降低胰岛素抵抗，使人体自身分泌的胰岛素能够充分地发挥降糖作用。葡萄糖能够在周围组织得到充分利用，血糖水平明显下降。如此，能使糖尿病病人达到长期稳定和全面地控制血糖的目的，防止糖尿病慢性并发症的发生和发展。

二甲双胍能够在不刺激胰岛素分泌的基础上，促进糖尿病的分解代谢和提高周围组织对于胰岛素的敏感性，同时还可以抑制食欲。与胰岛素增敏剂合用，可以提高降糖的效果。

如何选用口服降糖药

糖尿病病人经控制饮食、运动疗法 1 个月后仍不能控制高血糖时，应考虑口服降糖药治疗。

1. 从小剂量开始口服磺脲类降糖药时，原则上应从小剂量开始。由于个体差异，即使服同一种、同样剂量的药物，其降糖效果可相当不一样。患者的年龄、体重、肝肾功能、胃肠吸收程度、饮食的量及进食时间、高血糖的水平等均可影响到药物的作用。

对于老年患者和有肝肾功能轻度减退（严重受损者须用胰岛素控制血糖）的患者更应如此，根据服药的效果和药物作用的时间，逐渐调整药物剂量。

2. 磺脲类药物的选用

各种磺脲类药物的作用时间、强度有异，宜先用作用时间短、较温和的药物。

选用磺脲类药物时要兼顾到患者的并发症或并发症和药物的特点，如优降糖、达美康兼有抑制血小板聚集和黏附、改善血液流变学的作用，有利于治疗合并有眼底、肾脏病变的患者；美吡达有降低血脂的作用，可用于血脂高的患者。老年人糖尿病病人往往合并肾脏功能的下降，对于低血糖反应的感知和应激能力也会有所下降。而且，一旦发生低血糖，则十分危险。因此，选用格列喹酮则更为合适。格列喹酮（糖适平）主要经过胆道排出，故可应用于肾脏功能有所下降的患者，又不容易发生低血糖，更适合应用于老年糖尿病病人。

3. 双胍类药物和胰岛素增敏剂都可以作为肥胖的合并胰岛素抵抗患者的一线用药。前者不引起浮肿，价格相对便宜，并具有抑制食欲和减轻体重的作用。后者除降糖外，还兼顾调整血脂和降低血压。

4. α-糖甙酶抑制剂和格列奈类促胰岛素分泌剂降低餐后血糖效果较好。前者降低餐后血糖效果明显，且不引起低血糖，特别适合于餐后高血糖的患者，但其胃肠道胀气不适等较为明显，个别患者不能耐受。后者也可降低餐后血糖，无胃肠道反应。但不适合胰岛素分泌能力丧失或严重受损的患者。

5. 在许多情况下，尤其是长期高血糖，服用了两种以上降糖药效果仍然不好的 2 型糖尿病病人，可以考虑采用口服降糖药＋睡前注射 1 次长效胰岛素的方法。

口服降血糖药由于其方便、快捷、无痛苦、可持续长期使用等优点，日益受到糖尿病病人和医疗工作者的青睐。患者在应用口服降糖药时最关心的是药物对肝肾功能有没有影响。目前上市的口服降糖药没有直接的肝肾毒副作用，不会引起肝肾功能正常的糖尿病病人发生肝脏、肾脏受损。但由于这些药物基本需要在肝脏或肾脏代谢，因此，如果病人已经有肝肾疾病，并有严重肝肾功能损害者，则不应该用口服降糖药治疗。

降糖药的使用必须强调个体化，针对不同的患者和不同的情况，选用合适的降糖药。没有最好的降糖药，只有对某些患者最为合适的降糖药。注意到降糖药的特点，就能更好地用好降糖药。

分级治疗，科学选药规范治疗

糖尿病作为一种终生性疾病，其发生与发展是一个渐进的过程，临床上根据患者的病程、血糖水平、胰岛功能状况、是否有并发症，划分为"糖尿病前期"和"糖尿病期"。糖尿病期又可以分为无或仅有轻度的不影响正常生活和工作的并发症和有严重的并发症期。

分级治疗方案及科学配药

"糖尿病前期"主要涉及糖尿病的高危人群（如有糖尿病家族史或巨大儿分娩史、肥胖、糖耐量低减者等等），通常采取非药物治疗（饮食及运动疗法）为主的干预措施，目的是预防和减少糖尿病的发生。如果通过饮食控制和运动锻炼等非药物手段不足以将血糖控制在正常范围，就需要给予降糖药物治疗。糖尿病确诊后，仅有少部分病人可以通过饮食和运动治疗来控制好血糖。多数病人可能需要服用一定的降糖药物或注射胰岛素。且随着糖尿病病程的增加，病人的胰岛分泌胰岛素的能力以及胰岛素降低血糖的能力会逐渐下降，有越来越多的病人需要药物治疗。

在2型糖尿病的早期，胰岛素的分泌量并不低甚至还偏高，病因主要是胰岛素抵抗（即机体对胰岛素不敏感）；随着病情的发展，胰岛分泌功能进行性下降，此时胰岛素抵抗与胰岛素缺乏并存；而到了晚期阶段，胰岛功能近乎衰竭，胰岛素缺乏便上升为主要病因。换言之，在糖尿病的不同阶段，其致病的主要矛盾各不相同，这也是糖尿病阶梯治疗方案的理论依据。

现将不同阶段药物治疗方案介绍如下：

1. 级治疗方案

选用一种能改善胰岛素抵抗的药物，这些药物包括双胍类（二甲双胍等）及胰岛素增敏剂（如罗格列酮、皮格列酮等）。本方案适用于胰岛素水平正常或偏高者，如无效可进入2级治疗方案。对于体重偏轻或消瘦的病人，也可以首选用磺脲类药物。如前所述，对于严重高血糖的病人，可以用胰岛素治疗。

2. 级治疗方案

联合应用双胍类、胰岛素增敏剂；或联合用磺脲类药物和双胍类药物；或磺脲类药物、双胍类药物、胰岛素增敏剂加上 α - 糖甙酶抑制剂。不主张磺脲类与格列奈类促胰岛素分泌剂合用。无效后可选择3级治疗方案。

3. 级治疗方案

可以联合应用三类不同类型的降糖药，如磺脲类、双胍类加 α - 糖甙酶抑制剂；胰岛素增敏剂 + 磺脲类 + 双胍类；胰岛素增敏剂加双胍类加 α - 糖甙酶抑制剂等。一般不主张联合应用四种口服降糖药。从临床实践的角度讲，三种不同类型的降糖药联合应用仍然不能控制好血糖。再加上一种也未必管用。无效后可进入4级治疗方案。

4. 级治疗方案

胰岛素补充疗法，即口服降糖药与胰岛素联合治疗，该方案通常选择在睡前注射中效或超长效胰岛素，白天口服2~3种降糖药。

5. 级治疗方案

胰岛素替代治疗（每日注射 2～4 次），停用促胰岛素分泌剂。适用于胰岛功能衰竭的患者。

具体到每一个患者，除了病期以外，其体形胖瘦、肝肾功能、并发症情况以及血糖水平均不相同，因此，在采用分级治疗时，还要综合考虑这些因素，在医生的具体指导下选择药物及调整剂量。

以上介绍的主要是降糖治疗方案，到了糖尿病晚期阶段，患者往往合并不同程度的并发症。因此，除要严格控制血糖以外，还要针对各种糖尿病并发症进行相应的治疗。需要指出的是，不论是采用何种药物，都必须以饮食控制、运动治疗为前提。

更需要指出的是，糖尿病病情的轻重并不是以用药种类和剂量的多少来决定的。造成糖尿病残疾和死亡的主要原因是糖尿病并发症。如果一个糖尿病病人，尽管口服降糖药治疗效果差甚至无效，已经开始每天注射 4 次的胰岛素替代疗法，但是，没有任何的糖尿病并发症，生活工作一切照常，可以认为这是一个轻症的糖尿病病人。反之，尽管一个糖尿病病人服用降糖药很少，但是他已经有肾功能衰竭或失明，或合并严重的心血管并发症，就应该将这位病人看作是重症糖尿病病人。

糖尿病病人并不完全表现为"三多一少"。一般血糖过高时出现多饮、多尿、多食及体重减轻且疲乏无力，但我们所见到的多数糖尿病病人并无不适，尤其是通过体检发现的糖尿病病人。尽管这些病人无症状，但这并不意味着这些病人就无糖尿病并发症或糖尿病并发症的威胁。高血糖是无声的，但无声的高血糖仍然可以是生命的杀手。在现阶段，高血糖带来最严重的问题还是它促使和加重了糖尿病微血管和大血管并发症。降低糖尿病病人残废率和死亡率的关键是降低糖尿病并发症。降低糖尿病并发症的关键是及时发现和科学治疗糖尿病。及时发现并发症就是要求糖尿病病人接受定期的检查或并发症筛查，科学治疗的目标是控制好糖尿病病人的血糖、血压、血脂和体重。只要病人和医生的积极配合，做到正确对待糖尿病，科学管理糖尿病病人和定期复查、合理用药，确保治疗达标，完全可以避免和延缓糖尿病并发症的发生和发展，完全可以享受正常的人生。

联合用药，治疗代谢综合征

案例：张先生今年 46 岁，建筑学院的教授，在行内颇有知名度，经济收入不菲。不过，最近他有些烦恼，原因是睡眠差、经常感觉头部胀痛、尿多和明显疲乏。一周前，在单位体检，被发现血压 158/92mmHg（正常范围 90~139/50~89mmHg），空腹血糖 8.6 毫摩尔/升（正常范围为 4.4~5.6 毫摩尔/升），总胆固醇 6.0 毫摩尔/升（正常范围为 2.9~5.17 毫摩尔/升），甘油三酯 3.8 毫摩尔/升（正常范围为 0.45~1.7 毫摩尔/升），低密度脂蛋白胆固醇 4.6 毫摩尔/升（正常范围为 1.9~3.5 毫摩尔/升），高密度脂蛋白胆固醇 0.86 毫摩尔/升（正常范围为 1.0~2.2 毫摩尔/升），尿酸 520umol/L（正常范围 150~420μmol/L），血谷丙转氨酶 66 单位/L（正常值小于 40 单位），尿白蛋白/肌酐为 56mg/g（正常为小于 30mg/g）。进一步检查结果如下：血压 160/90mmHg，身高 1.76 米，体重 88 千克，腰围 93 厘米，臀围 91 厘米。心电图正常，腹部超声提示有脂肪肝。张先生的父亲有高血压，母亲有糖尿病。本人吸烟 20 年，每日 20 支；饮酒少量，每周约饮白酒 100 克。

根据以上结果，诊断患者有糖尿病、高血压、血脂异常、高尿酸血症、脂肪肝、微量白蛋白尿和肥胖。后鼓励张先生加强饮食控制、戒烟、酒，增加活动量（每天至少步行 40 分钟），并给药物罗格列酮 4 毫克，每日 1 次；二甲双胍 500 毫克，一日 3 次；依那林 5

毫克，一日2次。一个月后复查，张先生体重下降了2千克，血糖、血压和尿白蛋白恢复正常。胆固醇和甘油三酯分别下降至5.6毫摩尔/升和1.56毫摩尔/升。所有的异常指标基本恢复了正常。

张先生存在着多种异常，如高血压、糖尿病、血脂异常、高尿酸血症、蛋白尿和肥胖。这些异常都是造成心血管疾病的因素，这种多种心血管危险因素集簇在一个人身上的现象，称之为代谢综合征。代谢综合征的诊断条件为有下列3种以上的异常即肥胖、高血压、高血糖、血脂紊乱（高甘油三酯血症和/或低高密度脂蛋白血症）和蛋白尿。有的人将高尿酸血症、脂肪肝也归入代谢综合征的诊断条件，但一般还是采用前一种标准。代谢综合征的实质是多种心血管危险因素的集簇，这种集簇使得代谢综合征患者有更高的心血管疾病患病率和死亡率。这些不同的异常本质上是人体易患心血管疾病的不同表现，与胰岛素抵抗和肥胖有关。肥胖的患者既有胰岛素抵抗，又容易有血脂异常和高血糖、高血压。一部分肥胖患者还合并高尿酸血症和痛风。我国糖尿病病人中大约有90%以上的患者为2型糖尿病病人。而2型糖尿病病人中，合并代谢综合征者达到了3/4。

因此，在代谢综合征的治疗上，必须从整体考虑。那么，有否一种药物能够兼顾到降糖、降压和调整血脂异常呢？有的，那就是胰岛素增敏剂。该类药物是通过提高胰岛素的敏感性、增强胰岛素的作用而降低血糖，即在血糖降低的同时，血液中胰岛素浓度并不增加，胰岛β细胞的负担不增加。这就有利于保护胰岛细胞的功能。该类药物还有轻度的降低血压和调整血脂作用，可以在增加外周脂肪的同时，降低腹部脂肪的沉积，这种脂肪组织的转移对于降低心血管危险因素是非常有利的。该类药物的服法简单，如罗格列酮4毫克，每天一片即可，这可以提高糖尿病病人服药的依从性。另外一个优点是基本上不发生低血糖。

二甲双胍同样不增加胰岛 β 细胞的负担，主要是通过增加葡萄糖在外周组织的分解而起作用的，一般不会引起低血糖，而且对于一部分患者而言，具有抑制食欲和降低体重的作用。因此，特别适合肥胖的 2 型糖尿病病人服用。张先生在联合服用这两类药物后，血糖、血脂异常得到控制，体重有所减轻，就是实例。依那林是血管紧张素转化酶的抑制剂，除了能降低血压，还可以降低尿白蛋白。

口服降血糖药物的肝肾代谢

目前上市的绝大多数口服降糖药没有直接的肝肾毒副作用，但基本需要在肝脏或肾脏代谢，因此，可能增加肝肾负担，除非肝肾功能损害，否则可以根据临床降糖需要酌情使用。下面介绍常用的口服降糖药体内代谢过程，帮助大家了解其与肝肾之间的关系。目前常用的口服降血糖药物主要有以下几类：

磺酰脲类

磺酰脲类降糖药在结构上都有磺基、脲酰基及两个辅基。其中磺基和脲酰基为基本结构。由于两个辅基不同，而形成不同的磺酰脲类药物，也是决定药物作用强度、作用时间、代谢特点的基本结构。药物的代谢及排泄主要涉及肝肾损害。凡使用磺酰脲类降糖药，都应当对病人当前的肝肾功能有较好的了解。常用的几种磺酰脲类降糖药。

格列本脲（商品名：优降糖）：第二代磺酰脲类，本药口服吸收快，作用可持续 24 小时，主要在肝脏代谢，其两种主要代谢产物也可刺激胰岛素分泌而具有降血糖作用，本药经肝、肾排泄各约 50%。

格列吡嗪（商品名：美吡达、迪沙片等，瑞易宁是其缓释片）：第二代磺酰脲类，目前普通片、分散片、控释片的胃肠吸收速度快，最高药效时间与餐后血糖达峰时间较一致，主要经肝脏代谢，代谢产物无药理活性。

格列喹酮（商品名：糖适平）：第二代磺酰脲类，口服吸收速度快，口服 2～3 小时血药浓度达峰值，作用可持续 8 小时，半衰期约 1～2 小时，95% 经肝脏很快代谢，并由胆汁分泌入肠道随粪便排出体外，仅约 5% 经肾排出。

格列美脲（商品名：亚莫利、万苏平等）：第三代磺酰脲类，口服吸收迅速而完全（100% 胃肠道吸收），口服 2～3 个小时达血药峰值，半衰期约 5～8 小时，进食对药物吸收影响不明显，在肝脏内通过细胞色素氧化酶 P450 氧化，代谢产物为环已羟早基及羧基两类衍生物，约 60% 出现在尿中，约 40% 出现于尿中。

双胍类

双胍类降血糖药，其降血糖作用主要是促进肌肉组织摄取葡萄糖，使组织无氧酵解增加，增加对葡萄糖的利用，增加胰岛素敏感性，减少葡萄糖经消化道吸收，结果使血糖降低。本药片有缓释制剂和非缓释剂，结构稳定，很少与血浆蛋白结合，在肝内不代谢，以原型随尿液迅速排出（肾功能不全时，可导致药物蓄积），12 小时内有 90% 被清除。

阿卡波糖

本药为新型口服降血糖药物，在肠道内竞争性抑制葡萄糖苷酶，可降低多糖及蔗糖分解生成葡萄糖，减少并延缓吸收，因此具有降低饭后高血糖和血浆胰岛素浓度的作用。本药口服后很少被吸收，血浆蛋白结合率低，主要在肠道降解或以原形随粪便排泄，长期服用未见蓄积。

胰岛素增敏剂

罗格列酮（商品名：文迪雅等）：本药属噻唑烷二酮类，为胰岛素增敏剂，通过增加骨骼肌、肝脏、脂肪组织对胰岛素的敏感性，提高细胞对葡萄糖的利用而发挥降低血糖的疗效，可明显降低空腹血糖及胰岛素水平，对餐后血糖和胰岛素亦有降低作用。本药口服生物利用度为 99%，血药达峰时间约为 1 小时，食物对药物吸收总量无影响，64% 经尿液排出，23% 经粪便排出。

吡格列酮（商品名：列洛、艾可拓等）：本药为高选择性过氧化物酶增殖因子激活的 γ 型受体的激动剂，本品口服给药后，血药浓度达峰时间约为 2 小时，进食不改变本药的吸收率，通过肝脏羟基化和氧化作用而代谢，部分代谢产物仍有活性，本药半衰期约为 3 ~ 7 小时，大部分药物以原型及代谢产物形式随粪便排出体外。

非磺酰脲类胰岛素促泌剂

瑞格列奈：本药为氨基甲酰早基苯甲酸的衍生物，为非磺酰脲类胰岛素分泌的餐时调节药，其起效快，作用时间短，在空腹或进食时服用均吸收良好，食物能延长本药的血药浓度达峰时间和半衰期。本药在肝脏由细胞色素 P4503A4（CYP3A4）快速代谢为非活性产物，大部分经胆汁随粪便排泄（粪便中的药物原形低于 1%），很少一部分（低于 8%）经尿液排出。

那格列奈：本药是一种 D - 苯丙氨酸衍生物，其作用与瑞格列奈类似，本药促胰岛素分泌作用依赖于血糖的浓度，当血糖浓度较低时，促胰岛素分泌作用减弱，餐前服用后可迅速吸收，15 分钟起效，主要经混合功能氧化酶系代谢。本药代谢产物的清除迅速完全，83% 以肾排泄（其中 13% ~ 14% 为药物原形），仅 10% 经粪便排出。

这类药物可能引起肝功能指标升高，但多数为轻度和暂时性的。遇到这种情况需要在医生指导下调整药物。

通过了解药物的代谢过程，不难看出，绝大多数口服降糖药对肝肾功能正常的患者是安全的。肝肾功能严重受损时，口服降糖药就有可能在体内蓄积。因此，当肝肾功能不全时医生会酌情选择适当的降糖药。对于严重的肝肾功能受损者，如血液肌酐水平超出正常范围或转氨酶明显升高等，应该停用口服降糖药，该用胰岛素控制血糖。

口服降糖药物治疗不能忽视的十大因素

相当多的糖尿病病人虽然服用降糖药物，但血糖控制并不理想，原因何在？根据临床实践，在口服降糖药物治疗中注意以下这些问题，会有效地控制血糖。

不控制饮食而片面注重药物

饮食治疗是糖尿病治疗的基础，对于初发 2 型糖尿病病人，如无急性的危及生命的并发症，首先应控制饮食 1 个月左右。如控制饮食后，无其他特殊的原因，血糖仍不下降或下降不满意，再考虑选用降糖药物。

一些患者不控制饮食而想服些特效药物，或想多服些降糖药以抵消多进食，这是非常错误的，甚至是危险的。因为不论胰岛细胞是否还有一定的功能，对于初发的 2 型糖尿病病人，高血糖反映了其胰岛细胞分泌胰岛素功能不足，限制饮食的目的是减轻胰岛 β 细胞负担，使这些细胞得到很好的休息，以利其功能的恢复。这就如患急性肝炎、肠胃炎的患者需要休息和饮食疗法（包括禁食）一样。不控制饮食而滥用口服降糖药，恰如一匹有病的马拉不动车时，遭到了所载的重量增加（多进食）和鞭打（服用降糖药），其结果是病马非但不能拉车，反而使病情更严重，甚至完全累垮（胰岛 β 细胞功能衰竭）。临床实践也充分证实，不把好饮食这一关，口服降糖药治疗通常是失败的。

不根据血糖水平来调节药量

服药的目的是控制高血糖。由于患者的血糖要升高到一定程度，才会出现多饮、多尿、多食和体重减轻等所谓的经典的糖尿病症状，血糖不太高，如空腹血糖低于 13 毫摩尔/升，多数患者并无不适的感觉（无症状）。但在这种状态下，糖尿病病情在发展，可引起各种糖尿病并发症。不少患者虽然血糖控制不满意，但由于无特别的或明显的不适感，因而不根据血糖水平来调节降糖药的用量。从心理的角度讲，患者感到自己已经服药了，有安全感，但从服药的效果来讲，患者的服药则属无效或效果不满意。一些患者发展到因严重的糖尿病并发症而入院，还觉得奇怪，为什么服了药而不管用。

忽视复诊或检查，不看重药疗的效果

患者很少到医院复诊或检查，很少乃至从不观察自己服药的效果，不经常性地检查血糖、血脂和血压，不注意观察影响自己血糖、尿糖变化的因素。不注意总结自己的服药规律，而是人云亦云，听甲患者说甲药好而服甲药，听乙患者说乙药好又改服乙药。观察不仔细，复查不经常，治疗不规则，这是我国糖尿病病人较一些发达国家的糖尿病病人病情重得多、并发症多且严重的一个主要原因。

以为所有的药物都对自己有效

不是所有的糖尿病病人服用口服降糖药都有效，这在理论上容易理解，但在实际工作中则往往难于为患者所接受。我国相当多的糖尿病病人尽管服用口服降糖药效果不好或无效，也很难接受胰岛素治疗。

频繁更换药物

一些口服磺脲类降糖药在体内有随时间延长药物作用逐渐增强的过程。一些患者不了解这一点，往往服用几天或十几天，见血糖、尿糖下降不满意，即急于换药，或认为所服用的药物无效。事实上，有些降糖药服至半个月甚至1个月时才达到最大的降糖效用。

混合用药

每种降糖药都有最大有效剂量。未用到这个最大有效剂量（有药物反应者除外），不要轻易地认为某种药物无效。

较合理的服药方法为：根据血糖逐渐调整服降糖药的剂量，服至该药的最大有效剂量，如血糖仍不下降或控制不满意，再服用其他的降糖药或联合应用磺脲类降糖药和双胍类降糖药，不宜同时服用几种属同一类的药物。

降糖药物越贵越好

药物的价格与其疗效并不成正比。不应认为价格低的降糖药效果就差，价格高就是良药。而应科学地说，哪一种降糖药更适合什么样的糖尿病病人。对甲病人有效的药物不一定对乙病人也有效，有时对乙病人不但无效，甚至有害。针对每个患者的特殊性而选用最适合的药物，这是合理用药的一个基本原则。

忽视体重

对于重度肥胖的患者，应先减轻体重，再根据血糖选用降糖药。病人年龄如小于 60 岁，首选双胍类药物为宜。

片面追求特效药

相当多的病人一味追求能"去糖尿病病根"的所谓特效药，有的甚至在采取一定的治疗措施血糖已经获得良好控制的情况下，宁可停止现阶段有效的治疗措施，而去寻找所谓能包治百病或去除病根的"灵丹妙药"。有的认为西药仅能治表，而中药能去根。有的则偏信气功偏方。殊不知，现在采用的包括饮食、运动和药物的糖尿病综合疗法是人类与糖尿病作斗争的实践总结和智慧结晶，是经过世界各国所证明确实有效的方法。

拒绝药物治疗

有的病人片面地认为，凡是药物，必定有副作用。因此，拒绝必须的药物治疗。有的认为，服药时间一长，就会对肝肾功能带来损害。实际上，在临床上使用的降糖药，在药典所要求的剂量范围内，是安全的，副作用仅见于个别患者。一般而言，这种副作用在停用药物后即消失，不会给人体带来严重的影响。我们不可因为有百分之几的患者可能有副作用而讳疾忌医。高血糖未得到控制与服用药物所可能有的副作用相比，前者的后果要严重得多。高血糖肯定可引起并发症，特别高的血糖可直接致人于死地。药物副作用的发生率很低，且可以避免，停药后可消失。

目前世界上还没有一种根治糖尿病的药物，单一用药实难控制糖尿病的发展。近年来，中西医结合治疗 2 型糖尿病异军突起，成为比较理想的有效方法。所以采用中医和西医相结合，多种药物联合应用、协同、互补综合治疗，是我们几十年来治疗糖尿病成功经验的结晶。

中西结合，协同作战

中医治疗表现为消渴症的 2 型糖尿病具有悠久的历史和丰富的经验。大量研究证实，中医治疗 2 型糖尿病可以明显改善"三多"症状，恢复体力，辅助降糖，延缓慢性并发症的发生发展，确有益处。据研究，中药在降低血糖尤其是降低严重的高血糖方面，疗效不如西药。但是中医中药在缓解糖尿病症状、预防、减缓和改善糖尿病并发症尤其是血管并发症方面，有其独到之处。

胰岛素—糖尿病病人"生命的保护神"

胰岛素的发现

人类与糖尿病作斗争的历史已有 2000 余年。一代又一代的医生不断努力，摸索治疗糖尿病的方法。但是，只有发现和应用了胰岛素，糖尿病酮症酸中毒等直接危及患者生存的并发症才有了特效的治疗方法，才从根本上挽救了许多 1 型糖尿病病人的生命。从了解糖尿病本质到发现胰岛素，人们走过了艰难的历程。

1889 年，杰出的医生 VonMerting 和 Minkowski 首次发现了胰腺具有内分泌功能，并建立了经典的糖尿病动物模型。约 10 年后，Starling 首先提出"激素"这个概念，奠定了临床和实验内分泌学的基础。1910 年，JeandeMeyer 提出了糖尿病是由于胰腺分泌障碍的理论。此后，人们多次尝试口服胰腺提取液来治疗糖尿病，但均告失败。

1921 年，FrederickBanting 医生和他的助手 CharletBest 在加拿大着名教授 Macleod 的实验室进行人类历史上一项伟大的研究。Banting

是一位经历过一次世界大战的外科医生，教过解剖学，具有良好的外科学和解剖学的基础，而 Best 那时是生理生化学的四年级的医学生，掌握测定尿糖、血糖和尿素氮的实验室技术和有生理生化基础。为了从经济上保证此项研究，Banting 医生变卖了他的医疗仪器和诊所，租着廉价的房子，吃在实验室。研究终于获得成功，1921 年 7 月 30 日，他们首次从狗的胰腺中成功地分离出胰岛素，并应用于糖尿病狗，使狗的血糖明显下降。1921 年年底起，胰岛素开始进入了临床使用。一些化学家、药理学家陆续地加入了胰岛素研究的队伍，使胰岛素的提纯方法更科学，纯度更高。到了 1923 年 9 月，仅美国就有 25000 名糖尿病病人接受胰岛素治疗。Elizabeth 于 1922 年 14 岁频临死亡时接受了胰岛素治疗，以后她生活得很好，有了小孩，于 1981 年死于心肌梗塞。胰岛素的应用挽救了无数个像 Elizabeth 这样的患者。

胰岛素是糖尿病病人生命的保护神。然而，许多糖尿病病人一谈起胰岛素治疗就心有余悸，唯恐用了胰岛素就上瘾，不能撤除。这种看法是错误的。因为只有一部分患者终生需用胰岛素，一部分患者可能在一个特定的时间或条件下需用胰岛素。大多数糖尿病病人不需用胰岛素。如果用了胰岛素就撤不下来，这说明你必须用胰岛素，否则你的生命历程就会大大缩短。

胰岛素治疗的适用对象

1. 1 型糖尿病病人，不论有无酮症酸，一经确诊应立即用胰岛素治疗。因为 1 型糖尿病病人胰岛的病理改变明显，50% – 70% 有胰岛炎，β 细胞数量仅为正常的 10% 左右，分泌胰岛素的功能减弱或丧失，使体内胰岛素分泌绝对不足，所以需要终生用胰岛素代替治疗。

2. 2 型糖尿病病人，并发酮症酸中毒、高渗性昏迷及乳酸性酸中毒等急性并发症，或在感染、手术、外伤、妊娠、急性心肌梗死以及用肾上腺皮质激素治疗时，需用胰岛素控制病情。

3. 初发的 2 型糖尿病病人，血糖过高如空腹血糖超过 13 毫摩尔/升，糖化血红蛋白超过 9%，可以先开始胰岛素治疗。待血糖控制满意且稳定一段时间后，再停用胰岛素。部分病人可以在停用胰岛素后相当长时间内，不需要服用任何降糖药物，通过饮食和运动调整，就能控制好血糖。

4. 初发的症状明显且体型消瘦的 2 型糖尿病病人，也可以先开始用胰岛素治疗，控制好血糖后再改用口服降糖药。

5. 2 型糖尿病病人，发病后 3 个月内磺脲类药物已用到最大剂量，而空腹血糖 > 11. 1 毫摩尔/升，说明口服降糖药已发生继发性失效，应加用胰岛素治疗。

6. 糖尿病合并慢性并发症如视网膜病变、糖尿病肾病、糖尿病神经病变，以及并发心、脑血管病变、皮肤感染、结核病等，宜用胰岛素治疗。

7. 继发性糖尿病，如肢端肥大症、柯兴氏综合征、胰腺炎或纤维钙化胰腺病引起的糖尿病，需用胰岛素治疗。

影响胰岛素作用的因素

1. 饮食

2. 活动

此两个因素与胰岛素作用关系密切，不调节好饮食和活动，胰岛素治疗就可能失败，已如上述。

3. 年龄

青少年的胰岛素用量一般要大于老年人，因在青春发育期中，拮抗胰岛素作用的激素增强，为了保证青少年病人的健康发育成长，饮食限制可以放宽。而老年人中，大多自身有一定的胰岛素分泌能力，有一定肾功能下降及其他并发症或兼有病，加之老年人发生低血糖更危险。

4．妊娠

妊娠后期，1型病人的胰岛素需要量比妊娠前多50%～100%。分娩后，胰岛素剂量可以骤减。

5．病程

1型病人病程很久后，胰岛素用量可减少，这可能与这些因素有关：体重下降、肾功能下降以至胰岛素清除率下降，进食量下降，活动量下降。

6．肾脏病变

肾功能下降到一定阶段，血尿素氮、肌酐上升，而胰岛素用量下降，其原因是胰岛素从肾脏排出和分解减少，胰岛素作用延长，肌肉对胰岛素的摄取减少，基础胰岛素水平上升。部分病人在出现氮质血症（尿毒症前期）后，可停用胰岛素，但亦有个别病人在肾功能恶化后，胰岛素用量反而增加。

7．感染

精神紧张，并有其他急性病变等应激状态时，胰岛素用量增加。

8．胰岛素纯度

由普通胰岛素换用高纯度（单组份）胰岛素时，胰岛素用量应减少。

9．胰岛素注射部位

个别病人常在同一部位注射胰岛素，造成局部皮肤下发生硬结，影响了胰岛素的吸收，改变注射部位，可使胰岛素用量减少。

10．并用了影响胰岛素作用的药物

11．胰岛素抗体的产生

牛、猪胰岛素都可刺激人体产生抗体，抗体同胰岛素结合，则降低了胰岛素作用，有些病人每天胰岛素用量可大于500单位，换用高纯度或人胰岛素后，胰岛素用量则可迅速下降。不更换胰岛素品种，这种情况也可自行缓解。

胰岛素剂量的调整

胰岛素的剂量是医生根据病人的体重、血糖多少决定的。从小量开始，慢慢调整。一般人胰岛素的生理需要量为 24 ~ 30 单位/日。血糖维持在 4 ~ 8 毫摩尔/升为宜。血糖在 8 ~ 11 毫摩/升时，增加 2 单位胰岛素，血糖在 11 ~ 13 毫摩尔/升时，增加 3 单位胰岛素。血糖在 13 ~ 16 毫摩尔/升时，增加 4 ~ 6 单位胰岛素。当血糖少于 3 毫摩尔/升时，减少 2 ~ 3 单位胰岛素并立即少量加餐。血糖在 3 ~ 4 毫摩尔/升时，减少 1 ~ 2 单位胰岛素，延迟注射。调整胰岛素时应该遵从医嘱。

胰岛素一般在三餐前 15 ~ 30 分钟注射。剂量分配是早餐 > 晚餐 > 午餐。

为什么改为每天 1 ~ 2 次胰岛素注射？怎样改？

每天注射 1 ~ 2 次胰岛素适用于长期皮下注射胰岛素的病人，是在每天注射 3 次胰岛素，剂量基本固定后采用。有下列方法：

1. 中效胰岛素加短效胰岛素，早、晚餐前注射。

应用这种办法是将全天胰岛素剂量分成 3 份，早、晚餐按 2：1。早餐前短效胰岛素与中效胰岛素之比是 1：2。晚餐前短效胰岛素与中效胰岛素之比为 1：1。早餐前短效胰岛素作用于早、午餐之间的血糖，早餐前中效胰岛素作用于午餐后的高血糖。晚餐后的高血糖由晚餐前的短效胰岛素作用，而晚餐前的中效胰岛素作用于夜间高血糖。

2. 三餐前短效胰岛素，睡前中效胰岛素注射

睡前中效胰岛素是为了补充夜间胰岛素分泌的不足。方法是把全天胰岛素剂量分为四等份，1/4 为中效胰岛素。其余的 3/4 三餐前皮下注射。

3. 餐前短效胰岛素加长效胰岛素

长效胰岛素占全天用量的 1/2。早餐前注射。余下胰岛素分三餐

前注射。可以平均分配，也可以早餐前 40%，午餐前 30%，晚餐前 30%。

胰岛素的用法还可以有许多种。那一种方法适用于哪一种病人应该由医生决定。胰岛素的剂量必须随时调整。因此，经常监测血糖就十分必要。

注射胰岛素注意十件事

1. 每月复诊 1~2 次。如果没有条件检查血糖，可以监测四段尿糖。（早餐－午餐前，午餐－晚餐前，晚餐－睡前，夜间－早餐前）。但是，尿糖不能代替血糖监测。

2. 有条件的病人，还是应该购买血糖测定仪，进行自我血糖监测。根据血糖稳定和治疗情况，决定血糖监测的次数和时间。一般而言，胰岛素治疗的病人，每周至少应该监测一天血糖，可以分 4 次监测，即空腹和三餐后 2 小时血糖。如果血糖不稳定，经常发生低血糖，则应该增加监测次数，一天可测 7~8 次，即三餐前后加睡前，下半夜 2~3 点再测 1 次血糖以避免夜间低血糖引起的清晨高血糖。

3. 定时定量进餐，定时定量运动。

4. 外出时随时携带糖块、小食品，以预防低血糖。

5. 熟悉低血糖症状，如心悸，头晕，面色苍白，出冷汗，饥饿感，眼前发黑，烦躁，精神异常，抽搐，甚至昏迷。此时，立即喝糖水，吃食物，或者注射葡萄糖。预防低血糖很简单，合理应用胰岛素，按需要进餐，采取少食多餐方法，当运动量过大或者时间较长时及时加餐。调整胰岛素不可操之过急，2~4 个单位/日，2~4 日调整 1 次。

6. 多部位交替注射胰岛素。

7. 熟悉胰岛素注射器，防止计算错误。注射二种胰岛素时，先抽短效胰岛素，再抽长（中）效胰岛素。胰岛素可以在室温下保存

（20～30℃）。或者放在 4 度冰箱内。抽长（中）效胰岛素时，先将胰岛素瓶在手掌中搓动，不要摇动。

目前在城市糖尿病病人中，注射用胰岛素大多数采用了人的重组胰岛素，即人胰岛素。混合胰岛素也往往是已经按照一定比例配好的短效和中效胰岛素混合物。病人学会自测血糖，定期复查，保持规律的生活和用药规律，就能够比较容易地摸索出胰岛素调整剂量的方法。当然，能够有医生的指导，则更加方便。

在胰岛素应用中，许多经验要靠病友们体会。"久病成良医"，这里需要的是病人的信心，医生的耐心。人的身体状况、日常生活、工作、饮食等不可能一成不变，人的外部环境，如气候等也有变化，这也会影响血糖的稳定性。应用混合胰岛素治疗的患者，需要比单用口服降糖药、单用一种胰岛素的患者需具有更多的有关糖尿病特别是有关胰岛素的知识，需要做更细的血糖、尿糖的观察，需要更注意生活中其他因素对血糖的作用，要在医务人员的指导下，学会灵活地调整不同种类胰岛素的量和比例，方能达到更好的治疗效果。

附　录　糖尿病必备偏方验方

方 1

【组方】

元参 90 克，苍术 30 克，麦冬 60 克，杜仲 60 克，茯苓 60 克，生黄芪 120 克，枸杞子 90 克，五味子 30 克，葛根 30 克，二仙胶 60 克，熟地黄 60 克，山药 120 克，山萸肉 60 克，丹皮 30 克，人参 60 克，玉竹 90 克，冬青子 30 克。

【主治】

成年人糖尿病，血糖尿糖控制不理想者。

【用法】

研为细末，另用黑大豆 1000 克，煎成浓汁去渣，共和为小丸，每次 6 克，每日 3 次。

方 2

【组方】

葛根 30 克，花粉 90 克，石斛 60 克，玄参 90 克，生地黄 90 克，天冬 30 克，麦冬 30 克，莲须 30 克，人参 30 克，银杏 60 克，五味子 30 克，桑螵蛸 60 克，菟丝子 60 克，补骨脂 60 克，山萸肉 60 克，西洋参 30 克，何首乌 60 克，生黄芪 120 克，山药 90 克，女贞子 60 克。

【主治】

糖尿病中医辨证为上消下消者。

【用法】

研为细末，金樱子膏 1000 克合为小丸，每服 6 克，每日 3 次。

方 3

【组方】

莲子肉 60 克，芡实 60 克，党参 60 克，熟地黄 60 克，红参 60 克，天竺子 60 克，桑椹子 60 克，肉苁蓉 60 克，阿胶 60 克，黄精 60 克，西洋参 30 克，白芍 60 克，黄柏 30 克，生黄芪 90 克。

【主治】

糖尿病中医辨证为中消者。

【用法】

共研细末，雄猪肚 1 具，煮烂如泥，和为小丸，每服 6 克，每日 3 次。

方 4

【组方】

生地黄 30 克，熟地黄 30 克，天冬 12 克，麦冬 12 克，党参 30 克，当归 9 克，山萸肉 12 克，菟丝子 30 克，元参 12 克，黄芪 30 克，泽泻 15 克。

【加减】

阳明热甚口渴者，加白虎汤、黄连；

阳虚，加金匮肾气丸，桂枝、附子可用至 10 克；

腹胀，加大腹皮；

腹泻，加茯苓、泽泻，去生地黄，熟地黄减量；

兼有高血压者，加杜仲、牛膝；

兼有冠心病者，加瓜蒌、薤白、半夏。

【主治】

糖尿病。

【用法】

每日 1 剂，水煎 2 次，药液混合后分 2~3 次服。

方 5

【配方】

生地黄 120 克，天冬 60 克，红参 60 克，首乌 180 克，胎盘 1 具或河车粉 60 克。

【主治】

老年糖尿病。热证不明显，气阴两虚者。

【用法】

诸药共研为细末，炼蜜为丸，每日 2 次，每次 1 丸。

方 6

【组方】

黄精 30 克，生地黄 30 克，元参 30 克，丹参 30 克，葛根 15 克，知母 15 克，枳壳 10 克，黄连 10 克，生大黄 10 克，甘草 6 克。

【加减】

口渴甚，加生石膏 30 克，寒水石 30 克。

【主治】

2 型糖尿病阴虚化热型。

【用法】

水煎 2 次，药液混合，早晚分服，每日 1 剂。

方 7

【配方】

生黄芪 1000 克，黄精 1000 克，紫河车 1000 克，丹参 1000 克，猪苓 1000 克，肉苁蓉 1000 克，山楂 1000 克，芡实 1000 克，木瓜 1000 克，葛根 500 克，秦艽 500 克，当归 500 克，狗脊 500 克，牛膝 500 克。

【主治】

2 型糖尿病。形体消瘦，气虚为主，络脉瘀阻，气短乏力，手足麻痛，面足微肿。

【用法】

诸药共研细末，制成水丸，每次 6 克，每日 3 次。

方 8

【组方】

黄芪 15 克，山药 10 克，黄精 10 克，石斛 10 克，天花粉 10 克，生地黄 10 克，熟地黄 10 克，地骨皮 10 克，竹叶 10 克，僵蚕粉（分次冲服）3 克。

【加减】

烦渴引饮，消谷善饥者，加生石膏、知母；

心烦易怒者，加栀子、丹皮；

失眠多梦者，加炒枣仁、丹参；

遗精者，加金樱子、菟丝子；

阳痿不举者，加巴戟天、阳起石；

腰膝酸软者，加桑寄生、牛膝；

皮肤疮疖者，加黄连、连翘。

【主治】

2 型糖尿病属气阴两伤，肺胃蕴热者，烦渴多饮，夜间多尿，四肢乏力，心悸，腰膝酸软，舌淡苔白，脉细滑。

【用法】

先用水将各药浸泡半小时，再煎煮半小时，每剂煎 2 次，将 2 次煎出的药液混合，分 2 次温服，每日 1 剂。

方 9

【组方】

鹿角霜 25 克，黄连 10 克，苦参 10 克，牡蛎（先煎）20 克，鸡内金 15 克，知母 20 克，浮萍 15 克，槐花 25 克，茯苓 15 克，桑螵蛸 15 克，覆盆子 15 克，漏芦 15 克。

【主治】

糖尿病。口渴，多饮，多尿，善饥多食，属于非胰岛素依赖型效果更佳。

【用法】

水煎 2 次，将 2 次药液混合，分 2 次温服，每日 1 剂，连服30 ~ 50 剂。

方 10

【组方】

太子参 50 克，乌梅 30 克，黄芪 15 克，熟地黄 15 克，麦冬 10 克，白芍 10 克，天花粉 10 克，百合 10 克，橘红 10 克。

【加减】

阴虚热浮，五心烦热，咽干舌燥，尿赤便秘，舌红苔黄，脉弦数，加地骨皮、石膏、麻子仁、生地黄、丹皮、木通；

阴阳俱虚，面色苍白，咽干尿频，形寒肢冷，腰膝酸软，舌淡苔白，脉沉细，加附子、肉桂、山药、桑寄生、怀牛膝。

【主治】

2 型糖尿病。

【用法】

每日 1 剂，水煎服，1 个月为 1 个疗程。

方 11

【组方】

人参（另煎）9 克或党参 27 克，陈皮 9 克，黄芪 30 克，山药 30 克，茯苓 30 克，白术 15 克，甘草 12 克。

【加减】

并发血管病变，加丹参 30 克，桃仁 12 克；

并发皮肤感染，加苦参 18 克，黄柏 12 克。

【主治】

糖尿病。

【用法】

水煎服，每日 1 剂，也可制成散剂服用。

方 12

【组方】

西洋参（研末冲服）3 克，麦冬 15 克，鲜天花粉 100 克，鲜葛根 60 克，鲜茅根 60 克，鲜藕 60 克，鲜梨 1 个，鲜橘 1 个，生地黄 30 克，生山药 30 克，乌梅 15 克，知母 10 克，鸡内金（研末冲服）10 克。

【加减】

病至后期加肉桂 0.5 克。

【主治】

糖尿病。

【用法】

水煎 2 次，药液混合，分 3 次服，每日 1 剂。

方 13

【组方】

黄芪 30 克，山药 20 克，生地黄 20 克，丹参 20 克，玄参 25 克，苍术 15 克，熟地黄 15 克，葛根 15 克。

【加减】

口干多饮明显者，加生石膏、知母、天花粉；

消谷善饥明显者，加石斛、玉竹，重用熟地黄；

皮肤瘙痒者，加白蒺藜、地肤子、当归；

少气乏力者，加生晒参、党参、太子参；

血脂高者，加山楂、何首乌、虎杖；

血压高者，加夏枯草、牛膝、地龙；

眼底有改变者，加草决明、石决明、菊花；

感染者，加金银花、连翘、蒲公英；

神经病变者，加鸡血藤、伸筋草；

有肾脏病变者，加土茯苓、白花蛇舌草；

血糖持续不降者，加地骨皮、枸杞子、乌梅；

尿有酮体者，加黄连、黄芩、茯苓。

【主治】

糖尿病。

【用法】

水煎，分 2 次服，每日 1 剂。

方 14

【组方】

山药 50 克，生地黄 25 克，知母 20 克，玉竹 15 克、石斛 20 克，红花 10 克，制附子（先煎）5 克，肉桂 5 克，沙苑子 20 克，猪胰 1 具。

【加减】

偏上消，加麦冬 25 克，天冬 25 克，沙参 15 克；

偏中消，加生石膏 50 克，天花粉 15 克；

中气不足，加人参（另煎）10 克，黄芪 30 克；

偏下消，加山萸肉 15 克，枸杞子 15 克，五味子 15 克。

【主治】

阴虚燥热型糖尿病。口渴多饮，多食，多尿，形体消瘦。

【用法】

各药共煎 3 次，将煎出的药液和匀，早晚各服 1 次，猪胰分 3 次生吞。

方 15

【组方】

黄芪 20 克，山药 20 克，生地黄 15 克，熟地黄 15 克，苍术 10 克，麦冬 10 克，五味子 8 克，五倍子 8 克，生牡蛎（先煎）20 克，茯苓 10 克，天花粉 10 克，葛根 10 克，山萸肉 10 克。

【加减】

口渴甚者，加石斛、乌梅；

小便多者，加桑螵蛸。

【主治】

糖尿病。口渴，多饮，多尿，善食而消瘦，舌红，苔薄黄，脉弦细数。

【用法】

水煎，分 2 次服，每日 1 剂。

方 16

【组方】

人参（另煎）10 克，麦冬 25 克，黄柏 25 克，龟板 20 克，生地黄 30~50 克，五味子 10 克，玉竹 25 克，枸杞子 25 克，黄连 10 克。

【加减】

大便干燥者，加当归 20 克；

便溏者，加莲子肉、山药；

肢痛酸麻，加红花、细辛；

阴痒，尿道灼热者，加龙胆草、蒲公英；

皮肤瘙痒者，加何首乌、夜交藤；

腹胀者，加川楝子、大腹皮；

疖肿者，加菊花、蒲公英；

目昏不明者，加红花、牛膝；

呃逆者，加芦根；

渴甚者，加生石膏。

【主治】

非胰岛素依赖型糖尿病，属于气阴两虚、燥热内结型。

【用法】

水煎 2 次，药液混合后分 2 次服，每日 1 剂。

方 17

【组方】

石膏 20 克，知母 10 克，甘草 5 克，北沙参 15 克，麦冬 12 克，石斛 12 克，地黄 15 克，丹皮 6 克，茯苓 12 克，泽泻 12 克，山药 15 克，天花粉 12 克，鸡内金 6 克。

【加减】

胃热盛者，加黄连 3 克；

便秘者，加大黄 6 克。

【主治】

糖尿病属于热燥阴虚型，烦渴多饮，口干舌燥，善食，尿频，舌红少苔，脉洪数。

【用法】

将上药煎煮 2 次，药液混合均匀，分 2 次服，每日 1 剂。

方 18

【组方】

生黄芪 30 克，党参 15 克，麦冬 25 克，天花粉 20 克，葛根 15 克，地黄 25 克，炙杷叶 15 克，石斛 15 克，乌梅肉 10 克，芦根 20 克。

【加减】

烦渴欲饮冷水者，去党参、黄芪，加生石膏 30 克，西洋参 15 克；

津伤而大便秘结者，加玄参 10～20 克，黑芝麻 20～30 克；

心烦，胃脘灼热感者，去党参、黄芪，加栀子 10～15 克，竹茹 15～25 克。

【主治】

糖尿病。周身倦怠乏力，形体日渐消瘦，肌肤燥涩失荣，口干舌燥，虽渴而不多饮，胃纳日减，食后燥涩难下，或大便秘结，舌质红干，苔薄乏津，脉细数或细弱。

【用法】

水煎 2 次，药液对匀，分 2 次服，每日 1 剂。

方 19

【组方】

党参（或人参、太子参）30 克，黄芪 50 克，熟地黄 30 克，山萸肉 20 克，生山药 50 克，天花粉 50 克，玉竹 25 克，沙参 25 克，石斛 25 克，麦冬 25 克，玄参 25 克，知母 20 克。

【加减】

肢体倦痛，加白术、楮实、蚕沙；

头晕目眩，加菊花、天麻；

五心烦热，加地骨皮、鳖甲、龟板；

渴甚而善饥，加生石膏、生地黄；

便秘，加生何首乌、肉苁蓉；

病久纳差，减熟地黄、玄参、知母，加陈皮、砂仁、鸡内金、炒三仙；

目昏不清，加菊花、枸杞子、五味子。

【主治】

糖尿病属于阴虚内热、津液耗损型，口渴多饮，尿频，能食善饥，肌肉渐瘦，肢体倦怠乏力，头晕目涩，大便干燥，五心烦热。

【用法】

水煎 2 次，混合后早晚分服，每日 1 剂。

方 20

【组方】

玉竹 15 克，黄精 15 克，枸杞子 15 克，山药 24 克，党参 15 克，玉米须 24 克，金丝草 15 克，桑寄生 15 克，天花粉 15 克，莲须 15 克，麦芽 30 克，谷芽 30 克，陈皮 6 克，甘草 5 克。

【加减】

阴虚甚者，加生地黄 15 克，熟地黄 15 克；

阳虚甚者，加菟丝子 15 克，肉苁蓉 15 克；

口渴难忍者，天花粉用至 24 克，另加麦冬 15 克，沙参 15 克；

大便干结者，加火麻仁 15 克，郁李仁 9 克；

夜寐失眠者，加熟枣仁 15 克，夜交藤 15 克；

眩晕剧烈者，加珍珠母 60 克，钩藤 9 克；

合并有疮疡者，加蒲公英 15 克，金银花 15 克，连翘 9 克。

【主治】

糖尿病燥热偏盛、阴津亏损者。

【用法】

水煎服，每日 1 剂。

方 21

【组方】

生地黄 15 克，麦冬 12 克，天花粉 15 克，葛根 15 克，五味子 6 克，甘草 6 克，党参 15 克，黄芪 15 克，山药 30 克，枸杞子 12 克，糯米 1 匙。

【加减】

合并高血压，加海蛤壳 30 克，怀牛膝 15 克；

血脂增高，加何首乌 20 克，桑寄生 15 克，山楂 15 克；

肾功能差，出现蛋白尿，加重党参、黄芪用量；

兼皮肤瘙痒，加金银花 15 克，白蒺藜 12 克；

兼月经不调，加何首乌 20 克，当归 10 克，白芍 15 克；

兼视力障碍，加玉竹 12 克，菊花 10 克，枸杞子加至 15 ~ 18 克；

口渴明显，加石膏 15 克，知母 12 克。

【主治】

糖尿病。

【用法】

水煎 2 次，药液混合，早晚分服，每日 1 剂。

方 22

【组方】

黄芪 30 克，生地黄 30 克，山萸肉 15 克，山药 30 克，枸杞子 15 克，地骨皮 30 克。

【加减】

烦渴，多饮，多食明显，加人参叶 30 克，天花粉 30 克，黄连 5 克；

尿频数而量多，加桑螵蛸 15 克，覆盆子 15 克。

【主治】

糖尿病。精神倦怠，少气懒言，腰酸，心悸失眠，形体消瘦。

【用法】

将诸药煎煮 2 次，药液对匀，分 2 次服，每日 1 剂。

方 23

【组方】

党参 50 克，生地黄 25 克，熟地黄 25 克，地骨皮 20 克，泽泻 20 克，丹参 20 克，枸杞子 20 克。

【加减】

偏于热盛口渴者，加天花粉 20 克，知母 15 克；

偏气虚者，加黄芪 25 克，白术 20 克；

兼有阳虚者，加熟附子（先煎）5 克，肉桂 5 克。

【主治】

非胰岛素依赖型糖尿病。

【用法】

水煎 2 次，药液混合，早晚分服，每日 1 剂。

【说明】

本方降低血糖、尿糖起效时间较慢，需 20～30 天，便可改善"三多"症状，起效时间较快，仅 2～7 天，无副作用。

方 24

【组方】

黄芪 30～40 克，太子参 20 克，沙参 20 克，山药 18 克，麦冬 18 克，山茱萸 15 克，党参 12 克，白芍 12 克，五味子 12 克，乌梅 12 克，苍术 10 克。

【加减】

口渴甚者，加玉竹、芦根；

舌质红明显者，加知母、丹皮；

舌苔白厚腻者，加薏苡仁；

腹泻者，加补骨脂、益智仁。

【主治】

糖尿病。

【用法】

每日 1 剂，水煎 2 次，药液混合后分 2 次服，15 天为 1 个疗程。

方 25

【组方】

红参 12 克，沙参 12 克，丹参 30 克，生地黄 30 克，黄芪 30 克，玄参 15 克，黄精 20 克，蚂蚁粉（冲服）4 克，僵蚕粉（冲服）

4 克。

【加减】

血糖不降者，重用红参，并加石膏 50 克，乌梅 15 克，天花粉 15 克；

便秘者，加大黄 15 克；

肾病浮肿者，加茯苓 30 克，黄柏 15 克；

尿路感染者，加猪苓 15 克，泽泻 15 克，黄柏 15 克；

视网膜病变，视物不清者，加旱莲草 15 克，密蒙花 15 克，石斛 15 克；

周围神经病变，重用丹参，加泽兰 15 克；

瘀血明显者，加赤芍 15 克，丹皮 15 克，白芍 15 克。

【主治】

糖尿病。

【用法】

每日 1 剂，头煎以清水 1200 毫升煎取药液 350～400 毫升，二煎加水 500 毫升文火煎取药液 150 毫升，两次药液混合，分早、晚服。

【说明】

同时口服盐酸黄连素片，每次 0.5 克，每日 3 次，治疗 20～30 天。

注意合理运动、摄入糖尿病饮食。

合并高血压、冠心病者，加用复方降压片、卡托普利、地奥心血康等；合并感染者，加用抗生素；合并周围神经炎者，加用维生素等。

方 26

【组方】

党参 30 克，黄芪 30 克，苍术 15 克，知母 15 克，五味子 15 克，生地黄 20 克，枸杞子 20 克，山茱萸 20 克，僵蚕 20 克。

【加减】

口干口渴明显者，加葛根、天花粉、玉米须；

小便频数者，加益智仁、桑螵蛸；

合并末梢神经炎者，加当归、鸡血藤、海风藤；

合并皮肤感染者，加赤芍、紫花地丁、蒲公英。

【主治】

糖尿病。血糖、尿糖异常，倦怠乏力，心悸气短，口渴欲饮，头晕耳鸣，自汗盗汗，小便量多，舌质嫩红，苔薄，脉细。

【用法】

每日 1 剂，水煎，分早、午、晚服，1 个月为 1 个疗程。

【说明】

严格控制饮食。

方 27

【组方】

熟地黄 24 克，山药 12 克，山茱萸 12 克，丹皮 9 克，茯苓 9 克，泽泻 9 克，熟附子（先煎）6 克，肉桂 3 克，黄芪 20 克，党参 20 克，葛根 20 克，白术 15 克。

【加减】

伴阴虚火旺者，加知母 20 克，玄参 15 克；

有气滞血瘀者，加丹参 30 克，生地黄 30 克，山楂 15 克，何首乌 15 克。

【主治】

糖尿病。小便频数，浑浊如膏，形寒肢冷，神倦乏力，足膝酸痛。

【用法】

每日 1 剂，水煎，分 2 次服，1 个月为 1 个疗程，治疗 3 个疗程。

【说明】

配合服用降糖西药。控制饮食，总热量按每日 25 卡/千克体重，并限制钠摄入。

方 28

【组方】

黄芪 20 克，茯苓 20 克，天花粉 20 克，苍术 20 克，山茱萸 15 克，威灵仙 15 克，山药 15 克，丹参 25 克，黄连 10 克，鸡内金 10 克。

【加减】

早期以阴虚燥热为主，去苍术、茯苓、威灵仙、鸡内金，加生地黄 25 克，麦冬 10 克，枸杞子 15 克；

伴湿热内蕴者，加黄柏 10 克，知母 10 克；

病久而见瘀血证者，加地龙 10 克，王不留行 10 克。

【主治】

糖尿病。

【用法】

每日 1 剂，水煎，分 2 次服，病情稳定后改为丸剂以巩固疗效。

【说明】

注意饮食控制。

方 29

【组方】

天花粉 30 克，石斛 30 克，山药 30 克，熟地黄 20 克，麦冬 20 克，女贞子 20 克，旱莲草 20 克，桑寄生 20 克，黄芪 20 克，白芍 20 克，知母 15 克，牛膝 10 克，甘草 8 克。

【加减】

消谷善饥者，加石膏 15 克；

四肢麻木者，加当归 20 克，何首乌 15 克；

腰痛甚者，加续断 20 克，狗脊 20 克。

【主治】

糖尿病。

【用法】

每日 1 剂，水煎服，1 个月为 1 个疗程，连续服用 2～3 个疗程。

【说明】

服药期间控制饮食，定期检查血糖，血糖正常后可间断服本方以巩固疗效。

方 30

【组方】

柴胡 10 克，葛根 10 克，玄参 10 克，赤芍 30 克，白芍 30 克，丹参 30 克，枳壳 8 克，枳实 8 克，黄连 8 克，天花粉 20 克，厚朴 6 克。

【加减】

口渴喜冷饮，苔黄者，加石膏 30 克，寒水石 30 克；

大便秘结者，加大黄 10 克，或番泻叶 10 克；

心悸气短者，加太子参 20 克，麦冬 10 克，五味子 10 克；

尿少浮肿者，加石韦 30 克，猪苓 30 克，泽兰 15 克，泽泻 15 克；

血压偏高者，加天麻 10 克，三棱 10 克，莪术 10 克，牛膝 12 克；

夜寐不安者，加炙远志 10 克，酸枣仁 20 克；

合并眼病者，早期加服石斛夜光丸，或方中加枸杞子、石斛，中期加何首乌、青葙子；

合并肾病者，早期加芡实、金樱子、山茱萸、黄精、猪苓，中期加熟大黄，晚期加番泻叶；

合并心病者，早期加紫苏梗、佛手、香橼、川芎，中期加太子参、麦冬、五味子，晚期加葶苈子、大枣、桑白皮、车前子，有早搏加丹皮、赤芍；

周围神经病变者，早期加狗脊、木瓜、续断、牛膝、秦艽，中期加威灵仙、羌活、独活、地鳖虫、蜈蚣、巴戟天、刺猬皮，晚期加蕲蛇、乌蛇、熟附子、肉桂；

以便秘为主者，加通便止泻丸；

有夜间腹泻者，用参苓白术散或炒车前子、炒山药，甚者加罂粟壳；

皮肤病变者，早期加地肤子、白鲜皮，中期加苦参、蛇床子。

【主治】

糖尿病肝郁气滞者，胸闷太息，脘腹胀满，两胁不舒，急躁易怒或情志抑郁，口苦咽干，舌暗红，苔薄黄，脉弦。

【用法】

水煎，分2次服，每日1剂，3周为1个疗程。

【说明】

配合糖尿病基础治疗，包括控制饮食、口服降糖药物，有合并症对症处理。

方31

【组方】

珠儿参30克，天花粉30克，桃树胶30克，知母30克，黄柏10克，枸杞子15克。

【加减】

口干甚者，加麦冬 15 克，生地黄 15 克；

消谷善饥者，加黄连 3 克，石膏 30 克；

小便频数者，加覆盆子 30 克；

神疲倦怠者，加黄芪 15 克，山药 30 克。

【主治】

老年糖尿病属气阴两虚型。

【用法】

水煎，分 2 次服，1 个月为 1 个疗程。

方 32

【组方】

生地黄 30 克，太子参 30 克，山药 30 克，丹参 30 克，枸杞子 20 克，覆盆子 15 克。

【加减】

以多食为主者，加石膏 15～30 克；

以口渴多饮为主者，加鲜石斛 30 克，麦冬 15 克，知母 15 克；

肾虚明显者，加山茱萸 15 克，桑螵蛸 15 克；

气虚甚者，加黄芪 30～50 克；

皮肤瘙痒或生疮者，加蝉蜕 10 克，黄连 6～10 克，七叶一枝花 15 克。

【主治】

2 型糖尿病。

【用法】

每日 1 剂，水煎，分 2 次服，1 个月为 1 个疗程，连服 2 个疗程。

【说明】

服药期间忌食辛辣之品及饮酒，饮食以清淡为宜，每天控制米、面食品不得超过 400 克，配以蔬菜、豆制品、精肉、鸡蛋等。

方 33

【组方】

生地黄 25 克，熟地黄 25 克，山茱萸 15 克，枸杞子 15 克，玉竹 15 克，黄芪 15 克，党参 15 克，三七 15 克，山药 15 克，女贞子 15 克，肉苁蓉 15 克，丹参 20 克，水蛭 10 克。

【加减】

渴甚者，加麦冬、天花粉、五味子；

小便多者，加益智仁；

气虚神疲者，党参用至 30 克，或改用人参（另煎）7 克；

大便秘结者，加何首乌；

皮肤生疮疖者，加蒲公英、金银花。

【主治】

2 型糖尿病。

【用法】

水煎服，每日 1 剂，3 个月为 1 个疗程。

方 34

【组方】

太子参 30 克，鸡血藤 30 克，黄芪 30 克，山药 30 克，玄参 20 克，丹参 20 克，天花粉 20 克，益母草 15 克，苍术 15 克，山茱萸 15 克，熟地黄 15 克，乌梅 12 克。

【加减】

阴虚燥热甚者，去苍术，加白毛藤、麦冬；

气虚甚者，加党参、白术；

肾虚甚者，加二至丸；

痰浊甚者，加法半夏、川贝母；

湿甚者，加薏苡仁。

【主治】

2 型糖尿病。

【用法】

每日 1 剂，先用清水浸泡半小时，煮沸后文火煎半小时，复煎，取两次药液混合后分早、中、晚温服，3 个月为 1 个疗程。

方 35

【组方】

黄芪 40 克，山药 30 克，葛根 30 克，天花粉 30 克，丹参 30 克，炒白术 12 克，党参 12 克，生地黄 15 克，黄连 6 克，玄参 9 克，鸡内金 9 克。

【加减】

口渴多食者，加石膏、知母；

胸闷胁痛者，加元胡、郁金；

心悸气短者，加酸枣仁、远志；

眩晕者，加天麻、钩藤、夏枯草；

视物昏花者，加菊花、石决明；

双下肢浮肿者，加苍术、防己、牛膝；

肢体麻木或不遂者，加地龙、全蝎、蜈蚣；

肥胖者，加草决明、泽泻。

【主治】

2 型糖尿病。

【用法】

每日 1 剂，水煎，分 2 次服，3 个月为 1 个疗程。

方 36

【组方】

五味子 9 克，金樱子 9 克，乌梅 9 克，白术 9 克，山茱萸 12 克，白芍 12 克，山药 12 克，山楂 15 克，黄芪 15 克，木瓜 6 克，五倍子 6 克，甘草 6 克。

【加减】

气虚显著者，重用黄芪，加党参；

阴虚显著者，加玄参、天冬、麦冬；

肝肾亏虚者，加枸杞子、巴戟天；

热偏重者，加黄芩、知母；

口渴引饮者，加天花粉、芦根；

多食善饥者，加生地黄、黄精；

视物模糊者，加枸杞子、菊花；

手足麻木者，加川芎、当归。

【主治】

2 型糖尿病。

【用法】

水煎，分 2 次服，每日 1 剂，2 个月为 1 个疗程。

方 37

【组方】

黄柏 10 克，知母 10 克，丹皮 10 克，赤芍 10 克，生地黄 20 克，沙参 15 克，石斛 15 克，枸杞子 15 克，石膏 30 克，红花 6 克，绞股蓝 50 克。

【主治】

2 型糖尿病。

【用法】

每日 1 剂，水煎 2 次，分早、中、晚空腹服，1 个月为 1 个疗程。

【说明】

严格控制饮食。

方 38

【组方】

熟地黄 12 克，山药 12 克，枸杞子 12 克，黄精 12 克，牡蛎（先煎）12 克，山萸肉 9 克，覆盆子 9 克，五味子 6 克，丹皮 6 克，茯苓 4. 5 克。

【加减】

阴虚火旺，五心烦热者，加黄柏 6 克，龟板 15 克；

阴损及阳，尿清足冷，脉细迟，去黄精，加制附子（先煎）9 克，肉苁蓉 9 克，肉桂（后下）5 克。

【主治】

糖尿病属肾虚精亏，固摄无权者。

【用法】

每日 1 剂，水煎，分 2 次服。

方 39

【组方】

黄芪 20 克，葛根 20 克，党参 15 克，麦冬 15 克，天花粉 15 克，知母 15 克，山药 12 克，山茱萸 12 克，丹皮 12 克，红花 6 克。

【加减】

阴虚内热明显，加黄连、玄参；

阴阳两虚者，加龟板、附子、牛膝、枸杞子；

烦渴多饮者，加鲜石斛；

多食善饥者，加黄连、丹皮、南沙参、北沙参；

多饮多尿，加菟丝子、覆盆子、五味子；

有眼疾者，加潼蒺藜、青葙子；

肝阳上亢，加菊花、天麻、钩藤、珍珠母、白蒺藜、豨莶草；

皮肤有蚁行感或手足发麻者，加僵蚕、当归、红花、豨莶草；

慢性湿疹，外阴瘙痒者，加蛇床子、地肤子、苍术、土茯苓；

伴肺结核，加百部、十大功劳叶；

血脂高者，加山楂、荷叶、决明子、丹参；

痰多形体肥胖者，加竹茹、浙贝母、白芥子。

【主治】

糖尿病。

【用法】

水煎，分2次服，每日1剂，20天为1个疗程。

【说明】

服上方时尽量停服他药，如血糖高于20毫摩尔/升，则适量加用甲苯磺丁脲及格列本脲等药。

方40

【组方】

天花粉30克，牡蛎（先煎）30克，丹参30克，西洋参30克，玄参15克，沙参18克，黄连8克，赤芍12克，山茱萸10克，熟地黄10克。

【加减】

肺胃热盛型，加石膏 30 克，生地黄 30 克，知母 12 克；

气阴两虚型，加黄芪 30 克，山药 30 克，黄精 12 克，白术 10 克；

阴阳两虚型，加熟附子（先煎）9 克，肉桂 3 克，黄芪 30 克，党参 30 克，菟丝子 12 克，枸杞子 12 克，泽泻 10 克，茯苓 15 克；

夹瘀型，加三七末（冲服）3 克，水蛭末（冲服）1 克，红花 10 克，桃仁 10 克，鸡血藤 12 克。

【主治】

2 型糖尿病。

【用法】

每日 1 剂，水煎 2 次，共取药液 500 毫升，分早、晚温服，4 周为 1 个疗程，连用 2~3 个疗程。

方 41

【组方】

沙参 30 克，党参 20 克，山药 20 克，黄精 15 克，五味子 15 克，黄连 15 克，黄芪 30~60 克，苍术 10 克，玄参 10 克，三七 10 克，知母 12 克，丹参 20~40 克。

【加减】

舌苔黄，脉洪数有力者，加石膏、黄芩；

肾阴亏虚，饮一溲一者，加玉竹、山茱萸、肉苁蓉、枸杞子；

肾阳虚衰者，加巴戟天、补骨脂、熟附子、肉桂；

有瘀血者，加红花、赤芍、血竭；

视物模糊者，加青葙子、谷精草、枸杞子；

视野中有黑点（眼底出血）者，加茜草炭、血竭；

手足麻木者，加桑枝、皂角刺、地鳖虫；

并发痈疮者，加金银花、连翘、蒲公英、赤芍；

并发尿路感染者，加黄柏、知母、苦参；

并发高血压者，加石决明、钩藤；

并发冠心病者，加薤白、红花、瓜蒌皮；

有浮肿蛋白尿者，加益母草、仙灵脾、车前子、金樱子；

尿中带血者，加旱莲草、车前子、小蓟。

【主治】

2 型糖尿病。

【用法】

每日 1 剂，水煎 2 次，药液混合，分 2 次服。

方 42

【组方】

柴胡 15 克，当归 15 克，茯苓 15 克，香附 15 克，薄荷 10 克，合欢花 10 克，白芍 12 克，白术 9 克，郁金 20 克，炒酸枣仁 30 克，甘草 6 克。

【加减】

兼有脾虚湿困者，加苍术 12 克，砂仁 10 克；

烦渴多饮者，加石膏 30 克，地骨皮 30 克，知母 12 克；

水肿者，加车前子（包）30 克，泽泻 20 克；

血瘀者，加丹参 30 ~ 60 克，红花 9 克。

【主治】

2 型糖尿病。

【用法】

水煎，分 2 次服，每日 1 剂，15 天为 1 个疗程，治疗 3 个疗程。

【说明】

配合口服降糖西药。

方 43

【组方】

西洋参 20 克，山药 20 克，丹参 20 克，天花粉 20 克，麦冬 20 克，黄芩 30 克，珍珠母 30 克，生地黄 30 克，绿豆衣 30 克，白术 15 克，沙参 15 克，葛根 15 克，知母 15 克，石斛 15 克，黄芩 10 克，当归 10 克，五味子 10 克，黄连 5 克。

【主治】

2 型糖尿病。

【用法】

将上药研成细末，装胶囊，每次 2～5 粒，每日 3 次，饭前 30 分钟服用，4 个月为 1 个疗程。

【说明】

控制饮食，应用体育疗法。

方 44

【组方】

熟附子（先煎）20 克，白芍 20 克，当归 20 克，茯苓 30 克，黄芪 30 克，桂枝 15 克，木通 15 克，白术 15 克，知母 15 克，干姜 10 克，细辛 5 克，甘草 10 克。

【加减】

气虚甚者，加人参（另煎）10 克；

小便频数量多者，加桑螵蛸 15 克，益智仁 15 克；

心悸失眠者，加酸枣仁 20 克，夜交藤 15 克；

腰酸疼痛者，加女贞子 15 克，山茱萸 15 克；

伴冠心病心绞痛者，加瓜蒌 40 克，三七 5 克；

视力障碍者，加枸杞子 15 克，菊花 10 克；

消谷善饥者，加熟地黄 30 克。

【主治】

2 型糖尿病。

【用法】

每日 1 剂，水煎 2 次，混合后分 2 次服，1 个月为 1 个疗程。

方 45

【组方】

黄芪 20 克，太子参 20 克，玄参 20 克，山药 20 克，葛根 20 克，天花粉 20 克，麦冬 20 克，泽泻 10 克，牛蒡子 10 克，三七 10 克，丹参 30 克。

【加减】

口干甚者，加知母 15 克，生地黄 20 克；

热象明显者，加石膏 30 克，地骨皮 15 克；

肥胖，血脂较高者，加何首乌 20 克，山楂 10 克；

夜尿多者，加山茱萸 12 克，桑螵蛸 10 克；

高血压者，加石决明（先煎）30 克，牛膝 15 克。

【主治】

2 型糖尿病。

【用法】

每日 1 剂，水煎服，1 个月为 1 个疗程，连续服用 3 ~ 4 个疗程。

【说明】

原用降糖西药者逐渐减少其用量，2 个月后停用西药。严格控制饮食。

方 46

【组方】

黄芪 40 克，白芍 30 克，仙灵脾 20 克，乌梅 20 克，葛根 20 克，枸杞子 20 克，山药 20 克，鬼箭羽 25 克，玉竹 15 克，丹参 15 克，甘草 15 克。

【加减】

神疲乏力，自汗者，加白术 15 克，茯苓 20 克；

胸胁胀满，急躁易怒者，加柴胡 15 克，枳壳 12 克；

肺热伤阴者，加石膏 50 克，天花粉 15 克，麦冬 15 克；

夜尿频数者，加五味子 15 克，芡实 15 克；

气血虚者，加党参 15 克，当归 20 克；

五心烦热，腰膝酸软者，加山茱萸 15 克，黄柏 15 克；

口干咽燥，便秘者，加大黄 10 克，火麻仁 15 克；

皮肤瘙痒者，加川椒 10 克，苦参 20 克；

失眠健忘，心悸者，加远志 10 克，炒酸枣仁 20 克；

视力障碍者，加菊花 15 克，草决明 15 克；

高血压者，加夏枯草 20 克，钩藤 15 克；

冠心病者，加瓜蒌 40 克，三七 5 克。

【主治】

2 型糖尿病。

【用法】

每日 1 剂，水煎服，1 个月为 1 个疗程，一般治疗 1～4 个疗程。

方 47

【组方】

熟地黄 30 克，山药 30 克，丹参 30 克，鬼箭羽 30 克，生地黄

20 克，茯苓 20 克，山茱萸 15 克，莲子 15 克，人参（另煎）10 克，熟附子（先煎）5 克，蚕茧 5 枚。

【加减】

胸胁胀满者，加柴胡、川楝子；

夜尿频数者，加五味子、桑螵蛸；

皮肤瘙痒者，加苦参、川椒；

浮肿明显者，加车前子、怀牛膝；

五更泄泻者，加补骨脂、肉豆蔻；

耳鸣耳聋者，加枸杞子、菊花；

失眠健忘，心悸者，加远志、炒酸枣仁、龙骨；

高血压病者，加夏枯草、钩藤；

冠心病者，加瓜蒌、三七；

血糖高难降者，加川芎、当归；

四肢麻木刺痛者，加鸡血藤、赤芍。

【主治】

2 型糖尿病。

【用法】

每日 1 剂，水煎服，1 个月为 1 个疗程。

方 48

【组方】

黄芪 60 克，山药 30 克，太子参 30 克，白术 15 克，茯苓 15 克，葛根 15 克，苍术 10 克，鸡内金 10 克，金樱子 10 克。

【加减】

阴虚者，加生地黄、玄参、麦冬；

胃热者，加石膏、知母、天花粉；

血瘀者，加丹参、红花、蜈蚣；

湿热者，加黄连、白豆蔻、紫苏叶。

【主治】

2 型糖尿病。

【用法】

每日 1 剂，水煎服，4 周为 1 个疗程。

【说明】

继续服用原降糖药物，同时配合饮食治疗与运动疗法。

方 49

【组方】

黄连 6 克，黄芩 6 克，三七 6 克，阿胶（烊化）10 克，白芍 15 克，丹参 15 克，天花粉 12 克，知母 12 克，炙甘草 5 克。

【加减】

气虚者，加黄芪 20 克，山药 12 克；

血瘀甚者，加桃仁 10 克，红花 6 克；

阳虚者，加肉桂 2 克，熟附子（先煎）10 克；

手足麻木者，加桑枝 20 克；

视物模糊者，加菊花 10 克，枸杞子 12 克；

皮肤溃疡，久治不愈者，加黄芪 20 克，皂角刺 10 克，炮穿山甲 6 克。

【主治】

2 型糖尿病。

【用法】

每日 1 剂，水煎服，1 个月为 1 个疗程，连服 2 个疗程。

【说明】

服药期间严格执行糖尿病饮食。

方 50

【组方】

党参 20 克，葛根 20 克，天花粉 20 克，白术 15 克，茯苓 15 克，黄芪 30 克，山药 30 克，五味子 9 克，甘草 3 克。

【加减】

气虚明显者，重用黄芪、山药，党参易人参；

渴不甚饮，饥不欲食，手足心热，小便频且短黄者，加沙参、莲子、玉竹；

形寒肢冷，小便清长，便稀不实，或肢体浮肿者，加仙灵脾、干姜、桂枝；

四肢麻木者，加鸡血藤、丹参、川芎、益母草；

口渴喜饮，口臭，便秘，小便黄者，加芦根、石膏、玄参、生地黄；

视物模糊者，加枸杞子、青葙子、水蛭；

胸闷脘痞，舌苔黄浊者，加藿香、佩兰、苍术、薏苡仁；

两胁胀闷，腹胀不舒者，加黄连、吴茱萸、乌梅、白芍。

【主治】

2 型糖尿病。

【用法】

每日 1 剂，水煎 2 次，共煎取药液 500 毫升，分早、晚空腹服，1 个月为 1 个疗程，服用 2~3 个疗程。

方 51

【组方】

柴胡 6 克，山药 30 克，郁金 30 克，丹参 30 克，赤芍 30 克，白芍 30 克，佛手 10 克，三棱 10 克，白术 10 克，枳壳 10 克，黄精

15 克。

【加减】

阴虚明显者，加山茱萸 15 克，煅龙骨（先煎）30 克，煅牡蛎（先煎）30 克，五味子 10 克；

口渴甚者，加天花粉 15 克；

尿多者，加益智仁 10 克，覆盆子 10 克，金樱子 10 克。

【主治】

2 型糖尿病。

【用法】

每日 1 剂，水煎 2 次，药液混合后分早、晚服，20 天为 1 个疗程。

【说明】

服用上方时，其他降糖西药逐渐减量直至停用。

方 52

【组方】

黄连 10 克，黄芩 10 克，麦冬 10 克，大黄 10 克，丹皮 10 克，生地黄 15 克，葛根 15 克，天花粉 15 克，栀子 12 克，知母 12 克。

【加减】

口渴甚者，加石斛 15 克，玄参 15 克；

饥饿明显者，加石膏 30 克；

多尿者，加金樱子 15 克，覆盆子 15 克；

大便秘结者，加芒硝 10 克，玄参 15 克；

血瘀者，加丹参 30 克，赤芍 15 克；

肝肾阴虚者，加山茱萸 15 克，熟地黄 15 克。

【主治】

2 型糖尿病。

【用法】

每日 1 剂，水煎取液 200 毫升，分早晚温服，1 个月为 1 个疗程，治疗 2 个疗程。

方 53

【组方】

生地黄 15 克，熟地黄 15 克，山药 15 克，葛根 15 克，天花粉 15 克，太子参 15 克，山茱萸 10 克，枸杞子 10 克，菟丝子 10 克，黄芪 30 克，丹参 30 克，水蛭粉（冲服）3 克。

【加减】

肾阳虚者，加肉桂、熟附子；

阴虚火旺者，加黄柏、知母；

胃火盛者，加石膏、黄连；

胃阴虚者，加玉竹；

肝阴虚而眼睛干涩、视物模糊者，加青葙子、决明子、菊花；

肢体麻木者，加丝瓜络、鸡血藤；

心悸，胸闷，脉结代者，加全瓜蒌、薤白。

【主治】

2 型糖尿病。

【用法】

每日 1 剂，水煎服。

【说明】

配合优降糖治疗，每日 7. 5～15 毫克，分 3 次口服，1 个月为 1 个疗程，治疗 1～2 个疗程。

方 54

【组方】

生地黄 20 克，丹参 20 克，熟地黄 15 克，葛根 15 克，天花粉 15 克，黄芪 30 克，白芍 12 克，山药 12 克，五味子 9 克，丹皮 9 克，赤芍 10 克，地骨皮 10 克，茯苓 10 克，山茱萸 10 克，菟丝子 10 克，玄参 6 克。

【加减】

气虚甚者，加人参或党参；

阴虚甚者，重用生地黄，加知母；

偏阳虚者，减玄参，加补骨脂、炮附子；

胃热甚者，加石膏，重用黄连；

偏痰湿者，加苍术、白术。

【主治】

2 型糖尿病。

【用法】

每日 1 剂，水煎服，15 天为 1 个疗程。

方 55

【组方】

太子参 30 克，生地黄 30 克，黄芪 30 克，山药 30 克，玄参 15 克，天花粉 15 克，丹皮 15 克，丹参 15 克，苍术 10 克，泽泻 10 克，山茱萸 10 克，枸杞子 10 克，五味子 10 克，黄连 6 克。

【加减】

脾气虚甚者，重用黄芪；

阴虚甚者，重用生地黄、玄参；

邪热甚者，重用黄连；

湿重者，重用苍术、泽泻；

血瘀甚者，重用丹参。

【主治】

2 型糖尿病。

【用法】

每日 1 剂，水煎 2 次，分早、晚饭前服，1 个月为 1 个疗程。

【说明】

严格执行糖尿病饮食。

方 56

【组方】

柴胡 9 克，当归 9 克，白芍 9 克，川芎 9 克，白术 9 克，葛根 9 克，茯苓 12 克，马齿苋 12 克，鬼箭羽 12 克，荔枝核 20 克，荷叶 6 克，黄芪 15 克。

【加减】

肝郁脾虚，乏力明显者，加人参（另煎）6 克，黄芪加至 30 克；

肝郁化火，加栀子 6 克，丹皮 9 克；

郁热伤阴，加地骨皮 15 克，加服六味地黄丸；

渴甚者，加芦根 12 克；

瘀血者，加丹参 15 克，桃仁 12 克；

阳虚浮肿或尿蛋白阳性者，加服桂附八味丸；

手足麻木疼痛者，加桑枝 30 克；

视力模糊者，加石决明（先煎）12 克，白蒺藜 15 克，菊花 9 克；

皮肤瘙痒者，加地肤子 10 克，苦参 10 克；

皮肉溃烂者，用金黄散外敷。

【主治】

2 型糖尿病。

【用法】

每日 1 剂，水煎，分 2 次服，1 个月为 1 个疗程，连服 4 个疗程。

【说明】

忌食辛辣刺激性食物。

方 57

【组方】

黄芪 30 克，生地黄 30 克，山药 30 克，天花粉 20 克，丹参 20 克，葛根 10 克，玄参 10 克，山茱萸 10 克，牛膝 10 克。

【加减】

阴虚热盛者，加生石膏 20 克，知母 20 克，黄连 6 克；

气阴两虚者，加太子参 20 克，麦冬 10 克，五味子 10 克；

阴阳两虚者，加枸杞子 15 克，覆盆子 10 克，五味子 10 克，肉桂 6 克。

【主治】

2 型糖尿病。

【用法】

水煎服，每日 1 剂。

【说明】

继续服用降糖药。

方 58

【组方】

柴胡 10 克，枳壳 10 克，赤芍 30 克，白芍 10 克，怀牛膝 30 克，薏苡仁30克，黄柏12克，知母12克，当归12克，木香12克，黄芪20克，砂仁6克，甘草6克。

【加减】

乏力者，加太子参30克；

眩晕，血压高者，加石决明（先煎）30克，葛根30克；

夜尿多者，加芡实15克，金樱子15克；

胸闷憋气者，加丹参30克，降香15克；

大便干燥者，加大黄6~12克；

口干多饮者，加天花粉30克，玉竹12克；

腰酸膝软者，加桑寄生30克，狗脊15克；

多汗者，加防风12克，白术12克。

【主治】

2型糖尿病。

【用法】

每日1剂，水煎2次，分2次服。

【说明】

同时服用消渴丸，每日3次，每次5~15粒，严格控制饮食。

方59

【组方】

陈皮10克，佛1手10克，法半夏10克，茯苓10克，全瓜蒌10克，扁豆衣10克，苍术10克，白术10克，薏苡仁10克，莱菔子10克，紫苏子10克，桃仁10克。

【加减】

口渴欲饮，加枸杞子代茶饮；

便秘者，加决明子代茶饮；

有头晕现象及高血压患者，加天麻；

伴有高血脂者，加丹参。

【主治】

2 型糖尿病。

【用法】

水煎服，每日 1 剂，连服 3 个月。